Dr. Sarah Straub

Wie meine Großmutte
ihr ICH verlor

Dr. Sarah Straub

Wie meine Großmutter ihr ICH verlor

Demenz – Hilfreiches und Wissenswertes für Angehörige

Kösel

MIX
Papier aus verantwortungsvollen Quellen
FSC® C083411
FSC
www.fsc.org

Klimaneutral
Druckprodukt
ClimatePartner.com/14044-1912-1001

Penguin Random House Verlagsgruppe FSC® N001967

3. Auflage 2021

in der Penguin Random House Verlagsgruppe GmbH,
Neumarkter Str. 28, 81673 München
Umschlag: Weiss Werkstatt München
Umschlagmotiv: Jana Friedl
Redaktion: Dr. Diane Zilliges, Bietigheim-Bissingen
Satz: Satzwerk Huber, Germering
Druck und Bindung: CPI books GmbH, Leck
Printed in Germany
ISBN 978-3-466-34772-8
www.koesel.de

Inhalt

Vorbemerkung

Liebe Leser*innen,
aus Gründen der besseren Lesbarkeit wird bei der Nennung von Personen, Patient*innen und Berufsbezeichnungen meist auf eine Differenzierung der Geschlechter verzichtet, selbstverständlich sind jedoch immer alle Geschlechtsformen gleichermaßen gemeint.

Vorwort

Sarah Straub lernte ich zunächst als Sängerin kennen. Sie hatte viel Erfolg mit englischsprachigen Songs und war – so sagte sie es mir – nach einem meiner Konzerte auf Kloster Banz von einigen meiner Lieder so tief berührt, dass sie sich daraufhin entschloss, deutschsprachige Lieder zu singen. Wir trafen uns in Würzburg, wo ich einen Abschlussabend mit meinen Student*innen meines Liedermacher-Seminars gestaltete. Dabei schlug ich ihr vor, ein Album mit Wecker-Liedern aufzunehmen. Die Idee gefiel ihr, und ich konnte damals noch nicht wissen, wie mich dieses Projekt selbst begeistern würde.

Sarah ist vierzig Jahre jünger als ich und sie interpretiert auf diesem wunderbaren Album *Alles das und Mehr* meine Lieder, als hätte sie sie selbst geschrieben. Für mich ist es unglaublich spannend, wie meine Texte und Melodien von dieser jungen Frau mit ihrer wunderschönen Stimme neu gedeutet, neu interpretiert, ja neu erfunden werden. Nach und nach begann sie dann, sehr schöne, eigene deutschsprachige Lieder zu schreiben, und ich war und bin richtig stolz, Mentor dieser begabten Künstlerin zu sein.

Sarah Straub hat nie mit ihrem Doktortitel geprotzt und es dauerte einige Zeit, bis ich überhaupt erfuhr, dass sie als Psychologin arbeitet. Irgendwann erzählte sie mir von ihrer Arbeit in der Klinik und dass sie in der Demenzforschung tätig sei.

Ich bat sie, bei der Demo »Break Isolation«, die wir während des ersten Lockdowns 2020 ins Leben riefen, eine Rede zu halten. Und ich war begeistert: Sie sprach mit einer solchen Empathie und einem so profunden Wissen über ihre Patienten, dass ich schon bald zwei Sarah Straubs vor meinen Augen sah: die Sängerin und die Wissenschaftlerin. Und je mehr ich mit ihr über das Thema Demenz sprach, um so bewusster wurde mir, wie wenig ich darüber weiß.

Klar, man hat was von Alzheimer gehört und weiß, dass mit dem Alter die Gefahr wächst, dement zu werden. Aber dass es so viele unterschiedliche Formen und Variationen dieser Krankheit gibt, dass schon Fünfzigjährige an bestimmten Ausprägungen der Demenz erkranken können – davon hatte ich bislang nichts gehört.

Ich wurde neugierig und fragte Sarah, ob sie nicht mal was über das Thema schreiben wolle. Irgendwann schickte sie mir ein paar Seiten über ihre Arbeit in der Klinik, und ich war ehrlich angerührt: Da zeigte sich mir schriftstellerisches Talent, von dem sie selbst wohl noch keine Ahnung hatte. Einerseits, quasi als Basis, ihr wirklich fundiertes Wissen. Und andererseits schrieb sie so flüssig und spannend, persönlich und gleichzeitig wissenschaftlich, dass ich unbedingt mehr erfahren wollte.

Ich dachte daran, diese Seiten vielleicht im Netz zu veröffentlichen – damals hatte ich noch ein Webmagazin – und immer noch nicht an ein Buch. Sarah war für mich in erster Linie immer noch die singende Kollegin.

Als sie mir die nächsten Seiten zuschickte, änderte sich das schlagartig. Ich war mir sicher, dass das viel mehr Menschen erfahren sollten als nur ich und ein paar Freunde. Es war einfach zu gut, um nicht veröffentlicht zu werden. Und so fragte ich Sarah, ob sie nicht ein Buch schreiben wolle.

Dann rief ich meinen alten Freund und Verleger vieler meiner Bücher an, Thomas Schmitz, und erzählte ihm von dem Thema. Er war sofort hellhörig, und nachdem er die ersten Seiten gelesen hatte, ebenso Feuer und Flamme für die Autorin Sarah Straub wie ich.

Ich bin mir sicher, dieses Buch wird seinen Weg gehen und von vielen Menschen gelesen werden. Zum einen begeistert Sarahs fundiertes Wissen, aber vor allem ihre aus jeder Zeile zu spürende Empathie für die Betroffenen und ihre mitleidenden Verwandten und Freunde. Eine Empathie, die gerade in diesem Fachgebiet so dringend nötig ist.

Immer wieder nimmt sie die Leser*innen an der Hand mit ihrer ganz persönlichen Geschichte, die Krankheit ihrer geliebten Großmutter betreffend. Sodass man manchmal – und das ist gut so – fast vergisst, dass es hier eben auch um ein großartig recherchiertes Sachbuch geht, ein Sachbuch über eine Krankheit, die nicht annähernd so populär ist und von den Medien aufgegriffen wie viele andere Krankheiten. Eine Krankheit, die vielleicht auch deshalb gern totgeschwiegen wird, weil es so wenig spektakuläre Heilungsmodelle gibt.

Sarah Straub will helfen, das spürt man in jeder Zeile, gerade weil sie in ihrem Beruf so viel Leid erleben muss – und auch vermeidbares Leid. Sie gibt Tipps für Verwandte, sie beschreibt konkret, an wen man sich wenden, wie man sich verhalten sollte und vor allem auch, was man sich nicht gefallen lassen soll und muss.

Dieses Buch ist durchaus auch ein freches und forderndes Buch und könnte und sollte so manche ihrer Kolleg*innen anstacheln, sich nicht nur als Mediziner*in, sondern vor allem auch als mitfühlender Mensch dieser unerbittlichen Krankheit zu stellen.

Besonders freut es mich, wenn meine Kollegin auch immer wieder mal auf die Heilkraft der Musik hinweist. Und da hat sie ja nun wirklich auch – wer, wenn nicht sie – die Kompetenz dazu. Ihr so einfühlsames Lied »Schwalben«, das ich oft schon mit ihr gesungen habe, entstand genau aus ihrer Arbeit und den Erfahrungen, die sie mit ihren Patient*innen schon so viele Jahre gemacht hat. Und so wird auch dieses Lied dazu beitragen, genau wie dieses großartige

Buch, die Herzen der Menschen zu öffnen für eine Krankheit, die so unermesslich viel Leid mit sich bringen kann.

Genau das soll dieses Buch und wird dieses Buch auch erreichen: dass endlich über das geredet wird, was so lange fast geheim gehalten wurde, oft auch aus Scham verschwiegen. Denn nur wenn man sich den Problemen stellt, haben sie eine Chance, wirklich gebessert zu werden. Und dazu wird *Wie meine Großmutter ihr Ich verlor* beitragen.

Lassen Sie sich entführen in eine Welt, die den meisten von Ihnen sicher genauso unbekannt ist, wie sie es mir war, bevor ich dieses Buch gelesen hatte. In eine Welt des Schmerzes und durchaus auch der Hoffnung. Und lassen Sie sich von dieser jungen und engagierten Autorin Wege zeigen, diesen Schmerz zu lindern. Mit einer erfrischenden, manchmal fast poetischen Sprache geschrieben, die einen mitreißt und einem das Gefühl gibt, ebenfalls helfen zu wollen.

Sarah Straubs erstes Buch wird nicht ihr letztes sein. Da bin ich mir sicher.

Konstantin Wecker
Januar 2021

Wie meine Großmutter ihr Ich verlor und ich dabei mich selbst fand

Meine Großmutter war siebenundsiebzig Jahre alt, als sie eines Nachts fast ihr Leben und komplett ihr Ich verlor. Was damals wirklich geschehen ist, weiß bis heute niemand so genau. Fakt ist, dass sie ihr Bett verlassen hatte, um die Treppe ins Erdgeschoss zu nehmen. Vielleicht wollte sie in die Küche, um etwas zu trinken. Vielleicht wurde sie von ihrer Katze geweckt, die, verwöhnt wie sie war, rund um die Uhr um Futter bettelte. Vielleicht trieben meine Großmutter aber auch ihre finanziellen Sorgen um; trotz Jahrzehnten voller harter Arbeit war sie tatsächlich bettelarm. Dies sollte ich aber erst nach ihrem Tod erfahren, da meine Großmutter das Prekäre ihrer Lage über Jahre außerordentlich effektiv geheim gehalten hatte. Sie war eine stolze Frau und hatte lieber im Verborgenen nach und nach ihr Hab und Gut verkauft als ihre Familie um Hilfe zu bitten.

Kein Mensch stand mir in meiner Kindheit näher als sie. 1930 geboren, erlebte sie als Kind und Jugendliche die Schrecken des Zweiten Weltkriegs, lernte früh, mit wenig auszukommen und genügsam zu sein, und widmete ihr ganzes Leben der Sorge um ihre Familie. Ich habe heute noch ihren Lieblingsspruch im Ohr: »Ich schlief und träumte, das Leben sei Freude. Ich erwachte und sah, das Leben war Pflicht. Ich handelte und siehe, die Pflicht war Freude.« Dieses Zitat passt wie die sprichwörtliche Faust aufs Auge, wir ließen es später für ihre Beerdigung sogar auf die Trauerbilder drucken. Dass meine Großmutter das Dritte Reich miterlebt hatte, spielte in unserer Familie keine große Rolle, sie sprach nicht gern darüber. Erzählungen über ihre Jugend blieben stets kryptisch, ließen jedoch durchaus erkennen, dass sie unter dem Eindruck einer Ideologie aufgewachsen war, welche wir hoffentlich nie wieder erleben müssen. Es waren eher kleine, unbedeutende Alltagsgegebenheiten, die mich immer wieder mal daran erinnerten, zu welcher Zeit sie erwachsen geworden war: So schmierte sie immer fast zentimeterdick Butter auf unser Abendbrot. Wie sollten wir uns auch sicher sein, dass wir morgen noch genug zu essen hätten?

Das Leben meiner Großmutter war ein Leben für ihre Familie, vor allem für meinen Bruder und mich. Wir waren jeden Tag bei ihr, lebte sie schließlich nur etwa fünfzig Meter von unserem Elternhaus entfernt. Meine Eltern waren beruflich immer viel unterwegs, sodass meine Großmutter einen großen Anteil an der Erziehung ihrer Enkelkinder hatte. Sie machte uns zu essen, half uns bei den Hausaufgaben und brachte uns oft abends ins Bett. Sie war neben unseren Eltern unsere wichtigste Bezugsperson und wir liebten sie über alles.

In jener Nacht, die ihr und mein Leben für immer verändern sollte, muss sie also am Rande der Treppe gestanden haben, um nach unten zu gehen. Vielleicht wurde ihr in diesem Moment schwindelig, vielleicht stolperte sie – all das ist nicht zu rekonstruieren. Sie verlor irgendwie den Halt und stürzte achtzehn Stufen hinab, schlug mit ihrem Kopf am Fuße der Treppe auf und zog sich dabei eine schwere Hirnblutung zu, die dann zu spät versorgt wurde.

Sie lebte nicht allein in ihrem Haus, ihr Sohn, der Bruder meines Vaters, wohnte bei ihr. Er bemerkte erst am nächsten Morgen, dass etwas nicht stimmte. Meine Großmutter muss am Fuße der Treppe irgendwann aufgewacht sein. Schwer verletzt und verwirrt wanderte sie stundenlang orientierungslos durchs Haus, bis ihr Sohn sah, dass sie aus den Ohren blutete und nicht reagierte, wenn er sie ansprach. Sie wurde in ein Klinikum gebracht, konnte nicht mehr sprechen, verstand nicht, wo sie war und was geschehen ist. Im Nachhinein kann ich sagen, sie wirkte wie eine Demenzpatientin in einem späten Stadium. Die Ärzte veranlassten eine Computertomografie (CT), sahen die schwere Hirnblutung und taten offenkundig: nichts. Aufgrund des Alters der Patientin und ohne Wissen darüber, dass meine Großmutter bis zu diesem Tag ihr Leben eigenständig gemeistert hatte, gingen die Mediziner davon aus, dass die Patientin schon vor dem Sturz dement gewesen sei. Sie versorgten also die Platzwunde und beließen es dabei. Ich war zu dem Zeitpunkt zwanzig Jahre alt und zum ersten Mal mit einer solchen Situation konfrontiert. Die Ärzte besprachen kurz und sachlich den Gesundheitszustand meiner Großmutter mit der Familie und ich versuchte meinerseits recht unbeholfen, zu erklären, dass sie vor dem Unfall geistig fit gewesen sei. Ich fand kein Gehör. Und so wurde sie nach kurzem stationärem Aufenthalt in ein Pflegeheim entlassen. Als Schatten ihrer selbst.

Wie genau sich die Hirnblutung damals dargestellt hat, kann ich bis heute nicht beurteilen, da kein Arzt sich die Mühe gemacht hatte, es zu erklären. Heute weiß ich, dass so eine Blutung das Gehirn quetscht und dadurch schwere Folgeschäden auslösen kann. Bei einem Patienten in jüngerem Alter hätte man wahrscheinlich versucht, die angestaute Flüssigkeit mithilfe eines neurochirurgischen Eingriffs abzulassen, um die Schwellung im Inneren des Schädels zu verringern und Langzeitfolgen zu minimieren. Da meine Großmutter aber als dement abgestempelt war, passierte dies nicht.

Die Situation im Pflegeheim empfand ich als verheerend. Meine Großmutter erholte sich zwar langsam, sprach mit der Zeit auch wieder einige floskelhafte Sätze, litt aber unter einem ausgeprägten Gedächtnisverlust. Verließ ich ihr Zimmer und kam eine Minute später zurück, begrüßte sie mich, als wäre ich nie dagewesen. Außer meinen Bruder und mich erkannte sie grundsätzlich kaum mehr jemanden. Wir, ihre Enkel, waren in ihrem verletzten Gehirn so »eingebrannt«, dass sie uns als vertraut erlebte. Ihre Söhne hingegen, meinen Vater und meinen Onkel, sah sie oft an wie Fremde. Sie war auch nicht orientiert und litt unter einer großen inneren Unruhe. »Weglauftendenzen« nannte man das dann, wenn sie rastlos und suchend auf den Gängen umherging. Ich hasse dieses Wort, es klingt, als sei der Wunsch, sich von so einem Ort entfernen zu wollen, ein pathologischer, also krankheitswertiger Zustand. Aber ist es nicht absolut nachvollziehbar, dass meine Großmutter aus dem Heim wegwollte? Dass sie nach Hause wollte? Ihre durch die Hirnblutung verursachte Demenz machte es unmöglich, ihr zu erklären, warum sie in einem kargen, kleinen Zimmer bleiben musste, in einem Haus voller fremder Menschen, die ihr nicht immer wohlgesonnen schienen. Ich empfand das Pflegepersonal als genervt, weil sie meine Oma ständig wieder »einfangen« mussten, wenn diese mal wieder den Ausgang suchte. Einmal hat sie es sogar geschafft, sich unbemerkt aus dem Gebäude zu schleichen und ein Auto auf der Straße anzuhalten, um sich mitnehmen zu lassen. Sie muss sehr verzweifelt gewesen sein.

Meine Großmutter war also eine Heimbewohnerin mit »herausforderndem Verhalten«. Und wie in vielen stationären Pflegeeinrichtungen waren die Arbeitsbedingungen dort schwierig, es war keine Zeit, sich um solche Bewohner hinreichend zu kümmern. Ich machte mir große Sorgen und fuhr so oft es ging zu ihr. Ich traf sie stets auf dem Gang an, während sie den Ausgang suchte. Sie roch streng, war ungewaschen und trug manchmal fünf Pullover und Hemden übereinander. Oft schien sie den ganzen Tag nichts getrunken zu haben. Mir wurde dabei immer wieder gesagt, dass das Pflegepersonal keine Zeit habe, die Bewohner ständig ans Trinken zu erinnern. Da seien schon die Angehörigen in der Pflicht, sich – als Teil des pflegerischen Versorgungskonzepts – einzubringen.

Ich verstehe das. Die Pflegekräfte stehen unter enormem Druck und Angehörige wie ich, die dann auch noch mit Vorwürfen aufwarten, machen die Situation noch angespannter. Das Personal gab sein Bestes. Und ich auch. Nur studierte ich zu der Zeit in Regensburg, fast drei Autostunden von meiner Großmutter entfernt, und konnte nicht jeden Tag bei ihr sein. Und so baute sie vor unser aller Augen jeden Tag ein bisschen mehr ab, vor allem körperlich. Ich hielt das irgendwann nicht mehr aus. Eines Tages setzte ich sie ins Auto und fuhr sie nach Hause. Ich merkte sofort, als sie an der Haustür stand, dass sie trotz der schweren Demenz wusste, wo sie war. Sie strahlte mich an, sagte: »Ich mach uns jetzt eine Suppe«, und lief zielgerichtet in ihre Küche. Ich war geschockt, überglücklich und weinte. Ich hatte ihr eine Riesenfreude gemacht, und dieser kleine, von ihr gesprochene Satz war so »typisch Oma«, dass ich tatsächlich die vage Hoffnung hatte, »sie würde noch mal werden«.

Natürlich war dem nicht so. In der Küche stellte sie eine Tupperdose auf den Herd und schaltete ihn ein. Die Dose schmolz bereits, als ich dazukam. Dieser Ort weckte mit Sicherheit bestimmte Erinnerungen in meiner Großmutter, jedoch lösten sie nur vollkommen wirres Verhalten aus. Die Toilette fand sie gar nicht mehr, sodass ich sie am Abend erst mal wie ein kleines Kind duschen und stundenlang das Haus putzen musste. Sie hatte ihr Geschäft in mehreren Zimmern verrichtet. Nachts schlief sie nicht und lief verwirrt umher, schon nach einem Tag war ich fix und fertig. Ich wusste nicht, was ich tun sollte. Sie zurück ins Heim zu bringen, brach mir das Herz. Aber es ging nicht anders. Ich musste wieder zur Uni und ließ meine Großmutter in diesen fremden Räumen zurück, die sie vermutlich wie ein Gefängnis empfand.

Meine Familie bekam damals keine Beratung. Wir wussten nicht, welche Möglichkeiten es gegeben hätte, ihr zu helfen. Wir waren völlig allein gelassen und ich mit zwanzig nicht weitsichtig genug, um selbst aktiv werden zu können. Meine Großmutter lebte dann nur noch ein halbes Jahr. Sie starb an den Folgen einer Bauchfellentzündung, die im Heim unbemerkt geblieben war. »Wir können ja nicht bei jeder Kleinigkeit gleich den Notarzt rufen«, war die Aussage im Pflegeheim, als meine Großmutter sich vor Schmerzen wand. Als schließlich doch ein Arzt gerufen wurde, war es zu spät: Kurze Zeit später war sie tot.

Die Erfahrungen als Angehörige eines schwer kranken, älteren Menschen haben mich sehr geprägt. Ich studierte zu der Zeit Psychologie, wollte aber eigentlich als Musikerin meinen Lebensunterhalt bestreiten. Seit ich zwölf Jahre alt war, schrieb ich Songs und wollte damit auf die Bühne, was ich dann später auch in immer größerem Umfang tat. Die Musik ist meine größte Leidenschaft, mein Lebenselixier und meine Berufung. Aber eben nicht die einzige. Durch die Erkrankung meiner Großmutter und die so frustrierenden Erlebnisse mit unserem Gesundheits- und Pflegesystem fand ich eine zweite Lebensaufgabe. Ich begann, alles zum Thema Alter und Demenz in mich aufzusaugen, was ich kriegen konnte, richtete mein Studium auf Hirnfunktionsstörungen aus und beschloss, trotz meiner Ambitionen als Musikerin, nach meinem Abschluss in die Demenzforschung zu gehen. Ich musste einfach herausfinden, woran unser Gesundheitssystem krankt! Warum meiner Großmutter hatte passieren können, was ihr passiert war.

Ich trat eine Stelle am Universitätsklinikum Ulm an, um über Demenzerkrankungen zu promovieren, und lernte dort erst einmal, was »Demenz« wirklich bedeutet. Dieser Begriff, der im Volksmund meist mit »Alzheimer« gleichgesetzt ist, bedeutet lediglich: kognitiver, also das Denken betreffender Abbau. Und der kann viele unterschiedliche Ursachen haben. Ich lernte, dass auch junge Menschen an einer Demenz leiden können und viele neurodegenerative, also mit dem Absterben von Nervenzellen assoziierte Hirnerkrankungen erblich bedingt sein können. Ich lernte, dass die Menschen oft monate- oder sogar jahrelange Odysseen von Arzt zu Arzt hinter sich haben, bis sie beim richtigen Spezialisten vorstellig werden. Ich lernte, dass unser Gesundheitssystem nicht dafür ausgelegt ist, Demenzpatienten in jedem Fall ein würdevolles Leben zu ermöglichen. Ich lernte, dass diese Erkrankung dramatische Folgen für ganze Familien bedeutet und nicht nur die Patienten, sondern auch die Angehörigen irgendwann am Ende sind. Ich lernte, dass wir trotz des immensen medizinischen Wissensstands in unserem Land immer noch hilflos zusehen müssen, wie Menschen an dieser Erkrankung sterben.

Ich musste erst Teil des Gesundheitssystems werden, um zu erfahren, dass meine Großmutter nach ihrem Unfall schnell hätte operiert werden müssen und die Chancen dann vielleicht gut gestanden hätten, dass sie kein Vollpflegefall wird. Dass die damaligen Ärzte einen in der CT ersichtlichen globalen Hirnschwund als Beweis einer Demenz angesehen hatten, obwohl die Studienlage beweist, dass ein Bildgebungsbefund allein noch keine Diagnose macht. Auch das gesunde alternde Gehirn schrumpft, also atrophiert, das muss aber noch lange nicht mit einer klinisch relevanten Demenz einhergehen. Ich musste erst selbst in der Demenzforschung arbeiten, um zu erfahren, dass meine Großmutter an einer *vaskulären Demenz* litt. Dass es spezifische Hilfsangebote für sie gegeben hätte, die auch eine häusliche Pflege erlaubt hätten. Dass es Therapiemöglichkeiten gegeben hätte, um noch vorhandene Fertigkeiten bestmöglich zu erhalten.

Um einige dieser Dinge wird es in den folgenden Kapiteln gehen. Dieses Buch wird dabei keinen vollständigen Überblick über Demenzen geben können. Zu umfangreich und komplex ist das Thema, um es für Lesende ohne fachliches Hintergrundwissen bis ins Detail verständlich darzulegen. Vielmehr möchte ich in den folgenden Kapiteln den immer wiederkehrenden Fragen und Nöten von betroffenen Familien Rechnung tragen, die mich in meiner Arbeit als Psychologin in den letzten zehn Jahren begleitet haben. Ich möchte, dass Sie die wichtigsten Formen der Demenzerkrankung kennenlernen und nachvollziehen können, warum es für die Forschung im Moment noch so schwierig ist, ein Heilmittel zu finden. Ebenso möchte ich Ihnen darstellen, wo unser Gesundheits- und Pflegesystem an seine Grenzen stößt und wo für Sie als Angehörige, Freunde und Bekannte von Menschen mit demenziellen Erkrankungen die größten Gefahren lauern, sich zu überlasten. Mein Wunsch ist es, dass Sie nach dem Lesen von *Wie meine Großmutter ihr Ich verlor* gestärkt sind für ein Leben an der Seite eines oder einer Demenzkranken, Sie sich weniger überfordert fühlen und erkennen, dass Sie nicht alleingelassen werden.

Was bedeutet Demenz?

Der Traum von der ewigen Jugend

Über eine Milliarde Menschen nutzen das soziale Netzwerk Instagram weltweit und auch ich lade dort regelmäßig Fotos und Videos hoch, um so eine mir großteils völlig unbekannte anonyme Masse an Internetusern an meinem Leben – zumindest als Musikerin – teilhaben zu lassen. Bevor man ein Bild veröffentlicht, hat man die Möglichkeit, es mithilfe eines sogenannten Filters zu bearbeiten, um es »aufzuhübschen«. Egal, wie viele Fältchen meine Augen umrahmen, egal, wie schal mein Teint wirkt oder wie müde meine Augen dreinblicken – mit einem einzigen Klick sehe ich wieder aus wie zwanzig. Dann raus damit in den »Äther« und mich feiern lassen für mein gutes Aussehen. Kaum jemand hinterfragt die Authentizität solcher Uploads, denn das Optimieren der eigenen Selbstdarstellung ist zu einer völligen Selbstverständlichkeit geworden. Dabei sind die Fotofilter bei Instagram ebenso wie andere Bildbearbeitungsprogramme, deren Ergebnisse uns von Werbetafeln oder aus Magazinen entgegenstrahlen, vor allem auf eines hingetrimmt: Jugend. Das ästhetische Ideal unserer Zeit ist zwangsläufig mit makelloser Haut und der ewigen Blüte adoleszenter Unverbrauchtheit verbunden. Der eigene Alterungsprozess wird so gut es geht kaschiert. Wer am Ende dann doch nicht mehr verschweigen kann, dass er die vierzig längst überschritten hat, ist zumindest »jung geblieben«, »gut erhalten« oder »Best Ager«. Die »Anti-Aging«-Industrie boomt ebenso wie Fitnesstempel, Selbstoptimierungs-Ratgeber werden zu Bestsellern und das Alter wird fast schon zu einem Tabu, einer Beleidigung, assoziiert mit Verfall, Endlichkeit, Tod.

Wir leben in einer von Leistungsdenken angetriebenen Welt, da macht es wohl Angst, zu wissen, dass Energie endlich, Kapazitäten begrenzt und Arbeitskraft austauschbar ist. Die meisten von uns wollen am liebsten für immer mitten im Leben stehen und setzen das Ende dieser Welt mit dem Eintritt ins Rentenalter gleich. Doch auch dann geht es im gleichen Stile weiter: Man hat beizeiten das Gefühl, aus dem Berufsleben ausgeschiedene Rentnerinnen und Rentner haben einen volleren Terminkalender als manch Dreißigjähriger. »Alte« Menschen, die mit dem Flow gegenwärtiger Lebensgestaltungstempi nicht mehr mithalten können, werden – so fühlt es sich zumindest oft an – an den Rand der Gesellschaft gedrängt. Man will sich nicht damit auseinandersetzen, dass ewige Jugend ein Traum aus Grimm'schen Märchen ist. Doch wie sagte Willy Brandt so treffend? »Eine Gesellschaft, … die das Alter nicht erträgt, … wird an ihrem Egoismus zugrunde gehen.«

Das alternde Gehirn

Die Wahrheit ist: Wir können nicht verhindern, alt zu werden. Egal, wie sehr wir versuchen, den ins Land gegangenen Jahren mit allerlei Verjüngungskuren entgegenzuwirken, die Natur ist und bleibt erbarmungslos. Und um die Sache noch beklagenswerter zu machen: Nicht nur unser Körper wird alt, auch unser Gehirn. Gedächtnisprobleme, Wortfindungsstörungen, Schwierigkeiten, mehrere Dinge gleichzeitig zu tun – wer ein höheres Alter erreicht, kommt zwangsläufig mit solchen Phänomenen in Berührung, egal wie »jung geblieben« er sich fühlen mag.

Unser Gehirn ist ein komplexer Hochleistungsprozessor, bestehend aus sechsundachtzig Milliarden Nervenzellen,[1] die in komplexen Netzwerken miteinander verbunden sind und erst durch eben diese Gedanken, Zustände und Verhalten entstehen lassen. Während ich diese Zeilen schreibe, tobt in meinem Kopf ein Feuerwerk. Ich formuliere Gedanken aus, indem mein präfrontaler Kortex, also die Hirnrinde hinter meiner Stirn, in meinem Langzeitgedächtnis im Schläfenlappen kramt, um die dafür nötigen Informationen abzurufen. Gleichzeitig kommunizieren beide mit meiner motorischen Hirnrinde, die meine Finger auf der Computertastatur in Bewegung bringt, mein Sprachzentrum kümmert sich um Wortschatz und Grammatik, die Region an der Hinterwand meines Kopfes nimmt die visuellen Informationen meines Word-Dokuments von meinen Augen auf und bastelt sie mit vielen weiteren Hirnarealen zu dem Text zusammen, den Sie gerade lesen. Mein Gehirn liest mit, während ich schreibe, verarbeitet die Information wiederum in meinem Kurzzeitgedächtnis, speichert es mithilfe der Hippocampus-Struktur meines limbischen Systems im besten Fall in meinem Langzeitgedächtnis ab, meine Amygdala arbeitet und emotionalisiert mich, während ich mir der wahnsinnigen Leistung meines Gehirns bewusst werde. Ja und mein Bewusstsein, mein Ich, wo sitzt das in meinem Gehirn? Ich wünschte, ich könnte diese Frage beantworten.

Auf den Punkt gebracht: Die Nervenzellen unseres Gehirns arbeiten nicht isoliert voneinander. Gesund sind wir nur, wenn dieses unvergleichliche Netzwerk in seiner Kommunikation ungestört ist, unsere Abermillionen Zellen miteinander »sprechen« und sich abstimmen können.

Zu einer Zeit, in der es unmöglich war, Hirnprozesse mittels bildgebender Verfahren wie der Magnetresonanztomografie (MRT) darzustellen, war es Ende des 18. Jahrhunderts ein deutscher Mediziner, der geistige Eigenschaften, Verhaltensweisen und Zustände erstmals mit verschiedenen Hirnstrukturen systematisch in Zusammenhang bringen wollte. Franz Joseph Gall (1758–1828) begründete die »Lokalisationslehre«, in der er propagierte, dass bestimmte Charaktereigenschaften und Geisteszustände in klar voneinander abgrenzbaren Hirnarealen säßen. Er ging sogar so weit, zu behaupten, dass er an der Schädelform den Charakter, die Stärken und Schwächen eines Menschen ablesen könne. So meinte er, dass die Eigenschaft »Anhänglichkeit« am Hinterkopf zu verorten sei und dieser bei Frauen meist besonders lang sei. »Raufbolde« hätten einen besonders breiten Kopf hinter den Ohren, Menschen mit gutem Orientierungssinn seien an einer ausgeprägten Stirn zu erkennen. Galls Lehre war schnell überholt, da empirisch nicht begründbar. Dennoch war sie lange populär, zur Zeit des Nationalsozialismus wurde sie gar herangezogen, um der damaligen Rassenlehre ein wissenschaftliches Fundament zu verschaffen. Anhand von Schädelproportionen sollte die Bevölkerung in Rassen eingeteilt und die vermeintliche Überlegenheit der Deutschen bewiesen werden. Auch heute gibt es noch Ableger von Galls These. Als ich einmal einen Auftritt in der Abendschau des Bayerischen Fernsehens hatte, war neben mir eine Dame zu Gast, die ihr Geld damit verdient, Menschen anhand ihrer Schädelform zu analysieren. Dem Moderator sprach sie aufgrund seiner Schädelform ein besonders ausgeprägtes rhetorisches Talent zu. Ich war überrascht, womit man es heutzutage ins Fernsehen schafft.

Das menschliche Gehirn macht mit 1,2 bis 1,5 Kilogramm nur etwa 2 Prozent unseres Körpergewichts aus, verbraucht jedoch 25 Prozent unseres täglichen Energiebedarfs. Das ist nicht verwunderlich, arbeitet es doch unentwegt, jede Sekunde unseres Lebens muss es Informationen aufnehmen. Selbst wenn wir schlafen, ist es noch damit beschäftigt, Gelerntes, Gefühltes und Erlebtes zu verarbeiten. Viele Hochleistungssportler leben nach ihrer aktiven Karriere (und teilweise schon während dieser) mit den negativen Langzeitfolgen jahre- und jahrzehntelanger Ausreizung ihrer körperlichen Leistungsfähigkeit bis an die Belastungsgrenze. Erleben wir vergleichbare Prozesse in unserem Gehirn, wenn wir älter werden? Ist Altern stets mit Krankheit verbunden, weil unser Gehirn »sich abnutzt«? So einfach ist es tatsächlich nicht. Und die These, dass Altern stets mit Krankheit verbunden sei, ist an sich schon nicht richtig. Es gibt sogar ziemlich viele Studien zum Thema »gesundes Altern«, die vielleicht nicht immer ganz sachlich und somit wissenschaftlich höchst fragwürdig sind, jedoch ziemlich viel Spaß machen. Wussten Sie, dass es Studien gibt, die sagen, dass zwei bis drei Gläser Rotwein am Tag das Risiko, an einer Demenz zu erkranken, um die Hälfte senken? Man kann sich vorstellen, wie schwierig es ist, solch eine These wirklich zu untersuchen, sind wir doch tagtäglich so vielen unterschiedlichen Einflüssen ausgesetzt, dass ein kausaler Zusammenhang zwischen Alkoholkonsum und Demenzprävention kaum belegbar ist. Ferner muss differenziert werden, welche Inhaltsstoffe eines Weines wirklich nachweislich positive Effekte auf den Organismus haben und ob diese die grundsätzlich destruktive Wirkung von Alkohol aufwiegen können. Im Falle des Rotweins ist es der Stoff Resveratrol, der Winzer und Mediziner aufjubeln lässt. Er findet sich in einer Anzahl von Pflanzen, vor allem in Weintrauben, Himbeeren und Erdnüssen, und minderte in verschiedenen Studien pathologische Prozesse der *Alzheimer-Erkrankung*. Zugegebenermaßen in Tiermodellen, die Übertragbarkeit auf den Menschen sei dahingestellt. Dennoch erfreut sich dieses Ergebnis nach wie vor großer Beliebtheit und ist auch für mich an warmen Sommerabenden ein willkommenes Argument, eine Flasche zu öffnen.

Die gute Nachricht ist, dass wir tatsächlich aktiv dazu beitragen können, gesund zu altern, denn unser Gehirn besitzt eine großartige Eigenschaft: *neuronale Plastizität*. Wie schon beschrieben sind die Nervenzellen unseres Gehirns in riesigen Netzwerken miteinander verbunden. Jede Nervenzelle ist an ihren Fortsätzen über sogenannte Synapsen mit anderen Nervenzellen verbunden und diese Nervenzellverbindungen sind beeinflussbar. So meint das Konzept der neuronalen Plastizität die lebenslange Fähigkeit des Gehirns, seine Struktur und Organisation den jeweiligen situativen und biologischen Bedingungen anzupassen. Genau deshalb werden Patienten nach Schlaganfallereignissen in Reha geschickt. Es ist erstaunlich, in welchem Ausmaß unser Gehirn in der Lage ist, bestehende Schädigungen zu kompensieren, indem es sich neue neuronale Wege sucht und andere Nervenzellverbindungen stärkt, um Defizite auszugleichen.

Der Alterungsprozess in unserem Gehirn betrifft seine Moleküle, Zellen, Gefäßsysteme, seine Morphologie (Gestalt) sowie die kognitive Leistungsfähigkeit und wird durch ein komplexes Zusammenspiel aus genetischen Faktoren und Umwelteinflüssen, Hormonen und Neurotransmittern (Botenstoffen) moduliert. Verschiedene Studien zeigten, dass unser Hirnvolumen nach dem vierzigsten Lebensjahr um etwa 5 Prozent pro Dekade abnimmt.[2] Dabei ist es wohl weniger ein Zellsterben, das zum »Schrumpfen« unseres Gehirns führt, sondern eine Abnahme der Größe jeder einzelnen Zelle, welches das Organ dann auch als Ganzes kleiner werden lässt.[3] Nicht alle Hirnregionen nehmen in gleichem Ausmaß ab. Besonders anfällig für den Alterungsprozess scheint das Hirnareal zu sein, das auch am spätesten in unserer Adoleszenz fertig ausgebildet ist: der präfrontale Kortex.[4] Diese Region direkt hinter unserer Stirn ist in eine Vielzahl höherer kognitiver Funktionen wie Emotionsverarbeitung und Sozialverhalten involviert und steuert die »exekutiven Funktionen«, die beispielsweise die Aufrechterhaltung von Aufmerksamkeit, die Koordination zielgerichteten Verhaltens, kognitive Flexibilität, Problemlösefähigkeiten oder Handlungsplanung umfassen.[5] Neben einer Volumenabnahme sind weitere Veränderungen beobachtet worden: Die Nervenzellfortsätze im Gehirn arbeiten schlechter und Faserverbindungen gehen zugrunde,[6] außerdem nehmen neuronale Aktivierungslevel ab. Wer in ein bestimmtes Alter kommt, kennt das: Man braucht etwas länger, um Sachverhalte nachzuvollziehen, mehrere Dinge gleichzeitig zu tun überfordert schneller, die Konzentrationsfähigkeit ist herabgesetzt. Bis zu einem gewissen Grad ist das völlig normal, das Alter macht nicht vor unserer geistigen Leistungsfähigkeit Halt. Spannend ist die Frage, welche kognitiven Defizite im Rahmen des normalen Alterns einzuordnen sind und wo der Verdacht auf eine Demenzerkrankung beginnt. Viele besorgte Menschen kommen mit dieser Frage in unsere neurologische Hochschulambulanz, in unsere sogenannte Gedächtnissprechstunde, in der etwaige kognitive Beeinträchtigungen abgeklärt werden können. Wir nutzen hierfür beispielsweise die Neuropsychologie als Teildisziplin der Psychologie, die unter Zuhilfenahme von Leistungstests in der Lage ist, gut zwischen pathologischen und altersentsprechenden kognitiven Leistungen zu unterscheiden. Zusätzlich stehen uns inzwischen eine Vielzahl technischer Möglichkeiten zur Verfügung, um eine Demenz zu entdecken und einzuordnen. Pionier bei der Erforschung der Demenzerkrankung war ein Psychiater aus Frankfurt, der Anfang des 20. Jahrhunderts als Oberarzt an der »Anstalt für Irre und Epileptische« in Frankfurt am Main arbeitete: Alois Alzheimer.

Alois Alzheimer und sein Vermächtnis

»Ich glaube, ich habe Alzheimer.« Wer hat diesen Satz nicht schon einmal benutzt, wenn ihm etwas einfach nicht einfallen wollte? Im Sprachgebrauch wird Alzheimer immer wieder mit Demenz gleichgesetzt, was die medizinhistorische Bedeutung des Frankfurter Psychiaters bis heute eindrücklich deutlich macht, aber gleichzeitig auch das Unvermögen unseres Gesundheitssystems entlarvt, über den Demenz-Begriff und die sich dahinter verbergenden Syndrome ausreichend aufzuklären. Bis heute halten sich hartnäckig eine Reihe von falschen Annahmen in der Allgemeinbevölkerung, die im ungünstigsten Fall dazu führen, dass die betroffenen Familien viel zu spät einen Arzt aufsuchen. Zum Beispiel bekomme ich von Familien auf die Frage, ob es bei ihnen in früheren Generationen schon einmal Fälle von Demenz gab, recht häufig eine Antwort wie diese: »Ja, aber der Opa war halt schon achtzig und bekam dann eine normale Altersdemenz.« Was aber ist eine »normale Altersdemenz«? Es ist eben *nicht* normal, per se in höherem Lebensalter dement zu werden. Demenz ist immer eine Erkrankung.

Noch zu Beginn des 20. Jahrhunderts fanden demenzielle Symptome wenig wissenschaftliches Interesse, deutsche Mediziner sahen damals nicht einmal die Notwendigkeit, die senile Demenz systematisch zu beschreiben und zu erfassen, war sie doch als psychisches Leiden alter Menschen ohne Therapieoption höchstens eine Indikation für die dauerhafte Unterbringung in einer damals als »Irrenanstalt« bezeichneten Einrichtung. »Altersblödsinn« nannte man das Krankheitsbild, dem nicht nur keine organischen Ursachen zugeschrieben wurden, sondern dem sogar nachgesagt wurde, es sei auf einen unzüchtigen Lebenswandel zurückzuführen. Dass es sich hier aber um einen manifesten Erkrankungsprozess im Gehirn handelt, den man klar benennen kann, wies erst Alois Alzheimer nach und ließ ihn zusammen mit seiner Patientin Auguste Deter in die Geschichtsbücher eingehen.

Deter wurde 1901 von ihrem verzweifelten Ehemann in die Frankfurter »Anstalt für Irre und Epileptische« eingeliefert. Sie war deutlich verwirrt, konnte sich kaum an mehr als ihren Vornamen erinnern und wirkte so wie eine typische Patientin mit »Altersblödsinn«. Was ihren behandelnden Arzt Alois Alzheimer jedoch aufhorchen ließ, war ihr Alter: Die Dame war zum Zeitpunkt ihrer Einlieferung erst einundfünfzig Jahre alt. Alzheimer dokumentierte den Zustand der Patientin in gestochener Handschrift und Dialogform auf dreißig bis heute erhaltenen Aktenseiten. »Der Irrenarzt mit dem Mikroskop« wurde er genannt, denn er kümmerte sich nicht nur um die Kranken, sondern forschte nachts unbezahlt im Keller der Anstalt an den möglichen organischen Ursachen der ihm dargebotenen Erkrankungen. Alzheimer verfolgte auch den Fall Auguste Deter bis zu ihrem Tod 1906 nach, selbst als er eine neue Stelle an der Psychiatrischen Klinik in München antrat. Er ließ sich sogar das Gehirn der Patientin zuschicken, nachdem diese verstorben war, und untersuchte es, um die Ursachen dieser so frühen und eindrücklichen demenziellen Veränderungen herauszufinden, die vorher nur viel älteren Menschen zugeschrieben worden waren.

Was er fand, waren eine Menge abgestorbener Hirnnervenzellen und Eiweißablagerungen (sogenannte senile Plaques), also sehr wohl biologische Veränderungen, die für die Verschlechterung des geistigen Zustands der Patientin ursächlich waren und sich deutlich von einem gesund alternden Gehirn unterschieden. Bis heute sind die Arbeiten von Alois Alzheimer an der nach ihm benannten Erkrankung Grundlage unzähliger wissenschaftlicher Studien. Das Konstrukt des psychiatrisch bedingten »Altersblödsinns« hatte er eindeutig widerlegt. Dennoch sollte es noch Jahrzehnte dauern, bis die Erkrankung in medizinischen Lehrbüchern nicht mehr nur mit ein paar Zeilen bedacht wurde. Ein öffentliches Thema wurde die Alzheimer-Erkrankung erst durch das Leiden von Prominenten, allen voran der amerikanischen Schauspielerin und Tänzerin Rita Hayworth, die in den 1940er-Jahren als Hollywoods »Liebesgöttin« gefeiert worden war und sich ab ihrem fünfzigsten Lebensjahr zunehmend veränderte, begleitet von einer oftmals würdelosen und weltweit große Beachtung findenden medialen Berichterstattung der Regenbogenpresse. Die Künstlerin fiel seit Anfang der Siebzigerjahre wiederholt durch Skandale und peinliche Ereignisse auf, war zunehmend aggressiv gegenüber Kollegen oder musste Filmaufnahmen abbrechen, weil sie sich Texte nicht mehr merken konnte. Eine ihrer letzten Schlagzeilen machte die Schauspielerin Anfang der Achtzigerjahre, als Passanten sie völlig verwirrt vor einem Hotel vorfanden, während sie verzweifelt den Eingang suchte und nicht einmal mehr ihren Namen wusste. Fast ein Jahrzehnt war da seit den ersten Symptomen vergangen, ein Jahrzehnt, in dem die Künstlerin stets einfach als schwere Alkoholikerin abgestempelt worden war. Erst jetzt zogen Ärzte eine Alzheimer-Demenz in Betracht, so abwegig schien den Medizinern zum damaligen Zeitpunkt noch eine solche Diagnose. Als 1981 bekannt wurde, was die Ursache für Hayworth's bizarres Verhalten war, wurden diese neurodegenerative Erkrankung und die damit verbundenen dramatischen Veränderungen eines Menschen erstmals einer breiten Öffentlichkeit vor Augen geführt. So begann sich – knapp achtzig Jahre nach der Entdeckung durch Alois Alzheimer – ein Bewusstsein für diese Erkrankung zu entwickeln: 1982 rief die Tochter von Rita Hayworth zusammen mit dem US-Präsidenten Ronald Reagan die erste *National Alzheimer's Disease Awareness Week* in den USA aus. Unzählige Initiativen weltweit folgten und Millionen an Forschungsgeldern fließen seitdem in die Kassen wissenschaftlicher Konsortien und Organisationen zur Erforschung der Demenzerkrankungen.

Volkskrankheit Demenz

Ich kam mit dem Thema Demenz nie in Berührung, bis meine Großmutter daran erkrankte. Ich wuchs, 1986 geboren, behütet in einem kleinen Dorf in Bayern auf, einem Zweihundert-Seelen-Ort mit kleinen landwirtschaftlichen Betrieben. Jeder kannte so gut wie jeden. Wir Kinder verbrachten unsere Zeit im Wald, um uns Hütten oder Baumhäuser zu bauen, sammelten mit der Oma Äpfel und

Nüsse im eigenen Garten, fuhren mit unserem alten Traktor über die Felder und waren weiß Gott Teil einer »heilen Welt«. Ich kann mich nicht erinnern, dass es während meiner Kindheit im Ort jemand gegeben hätte, der an einer Demenz gelitten hat. Meiner Erinnerung nach traf man die Alten sonntags in der Kirche oder auf ihren Höfen auf Bänken sitzend, während wir Kinder mit unseren Fahrrädern durchs Dorf flitzten.

Heute bin ich mir sicher, dass es Demenzkranke gegeben haben muss, aber man sprach vielleicht nicht darüber. Ich bin mir deswegen sicher, weil die Häufigkeit dieser Erkrankung so hoch ist, dass theoretisch jeder Zweite von uns einen Patienten kennt oder sogar einen Angehörigen hat, der betroffen ist.[7] Rund dreihunderttausend Menschen erkranken jährlich neu an einer Demenz, 1,6 Millionen sind derzeit insgesamt betroffen – und das allein in Deutschland. Krebserkrankungen sind ähnlich häufig, jedoch ist da das Bewusstsein in der Allgemeinbevölkerung ungleich höher: Wir werden mit schockierenden Bildern und Warnhinweisen auf Zigarettenschachteln vor dem Rauchen und damit dem erhöhten Lungenkrebsrisiko gewarnt, wissen um die entsprechenden Gefahren von Röntgenstrahlen, schmeißen verkohlte Fleischstücke beim Grillen aufgrund ihrer karzinogenen Wirkung weg, lassen uns von der Weltgesundheitsorganisation (WHO) vor Wurst und Schinken warnen und renovieren aufwendig unsere Häuser, wenn gesundheitsgefährdendes Asbest verbaut worden war. Jeder von uns kennt Beispiele für krebserregende Stoffe und meidet sie aus genau diesem Grund. Auch für Demenzerkrankungen gibt es Risikofaktoren, jedoch sind sie nicht annähernd so oft Teil unseres Alltagswissens wie die für Krebserkrankungen. Während jedes Kind weiß, dass Rauchen schädlich ist, schauen mich viele mit großen Augen an, wenn ich erzähle, was ihr Risiko für eine Demenz erhöht. Oder wussten Sie, dass Rauchen neben Krebs- eben auch Demenzerkrankungen begünstigen kann oder dass Stress das »Alzheimer-Risiko« erhöht?

Je älter wir werden, desto höher wird die Wahrscheinlichkeit, eine Demenz zu entwickeln. Während etwa 7 Prozent der Fünfundsiebzigjährigen erkranken, sind es bei den Achtzigjährigen schon 15 Prozent, bei den über Fünfundachtzigjährigen sogar jeder Vierte. Dennoch mehren sich in aktuellen Studien auch die Hinweise, dass das Auftreten von Demenzen abnimmt. Wir profitieren beispielsweise alle von den Fortschritten der modernen Medizin und können Risikofaktoren für die Entwicklung von Demenzerkrankungen besser vorbeugen, ernähren uns bewusster und leben gesünder. Gleichzeitig steigt jedoch die Lebenserwartung stetig an, was eine immer höhere Anzahl von alten und sehr alten Menschen in unserem Land bedeuten wird. Für Frauen, die 1950 geboren wurden, lag die durchschnittliche Lebenserwartung noch bei 68,5 Jahren, für Männer bei 64,6. Die Lebenserwartung für im Jahr 2020 Geborene ist bereits um fünfzehn Jahre höher. Seit dem 19. Jahrhundert hat sich die Lebenserwartung sogar mehr als verdoppelt. Verschiedene Prognosemodelle über die zukünftige Anzahl von Demenzerkrankten gehen von etwa 2,6 Millionen Fällen im Jahr 2050 aus.

Die WHO veröffentlichte im Dezember 2020 einen Bericht, nach dem die Alzheimer-Erkrankung und andere Demenzen 2019 erstmals seit Beginn der Analysen im Jahr 2000 zu den zehn häufigsten Todesursachen der Welt zählten. Während an den Spitzenpositionen nicht unerwartet Herzerkrankungen, Schlaganfälle und chronische obstruktive Lungenkrankheiten zu finden waren, war die Demenz als siebthäufigste Todesursache durchaus eine Schlagzeile wert. In den USA und Europa waren Demenzerkrankungen 2019 sogar die dritthäufigste Todesursache; 65 Prozent der Betroffenen waren Frauen. Sie erkranken grundsätzlich häufiger an Demenzen als Männer, da sie eine höhere Lebenserwartung haben: Sie sind in den höchsten Altersgruppen, in denen das Krankheitsrisiko enorm steigt, viel zahlreicher vertreten.

Die genaue Krankheitsdauer lässt sich im Einzelfall nicht zuverlässig vorhersagen. Klar ist, dass eine Demenzerkrankung die Lebenserwartung verkürzt. Im Schnitt liegen zwischen Symptombeginn und Tod des Patienten drei bis sechs Jahre, jedoch sind die individuellen Unterschiede groß. Es gibt auch extrem langsame Verläufe mit Überlebenszeiten von zwanzig und mehr Jahren. Seltene Demenzformen wie die Creutzfeldt-Jakob-Erkrankung zeichnen sich im Gegensatz dazu durch einen dramatisch schnellen Verlauf aus; hier können bis zum Versterben der Patienten nur Monate vergehen.

Die Demenz ist eine Volkskrankheit und wir kommen nicht umhin, uns mit ihr auseinanderzusetzen. Je mehr wir über diese Erkrankung wissen – und das meine ich sehr wohl auch als Teil der Allgemeinbildung jedes Menschen –, desto besser werden wir zurechtkommen, sollten wir oder jemand in unserem Umfeld davon betroffen sein. Die Demenzforschung mag eine recht junge Disziplin sein, doch war hier der Erkenntnisgewinn in den letzten Jahrzehnten enorm. Wir können die Demenz vielleicht noch nicht heilen, aber wir wissen heute, dass Demenz nicht gleich Demenz ist: Wir können unterschiedliche Demenzformen definieren und klassifizieren.

Heutige Klassifikation der Demenzen

Die Hirnforschung kennt inzwischen eine ganze Fülle unterschiedlicher Demenzformen, von denen die Alzheimer-Erkrankung mit Sicherheit die gemeinhin bekannteste ist; jedoch ist sie eben nur eine von vielen. Der Begriff »Demenz« bezeichnet erst einmal ganz allgemein einen erworbenen kognitiven Abbau in unterschiedlichsten Bereichen wie Gedächtnis, Denken, Orientierung, Auffassung, Rechnen oder Sprache, ohne zunächst zu spezifizieren, was genau betroffen ist und wo die Ursachen dieses Abbaus liegen.

Die Spezifikationen werden dem Terminus als beschreibendes Element beigefügt und definieren damit ein genaueres Krankheitsbild. Aufgrund der stetig wachsenden Forschungserkenntnisse bedürfen sie der ständigen Überprüfung.

Ein gängiger Klassifikationsversuch unterteilt die uns bekannten Demenzen in degenerative und nicht degenerative Formen. Nicht degenerative Demenzen sind entweder vaskulär bedingt, also eine Folge von Durchblutungsstörungen oder Gefäßerkrankungen im Gehirn – wie bei meiner Großmutter nach der Hirnblutung, die der Sturz ausgelöst hatte. Oder sie sind sekundär als die Folge einer anderen Primärerkrankung zu verstehen. Letztere bergen die Hoffnung, dass die Demenzsymptome unter Umständen wieder abnehmen können, sobald die Grunderkrankung erfolgreich behandelt wurde. Ein typisches Beispiel hierfür ist der Vitamin-B12-Mangel: Untersuchungen zeigten, dass bei einer zu niedrigen Konzentration dieses Vitamins tatsächlich Demenzsymptome wie Verwirrtheit und Gedächtnisstörungen auftreten können.[8] Die Symptome unterscheiden sich dabei von denen der Alzheimer-Erkrankung, zum Beispiel kann gehäuft ein psychotisches Erleben auftreten (dazu zählen Wahnvorstellungen und Halluzinationen).[9] Die Datenlage ist jedoch nicht eindeutig: Es gibt auch Studien, die bisher keinerlei Assoziation zwischen Vitamin-B12-Mangel und kognitiven Funktionen finden konnten.[10]

Auch langjähriger, exzessiver Alkoholkonsum kann massive kognitive Beeinträchtigungen und damit letztlich eine sekundäre Demenz auslösen. Alkohol schädigt das Gehirn auf unterschiedlichste Weise, wirkt toxisch auf Hirnnervenzellen selbst oder beeinträchtigt Herzfunktionen, was wiederum die Blutversorgung des Gehirns stören kann. Schwer alkoholkranke Menschen nehmen außerdem häufig zu wenig Nahrung zu sich oder leiden durch den Alkoholmissbrauch an Magenproblemen, die eine unzureichende Vitaminaufnahme zur Folge haben können. Besonders schädlich ist dabei ein Thiamin- oder auch Vitamin-B1-Mangel, der die Zellen daran hindert, genügend Energie zu produzieren. Zwei Syndrome, die dabei auftreten können, sind die sogenannte Wernicke-Enzephalopathie und das Korsakow-Syndrom, die aufgrund des häufigen gemeinsamen Auftretens auch als Wernicke-Korsakow-Syndrom bezeichnet werden. Beide können auch aufgrund anderer Ursachen entstehen, sind aber meist die Folge chronischen Alkoholmissbrauchs. Die Wernicke-Enzephalopathie tritt plötzlich auf und wird von einem »Hirnorganischen Psychosyndrom« begleitet, einschließlich Gedächtnisstörungen, Verwirrtheit und Desorientierung, einer Gang- und Standunsicherheit sowie Augenbewegungsstörungen und Augenmuskellähmungen. Als Therapie muss sofort mit der Gabe von Thiamin begonnen werden, um langfristige Einschränkungen zu vermeiden oder zumindest abzumildern. Geschieht dies nicht, folgt der Enzephalopathie oftmals ein Korsakow-Syndrom. Dieses entwickelt sich graduell und äußert sich vor allem durch eindrückliche Gedächtnisstörungen: Die Patienten machen einen konfusen Eindruck, können sich neue Informationen nicht merken und füllen die Gedächtnislücken mit Erfundenem (man spricht von »Konfabulationen«). Auch das Altgedächtnis kann betroffen sein, sodass selbst einschneidende biografische Ereignisse wie der Tod eines nahestehenden Angehörigen nicht mehr erinnert werden können.

Im Gegensatz zu nicht degenerativen Demenzen sind degenerative Demenzen Erkrankungen, die schleichend beginnen und einen fortschreitenden Zelltod im Gehirn auslösen, der die Betroffenen nach und nach immer stärker einschränkt. Je nachdem, wo genau im Gehirn der Zelltod beginnt, sind unterschiedliche Erstsymptome zu beobachten. Die häufigste degenerative Demenz ist die Alzheimer-Erkrankung.

Die Alzheimer-Demenz

Von den 1,6 Millionen Demenzpatienten in Deutschland leiden bis zu 1,2 Millionen Menschen an der Alzheimer-Demenz – sie ist damit bei Weitem die häufigste neurodegenerative Erkrankung im Alter. Sie beginnt schleichend in einer aufgrund seiner Form als »Seepferdchen« bezeichneten, in beiden Hirnhälften vorhandenen Hirnstruktur: dem Hippocampus. In dieser relativ kleinen, unscheinbaren Region fließen Informationen verschiedener Sinnessysteme zusammen und werden nach ihrer Verarbeitung ins Langzeitgedächtnis überführt. Aus ihrer Schädigung resultiert ein Unvermögen, sich neue Dinge zu merken. Das eindrücklichste Beispiel aus der Medizinhistorie hierfür ist ein Patient, der unter der Bezeichnung »Patient HM« in die Geschichtsbücher einging und bis heute der meistuntersuchte Mensch der Gedächtnisforschung ist. Der Amerikaner Henry Gustav Molaison (1926-2008) litt seit seiner Jugend an epileptischen Anfällen, die ihm ein normales Leben zunehmend unmöglich machten. 1953, im Alter von siebenundzwanzig Jahren, wurde er zur Behandlung an den Chirurgen William Scoville überwiesen, der eine operative Entfernung bestimmter Hirnstrukturen vorschlug, da er diese als Ursache für die Epilepsie annahm. Am 25. August 1953 entfernte Scoville unter anderem etwa zwei Drittel von Molaisons Hippocampus in beiden Hirnhälften und erreichte damit tatsächlich, die Anfälle in den Griff zu bekommen. Die Behandlung hatte aber auch fatale Nebenwirkungen: Der Patient war vom Zeitpunkt der Operation an nicht mehr in der Lage, sich bewusst neue Informationen zu merken, außer sie betrafen mechanische Abläufe – Molaison konnte neue motorische Fähigkeiten wie Golfspielen erlernen, ohne dabei in der Lage zu sein, sich jemals daran zu erinnern, es gelernt zu haben. Anterograde Amnesie nennt man dieses Phänomen, das ihn für den Rest seines Lebens dazu verdammte, ohne neue Erinnerungen zu leben. Ereignisse vor 1953 hatte er noch im Gedächtnis, er wusste vom Zweiten Weltkrieg oder wo das Haus seiner Eltern stand – jedoch fehlte ihm alles danach. Selbst Jahrzehnte nach seiner Operation glaubte er noch, siebenundzwanzig Jahre alt zu sein.

Molaisons Fall war bedeutend für die Gedächtnisforschung, denn bis zu dem Zeitpunkt war man sich der wichtigen Rolle des Hippocampus für die Gedächtnisleistung nicht bewusst gewesen. Er nahm geduldig an Hunderten von Studien teil, bestimmt auch weil er stets vergaß, schon einmal untersucht worden zu sein.

Bei Alzheimer-Patienten ist die Funktionsfähigkeit des Hippocampus aufgrund neurodegenerativer Prozesse gestört, die zu einem Zelluntergang führen und so zunehmende Gedächtnisprobleme auslösen. Er bleibt allerdings nicht die einzige Hirnregion, die bei dieser Erkrankung betroffen ist: Je weiter die Demenz fortschreitet, desto mehr Bereiche der Hirnrinde degenerieren. Dabei sind es bestimmte, natürlich im Körper vorkommende Proteine sowohl innerhalb als auch außerhalb der Hirnnervenzellen, die über Jahre hinweg in immer größerer Anzahl verklumpen und vom Körper nicht mehr abgebaut werden können. Diese sogenannten Tau-Fibrillen (innerhalb der Nervenzellen) und Beta-Amyloid-Plaques (außerhalb der Nervenzellen) stellen die hauptsächliche Ursache für das Zellsterben dar, das schon lange begonnen hat, bevor der Patient überhaupt bemerkt, dass etwas nicht stimmt. Der deutsche Anatom Heiko Braak (geboren 1937), Seniorprofessor am Zentrum für Biomedizinische Forschung der Universität Ulm, teilte in einer weltweit Beachtung findenden Forschungsarbeit die pathologischen Prozesse der Alzheimer-Erkrankung in sechs Stadien ein, wobei erst die späten Stadien fünf und sechs einer sich im Alltag zeigenden Alzheimer-Demenz entsprechen. Frühere Stadien bilden sich komplett im Verborgenen aus, die ersten beiden zeigen sich gar bereits bei etwa 8 Prozent aller Teenager – was vermuten lässt, dass sich eine Alzheimer-Demenz schon während eines Großteils unseres Lebens unbemerkt anbahnt, bis sie wirklich »ausbricht«.

Das zunehmende Zellsterben im Gehirn führt anfangs vielleicht nur zu kleinen Auffälligkeiten, die das tägliche Leben noch nicht so sehr einschränken: Da werden Fragen wiederholt gestellt, weil man vergessen hat, sie schon geäußert zu haben; da steht man ratlos auf einem Parkplatz und findet das eigene Auto nicht mehr; da sucht man in Gesprächen immer wieder nach Begriffen, die einem partout nicht einfallen wollen. Mit der Zeit jedoch schreiten die Krankheitsprozesse im Gehirn immer weiter fort und nehmen den Patienten mehr und mehr alles, was ihr »Sein« ausmacht: die Fähigkeit, neue, noch nicht vertraute Inhalte aufzunehmen sowie ihr Fach- und Erfahrungswissen, ihr »Weltwissen«.

Die zu beobachtenden Gedächtnisstörungen betreffen im Verlauf nicht nur Kurzfristiges, auch »alte« Informationen werden brüchig und Erinnerungen verblassen: Die Patienten erkennen nahestehende Personen nicht mehr, vergessen Details ihrer eigenen Biografie; können sich gerade in fremder Umgebung nicht mehr gut orientieren, verlaufen sich schnell, in späteren Stadien vielleicht sogar in der eigenen Wohnung. Sie können die Uhr nicht mehr lesen und verstehen Zahlen und Symbole nicht mehr, können beim Lesen Inhalte nicht mehr erfassen, vermögen es nicht mehr, fehlerfrei zu schreiben. Der eigene Alltag wird immer mehr zur Herausforderung: Die Patienten können sich nicht mehr an Gesprächen beteiligen, die Nutzung des Telefons wird zunehmend beschwerlich. Die Bedienung von Haushaltsgeräten wird »verlernt«, schon das Zubereiten einfacher Mahlzeiten wird zum Kraftakt. Irgendwann brauchen die Patienten selbst beim An- und Ausziehen, beim Rasieren und Duschen Hilfe – bei all den kleinen selbstverständlichen Dingen unseres täglichen Lebens, die so einfach scheinen. Auch psychiatrische Begleitsymptome sind häufig: Die Patienten können antriebslos sein, sodass man sie zu täglichen Verrichtungen stets motivieren muss. Im Gegensatz dazu kann es auch zu einer inneren Unruhe kommen, einem regelrechten »Wandertrieb«, der sich in einem enormen Bewegungsdrang äußert. Auch Depressionen sind nicht selten, ebenso diffuse Angstgefühle. Viele Familien berichten von einer vermehrten Reizbarkeit und Aggressivität ihrer erkrankten Angehörigen. Schlafstörungen sind ebenfalls häufig, der Schlaf-Wach-Zyklus wird unregelmäßig, viele Patienten stehen nachts auf, gehen umher und finden keine Ruhe.

Die kognitiven Defizite schreiten immer weiter voran und mit ihnen die Pflegebedürftigkeit der Patienten. In einem späten Stadium der Erkrankung ist die Identität der Betroffenen quasi verloren. Dann sind es nur mehr kleine lichte Momente, in denen fragmentarisch Erinnerungen hochgeholt werden können und erahnen lassen, welcher Mensch der Patient einmal gewesen war.

Helfen kann hier beispielsweise Musik: Wir alle kennen Musikstücke, die wir mit einem bestimmten Lebensereignis verbinden oder zu einer bestimmten Zeit gern gehört haben; Lieder, die uns in unserem Leben begleiten wie ein lieb gewonnenes Schmuckstück. Sie sind wertvolle Schlüssel zu biografischen Erinnerungen, auch für Demenzpatienten. Das Gedächtnis für Musik ist bei einer neurodegenerativen Erkrankung weniger betroffen als andere Hirnregionen, sodass auch schwer demente Patienten beim Hören eines »Lieblingssongs« Wohlbefinden erleben und sich für ein paar Minuten wieder ihrer selbst bewusst werden können. Studien belegen auch wissenschaftlich, dass biografisch relevante Musik innere Unruhe, Depressivität und Apathie reduzieren kann. Musik macht glücklich! Und sie kann verloren geglaubte Erinnerungen hervorholen: Selbst schwer demente Patienten sind oftmals in der Lage, ihnen vertraute alte Lieder mitzusingen – inklusive der Liedtexte. Des Weiteren kenne ich Patienten, die mir vielleicht nicht einmal mehr sagen können, wie ihre Ehepartner heißen, die aber immer noch wunderschön Klavier spielen können. Die Musikerin Kathrin

Clara Jantke schrieb mir einmal über ihre Erfahrungen, wenn sie für Menschen in Pflegeheimen Lieder aus den Fünfziger- und Sechzigerjahren singt: »Da sieht man, wie sie durch die Melodien plötzlich wieder Leben in ihren Augen haben, und viele können sogar die Texte mitsingen und bewegen sich zur Musik, suchen die Nähe, um zu tanzen, wenn auch nur mit dem Gesicht oder dem Oberkörper, wenn sie nicht mehr laufen können.« Die Musik ist so viel mehr als nur ein Amüsement. Sie ist Therapie.

Es stellt sich die Frage, ob wir einer Alzheimer-Demenz vorbeugen könnten. Denn auch wenn viele von uns die der Krankheit zugrunde liegenden pathologischen Prozesse schwelend in sich tragen, entwickelt nicht jeder die sichtbaren Symptome dafür. Ein besonders eindrückliches Beispiel hierfür ist die sogenannte Nonnenstudie des Epidemiologen David A. Snowdon: Dieser untersuchte ab 1986 fast siebenhundert katholische Nonnen über Jahre hinweg auf ihre geistige Fitness und erhielt sogar von vielen die Erlaubnis, post mortem ihre Gehirne auf mögliche alzheimertypische Veränderungen zu prüfen. Das Besondere an dieser Probandengruppe war ihr Lebensstil: Die Klosterfrauen sind bis ins hohe Alter in eine Gemeinschaft eingebunden, in der jede abwechslungsreiche Aufgaben zu erfüllen hat. Sie sind zeitlebens geistig und körperlich äußerst aktiv und leben gleichzeitig enthaltsam (wenig bis kein Alkohol, kein Nikotin, ausgewogene und wohldosierte Ernährung).

Erstaunlich viele Schwestern waren bis ins hohe Alter geistig fit. Die Demenzrate war umso niedriger, je häufiger und regelmäßiger die Nonnen geistigen Aktivitäten nachgingen. Wie genau dieses Ergebnis zu interpretieren ist, ist noch unsicher. Eine Theorie besagt, dass durch die regelmäßige geistige Aktivierung spezifische Fähigkeiten sehr effektiv gelernt werden und dadurch weniger anfällig für alzheimertypische Veränderungen sind. Eine andere Theorie meint, dass geistige Betätigung eher allgemeine kognitive Bereiche wie das Kurzzeitgedächtnis oder die Verarbeitungsgeschwindigkeit übt und Kompensationsmöglichkeiten des Gehirns verbessert, sollte mal eine Schädigung auftreten.

Die spektakulärste Entdeckung dieser Studie aber war, dass manche Nonnen, die zeitlebens geistig fit gewesen waren, Gehirne mit hochgradigen für die Alzheimer-Demenz typischen Veränderungen aufwiesen. Die Hirne sahen aus, als hätten sie zu schwer dementen Patienten gehört – die Schwestern hatten jedoch überhaupt keine Gedächtnisstörungen. Dieses Ergebnis ist erstaunlich, denn es lässt hoffen, dass wir in der Lage sind, mithilfe eines gesunden, aktiven Lebensstils die Qualität des Alterns zu beeinflussen. Eine großartige Vorstellung, eine Demenzerkrankung aktiv verhindern oder zumindest hinauszögern zu können.

Die Alzheimer-Erkrankung ist die häufigste Demenzform in hohem Lebensalter. An sie denken wir zuallererst, wenn jemand von kognitivem Abbau spricht. Jedoch gibt es noch eine Reihe weiterer neurodegenerativer Erkrankungen, die unserer Aufmerksamkeit bedürfen.

Die frontotemporale Demenz (FTD)

Erkrankt jemand bereits vor seinem fünfundsechzigsten Lebensjahr, liegt häufig keine Alzheimer-Demenz, sondern eine sogenannte Frontotemporale Demenz vor. Während Betroffene in hohem Alter aufgrund auftretender Schädigungen im Hippocampus und in benachbarten Strukturen vor allem erst einmal vergesslich werden, sitzt die frontotemporale Demenz – wie der Name schon sagt – im frontalen und/oder temporalen Teil unseres Gehirns. Im Frontallappen, der direkt hinter unserer Stirn beginnt, sitzt unsere Persönlichkeit, entsteht unser Sozialverhalten und werden alle höheren kognitiven Prozesse verarbeitet. Im Temporallappen sind unter anderem unsere sprachlichen Fähigkeiten zu verorten, die im Rahmen einer frontotemporalen Demenz ebenfalls gestört sein können.

Die jüngste Patientin, die ich mit FTD gesehen habe, war gerade einmal dreiunddreißig Jahre alt. Die meisten Patienten sind in den Fünfzigern, wenn die ersten Symptome bemerkbar werden, aber vielleicht erkranken sie auch schon früher, nur kommt niemand auf die Idee, beobachtbare Veränderungen als Demenzsymptomatik einzustufen. Ich erkläre Ihnen den Krankheitsverlauf, der sich deutlich von dem der Alzheimer-Demenz unterscheidet, anhand eines Beispiels.

Herr H. ist fünfundvierzig Jahre alt, lebt mit seiner Frau und zwei schulpflichtigen Kindern in einem beschaulichen Heim, ist selbstständig und führt einen kleinen, mittelständischen Betrieb. Herr H. ist ein geselliger Typ, immer gut drauf, am Wochenende trifft man ihn oft bei Freunden und Bekannten an, er spielt Tennis, ist Mitglied im örtlichen Fußballverein und fährt mit seiner Familie einmal im Jahr in den Urlaub. In letzter Zeit ist ziemlich viel los in der Firma, Kunden sind unzufrieden und reklamieren, in der Buchhaltung passt irgendetwas nicht, Herr H. ist gestresst. Zum ersten Mal in ihrer zwanzigjährigen Beziehung erlebt seine Frau ihn als deprimiert, gereizt und überfordert. Er fängt an, sich zurückzuziehen, will seinen Hobbys nicht mehr nachgehen, wirkt antriebslos und müde. Sind Freunde zu Besuch, beteiligt er sich nicht an den Gesprächen, sondern sitzt gleichgültig an seinem Platz. Seine Frau macht sich Sorgen, lässt nicht locker und besteht darauf, dass er zum Hausarzt geht. Wer weiß, vielleicht ist es eine Depression? Der Arzt ist sich ziemlich sicher, dass einfach zu viel los ist in der Firma; wer so viel arbeitet wie Herr H., muss irgendwann mal ausgebrannt sein. Er braucht eine Pause, Erholung, Leichtigkeit! Diagnose: Erschöpfungsdepression. In unserer Alltagssprache findet sich diese als »Burn-out« wieder.

Das Seltsame ist, dass Herr H. seinen Zustand selbst nicht wahrzunehmen scheint. Er sagt allen Ernstes zu seinem Arzt, er sei von seiner Frau zu dem Termin gezwungen worden. Er selbst fühle sich großartig und habe keine Ahnung, warum seine Frau ihn zum Arzt schleppe.

Seine Frau übernimmt nun mehr Aufgaben in der Firma, damit ihr Mann sich zu Hause erholen kann. So ein Burn-out darf man nicht auf die leichte Schulter nehmen, sagt der Arzt, solch ein Erschöpfungssyndrom ist immer ein Warnzeichen des Körpers, dass er eine Pause braucht. Als Herrn H.'s Frau die abgewickelten Aufträge der letzten Monate buchhalterisch bearbeitet, fallen ihr Fehler auf. Viele Fehler. Rechnungen waren falsch gestellt worden, Steuervorauszahlungen wurden nicht geleistet, Aufträge waren ohne erkennbaren Grund über Monate unbearbeitet liegen geblieben. Sie kann es nicht fassen: Ihr Mann ist drauf und dran, ihre Firma »an die Wand zu fahren«.

Herr H. ist indes zu Hause und verbringt die Tage vor dem Fernseher. Er zeigt immer weniger Interesse an seiner Familie, die Kinder reißen sich ein Bein aus, um seine Aufmerksamkeit zu bekommen, doch er bleibt kühl. An manchen Tagen spricht er kaum zwei Sätze mit seiner Frau, kann sich nicht aufraffen, zu duschen oder sich zu rasieren. Eine psychotherapeutische Behandlung scheint ohne Erfolg vor sich hinzudümpeln. Die Familie macht sich zunehmend Sorgen, gleichzeitig sind sie von den behandelnden Ärzten vorgewarnt, dass eine Erschöpfungsdepression eine langwierige Sache sein kann.

Am fünfundsiebzigsten Geburtstag seiner Mutter Ute geht die Familie in ein griechisches Restaurant. Herr H. stiert während des Hauptgangs unentwegt auf die Teller seiner Sitznachbarn und bedient sich immer wieder daraus. Was anfangs noch mit einem überraschten Lachen quittiert wird, schlägt bald in Empörung um – es ist befremdlich, denn Herr H. scheint überhaupt keinen Scherz zu machen. Ihm ist einfach egal, dass die Speisen seiner Sitznachbarn nicht ihm gehören.

Herr H. beginnt, sich gehen zu lassen. Er duscht nun gar nicht mehr, nur nach wiederholtem Betteln bequemt er sich, sich grob zu waschen. Seiner Frau gegenüber ist er mitunter aggressiv, fährt schnell aus der Haut. Keiner kennt ihn so. Er ändert sein Essverhalten, kauft Unmengen an Süßigkeiten und will nichts anderes mehr zu sich nehmen. Herr H. ist plötzlich übersexualisiert; er verbringt Stunden auf Internetpornoseiten, was vorher so gar nicht seine Art war. Seine Frau hält es nicht mehr aus. Sie packt ihre Sachen und zieht mit den Kindern aus der gemeinsamen Wohnung. Herr H. nimmt dies ungerührt zur Kenntnis.

Sein Bruder ist es, der ihn Wochen später noch mal zum Neurologen fährt. Herr H. ist wortkarg, uneinsichtig und fühlt sich immer noch kerngesund. Der Arzt macht eine Nervenwasseruntersuchung, die ein unauffälliges Ergebnis bringt, und überweist ihn in die Nuklearmedizin für eine sogenannte Positronen-Emissions-Tomografie (PET): In diesem bildgebenden Verfahren erfolgt im Gegensatz zur MRT keine strukturelle Darstellung des Gehirns, sondern eine funktionelle, da Aktivierungslevel sichtbar gemacht werden: Dem Patienten wird (in diesem Fall) radioaktiv markierter Zucker injiziert, der sich dann im Gehirn in den Arealen anreichert, die diesen brauchen, weil sie arbeiten. Wo sich der Zucker nicht anreichert, stimmt etwas nicht. Man kann das Ganze dann mittels eines Computerprogramms farbig darstellen, kranke Hirnareale sind dunkelblau, gesunde hell. In Herrn H.'s Gehirn gibt es viele dunkelblaue Flecken, im Stirnlappen und im Schläfenlappen. Sein seltsames Verhalten ist kein Ausdruck einer Depression, sondern sein Gehirn arbeitet nicht mehr richtig. Ein ergänzendes MRT-Bild zeigt, dass sich in frontalen und temporalen Anteilen seines Gehirns Nervenwassereinlagerungen bildeten, wo eigentlich Hirnmasse sein sollte – ein Hinweis für Neurodegeneration. Zellsterben. Frontotemporale Demenz. Die Hirnareale, in denen unsere Persönlichkeit und unser Sozialverhalten sitzen, sind krank, und die Folge sind sozial unangemessenes Verhalten, Verlust von Umgangsformen und Anstand, impulsive Handlungen, Apathie, der Verlust von Mitgefühl und Einfühlungsvermögen, Veränderungen der Ernährung und weitere weitreichende und für Nahestehende schwer auszuhaltende Symptome.

Herr H. wird ins Universitätsklinikum Ulm überwiesen, weil wir hier eine Spezialsprechstunde für FTD haben. Er kommt in Begleitung seines Bruders zur neuropsychologischen Untersuchung. Herr H. ist mir gegenüber äußerst charmant, flirtet fast mit mir. Hätte ich nicht die Angaben des Bruders und die Schilderungen aus den bestehenden Arztberichten, ich hätte ihn für einen »Macho«, aber gesund halten können. Er wirkt reflektiert, fast amüsiert über die Sorgen seiner Angehörigen und bearbeitet die ihm gestellten kognitiven Aufgaben motiviert und gewissenhaft. Er meistert Gedächtnisaufgaben bravourös, in einem Demenztest erreicht er volle Punktzahl, ich kann formal überhaupt nichts feststellen. Lediglich die kognitive Flexibilität wirkt etwas eingeschränkt, er tut sich schwer, wenn er zwei Aufgaben gleichzeitig bearbeiten muss. Am Ende attestiere ich ihm dennoch einen weitgehend unauffälligen kognitiven Befund. Und das nennt man dennoch Demenz? Ja …

Auch meine Großmutter zeigte Verhaltensauffälligkeiten, die ich heute als eindeutig »frontal« bewerten würde. Da ihre Demenz als Folge einer Hirnblutung sehr diffuse, globale Schädigungen im Gehirn verursacht hatte, waren eigentlich alle Teilbereiche in irgendeiner Form betroffen, so eben auch frontale Areale. »Schamgefühl« wird zum Beispiel dem sogenannten inferioren und medialen Gyrus des Frontallappens zugeschrieben, eine spezielle Hirnwindung im Stirnbereich des Gehirns, die aktiviert ist, wenn wir uns wegen etwas genieren. Meine Großmutter muss hier Schädigungen erlitten haben, denn sie besaß während ihrer Erkrankung überhaupt kein Schamgefühl mehr. Würden Sie sich von Ihrer Enkelin ausziehen und duschen lassen? Zumindest würden Sie die Situation doch als besonders oder unangenehm empfinden, oder? Nicht so meine Großmutter. Sie tat unfassbar schambesetzte Dinge, ohne diese als solche wahrzunehmen – und nun darüber zu schreiben, fällt mir immer noch schwer. Aber ich glaube, es ist wichtig, solche Verhaltensweisen klar und deutlich zu benennen und darüber zu sprechen. Und sie nicht als Tabuthemen wahrzunehmen. Nur so können wir sie in unsere Lebensrealität als etwas integrieren, was im Alltag mit einem Demenzkranken nun mal geschehen kann.

Meine Großmutter fand den Weg zur Toilette nicht mehr. Wenn ich bei ihr im Heim war oder sie mit zu sich nach Hause nahm, versuchte ich, sie rechtzeitig dorthin zu begleiten, was aber nicht immer gelang. War ich unaufmerksam, passierte es schon mal, dass sie sich mitten im Wohnzimmer auf den Boden setzte und dort hinmachte. Als dies das erste Mal passierte, war ich entsetzt, wie sollte ich damit umgehen, wie sollte ich mit ihr umgehen? Ich war zerrissen zwischen ambivalenten Gefühlen, von Trauer und Überforderung bis hin zu fast mütterlicher Zuneigung gegenüber diesem so hilflos wirkenden Menschen, der mir mal selbst wie eine Mutter gewesen war. Ich hatte solche Angst, dass sie sich schämen würde oder dass wir beide den Schmerz über ihre verlorene Selbstständigkeit nicht aushalten könnten. Dass dieser Rollenwechsel zwischen ihr und mir, wo sie sich doch fast wie ein kleines Kind benahm, unsere Beziehung zerstören könnte. Es war so schwer.

Letztendlich zwang ich mich, mich zu beruhigen, und nahm sie an die Hand. Sie verstand tatsächlich gar nicht, was sie da eben getan hatte. Es gab keine Scham, keinen Schmerz, nichts. Sie ließ sich von mir ins Bad führen, ich zog sie aus und wusch sie. Mir rannen die Tränen übers Gesicht ob dieses intimen Augenblicks der Nähe, als ich ihr sanft den Rücken einseifte. Alles, was sie für mich getan hatte, all die mütterliche Liebe, die ich mein Leben lang von dieser

Frau bekommen hatte, würde sich nun umkehren. Nun war ich an der Reihe, mich um sie zu kümmern. Und es fühlte sich richtig an.

Zurück zu Herrn H. »Verhaltensvariante einer frontotemporalen Demenz« nennen wir seine Diagnose, er ist in formalen Untersuchungen kognitiv noch relativ unauffällig, zeigt jedoch ausgeprägte Verhaltensauffälligkeiten und Wesensänderungen, die in Zusammenschau mit dem sichtbaren »Hirnschwund« die Erkrankung sehr wahrscheinlich machen.[11] Ich lege mich an diesem Punkt bewusst nicht hundertprozentig fest, denn eine Demenzdiagnose ist immer erst einmal mit einer gewissen Wahrscheinlichkeit zu stellen; wirklich sicher könnten wir uns nur sein, wenn wir die Krankheitsprozesse im Gehirn selbst analysieren, zum Beispiel mittels Biopsie, oder – wie in Herrn H.'s Fall – mithilfe einer genetischen Testung.

Herrn H.'s Leistungsfähigkeit im Alltag ist eingeschränkt, was vor allem in seinen beruflichen Aufgaben vermehrt zu Fehlern führt. Die Veränderungen sind progredient, fortschreitend, was bedeutet, dass er in seinen Beruf nicht mehr zurückkehren kann. Wir sind uns der Diagnose recht sicher und empfehlen, die Berentung einzuleiten. Gleichzeitig bieten wir ihm eine genetische Beratung an. Darin würde ein Arzt mit entsprechender Qualifikation darüber aufklären, dass die Erkrankung genetisch bedingt sein könnte, wie hoch die Wahrscheinlichkeit hierfür ist und dass es die Möglichkeit gibt, das Blut auf FTD-auslösende Gene zu testen. Es würde auch darüber gesprochen, dass ein positiver Befund Auswirkungen auf die Familie haben könnte, weil der Patient dann ja mit einer Wahrscheinlichkeit von 50 Prozent den Gendefekt an seine Kinder weitergegeben hat. Es ist wichtig, dass die Familie bespricht, ob sie dieses Ergebnis wirklich haben will, denn die Konsequenzen können weitreichend sein: Wenn die Kinder des Patienten das Ergebnis nicht wissen wollen, um keine Angst vor der Erkrankung zu bekommen, ist es für die Familien manchmal besser, keine genetische Untersuchung machen zu lassen. Tatsächlich findet sich in 20 bis 50 Prozent aller FTD-Fälle eine positive Familienanamnese, sprich, neurologische Erkrankungen sind nicht neu unter den Verwandten. Dabei muss es gar nicht die exakt gleiche Symptomatik sein wie im aktuellen Fall, wir werden auch hellhörig, wenn die Großmutter »eine Altersdemenz« hatte oder der Onkel »nicht mehr richtig laufen konnte«. Bei etwa 10 bis 15 Prozent aller Fälle, in denen irgendein Verwandter ebenfalls eine neurologische Erkrankung hat oder hatte, finden wir einen eindeutigen Gendefekt, der für die FTD ursächlich ist. Das häufigste Gen ist dabei das c9orf72-Gen, das erst 2011 entdeckt wurde.

Herr H. wird schließlich genetisch beraten. Die Ehefrau kommt mit zum Termin, immer noch völlig fassungslos ob der Diagnose, den Veränderungen und der scheinbaren Sorglosigkeit ihres (Noch-)Ehemanns gegenüber dieser Situation. Die fehlende Krankheitseinsicht (die als ein Symptom der FTD-Erkrankung offiziell aufgeführt ist!) macht es Angehörigen oft schwer, nachzuvollziehen, was mit den Patienten passiert. Sie fühlen sich gar zum Narren gehalten, als benehme sich der Patient nur so seltsam, um sein Gegenüber zu ärgern.

Die Familie entscheidet sich, Herrn H. zu testen, die Kinder jedoch außen vor zu lassen. Sie sollen, wenn sie erwachsen sind, selbst entscheiden, ob sie es wissen wollen, sollte ihr Vater tatsächlich an einem Gendefekt leiden. Herr H. ist zum Zeitpunkt der Testung einwilligungsfähig, jedoch völlig sorglos.

Acht Wochen später ist das Ergebnis da: Herr H. leidet tatsächlich an einer c9orf72-Mutation, seine Diagnose kann nun also bestätigt werden. Wir wissen zu diesem Zeitpunkt nicht, wie schnell die Erkrankung fortschreiten wird, nur dass sie fortschreiten wird. Der Krankheitsprozess, der im Moment eindeutig im Frontallappen zu verorten ist, wird sich wie ein Lauffeuer weiter ausbreiten, sodass Herr H. im täglichen Leben immer mehr eingeschränkt sein und bei Alltagsaktivitäten immer weniger leisten können wird. Er wird seine Defizite noch eine Weile weitgehend kompensieren können oder bei flüchtiger Betrachtung »normal« wirken, aber schon bald wird er mit den einfachsten Dingen Schwierigkeiten haben. Er wird beim Kochen ratlos vor dem Herd stehen, weil es ihm immer schwerer fallen wird, Dinge in einer vorgegebenen Reihenfolge zu tun. Er wird sich von bestimmten Gedanken oder Handlungen nicht lösen können und fast zwanghaft wirken. Er wird vielleicht einen ungeheuren Laufdrang entwickeln und keine Sekunde ruhig sitzen bleiben können. Er wird sein Sättigungsgefühl beim Essen verlieren und unkontrolliert alles in sich hineinstopfen. Er wird an Gesprächen nicht mehr teilnehmen können und immer weniger sprechen. Irgendwann wird er inkontinent sein. Die psychomotorische Unruhe wird einer massiven Apathie weichen, er wird nur noch im Bett liegen wollen. In einem späten Stadium wird er allumfassend pflegebedürftig sein. Ohne Hilfe wird er sich nicht waschen, nicht anziehen oder essen können. Er wird an seiner Erkrankung sterben, und keiner weiß, ob in vier Jahren oder in sechs oder in zehn. Neurodegenerative Demenzen sind in jedem Fall tödlich, wobei am Lebensende oft eine komplexe, ansteigende Symptomlast sowie klinische Komplikationen letzten Endes zum Tod des Patienten führen. Schmerzen, Atemnot, Inkontinenz, Fieberepisoden, Ernährungsprobleme, Schluckbeschwerden und viele weitere herausfordernde Symptome mehr begleiten die Familien im späten Stadium einer Demenzerkrankung.

Die frontotemporale Demenz beginnt nicht immer mit Verhaltensauffälligkeiten. Ein Teil der Patienten leidet vielmehr unter eindrücklichen Sprachstörungen, die als primär progrediente Aphasie bezeichnet werden. Sprachstörungen sind generell oft Teil einer Demenz und können sich auf viele unterschiedliche Arten zeigen, so komplex ist die Fähigkeit des Menschen, über Sprache zu kommunizieren. Die Sprachproduktion zum Beispiel ist in einer anderen Hirnregion angesiedelt als das Verstehen von Sprache, daneben benötigt es zusätzlich die Einbindung komplexer neuronaler Netzwerke zwischen unterschiedlichsten weiteren Hirnarealen, Gesprochenes zu hören und die Bedeutung von Wörtern und Sätzen abzurufen, Grammatik und Wortformen zu integrieren, Texte zu lesen und zu schreiben, Formulierungen zu suchen und zu finden und diese zu artikulieren. Sprache ist eine grundlegende Eigenschaft des Menschen, deren Besitz für uns essenziell ist. Nicht kommunizieren zu können kann Vereinsamung und Isolation bedeuten. Auch hier war es meine Großmutter, die mich zum ersten Mal eine Sprachstörung erleben ließ.

In der ersten Zeit nach ihrem Sturz litt meine Oma unter einer ausgeprägten Aphasie, die sich darin äußerte, dass sie nur unverständlichen Buchstabensalat von sich gab. Es war unerträglich, wenn sie uns etwas zu sagen versuchte und wir kein Wort verstanden. Sie hatte kein Defizit, zu artikulieren, sie sprach flüssig, die Satzmelodie stimmte – es war nur einfach kein »echtes« Wort dabei. Ob sie mich verstand, wenn ich etwas zu ihr sagte, kann ich nicht sicher behaupten. Ich weiß es nicht.

Meine Oma war eine gläubige Frau, sie ging zwar nicht regelmäßig zu Gottesdiensten, doch war die katholische Kirche immer ein Teil ihres Alltags. Ich erinnere mich gut, dass sie mich als Kind oft dazu aufgefordert hatte, zum heiligen Antonius zu beten, wenn ich mal wieder etwas verlegt hatte. Der gute Mann war wohl dafür zuständig, mir meine Schlüssel zu finden. Als meine Oma in der Klinik lag und nicht richtig sprechen konnte, war es ihr Glaube, der mir an einem Sonntag einen Moment puren Glücks bescherte: Ich saß bei ihr am Bett und versuchte mal wieder mit Händen und Füßen, mit ihr zu kommunizieren, als sie plötzlich zu beten begann. Und ich meine wirklich zu beten. Sie sprach ein »Gegrüßet seist du, Maria« in einer solchen Reinheit und ohne jeglichen sprachlichen Fehler, dass ich nur staunen konnte. Wie konnte das sein? Ich war völlig platt.

Im Laufe der Zeit besserte sich ihr Zustand und so auch ihre sprachlichen Fähigkeiten. Sie war nie wieder in der Lage, normal mit uns zu sprechen, aber bestimmte, von ihr häufig verwendete Redewendungen kamen zurück und sie benutzte sie floskelartig. Heute weiß ich so etwas genau einzuschätzen, aber damals nahm ich alles nur staunend hin. Es gab niemanden, der mir hätte erklären können oder wollen, was genau in ihrem Gehirn vor sich ging, also lebte ich damit. Und sie auch.

Aphasien im Rahmen einer frontotemporalen Demenz verlaufen anders als bei meiner Großmutter. Sie beginnen schleichend, fast unbemerkt und werden erst im Verlauf zu dramatischen »Kommunikationskillern«. Zu Beginn fällt vielleicht nur eine »verstolperte« Silbe in einem langen Wort auf, leichte Heiserkeit ohne Erkältung oder ein Begriff, der demjenigen nicht einfallen will – am Ende jedoch steht das vollständige Unvermögen, sich auch nur irgendwie spontansprachlich oder schriftlich zu äußern.

Im Rahmen der frontotemporalen Demenz werden zwei Haupt-Aphasie-Formen unterschieden[12] und sie sind grundsätzlich schnell erklärt: Bei der einen Sprachstörung leiden die Patienten unter immer stärker werdenden Schwierigkeiten, flüssig zu sprechen, wissen aber eigentlich, was sie sagen wollen. Bei der anderen Sprachstörung sprechen die Betroffenen flüssig, wissen jedoch nicht mehr, was sie sagen, denn sie verlieren das Wissen um die Bedeutung von Dingen. Die erste Form nennt sich »nicht-flüssige Variante einer primär progredienten Aphasie« (nfvPPA). Lautverzerrungen, Lautverwechslungen, Blockaden, jede Aussage unflüssig und stockend, die Artikulation verwaschen, die Stimme leise und belegt – all das definiert die spontanen sprachlichen Äußerungen dieser Patienten. Zusätzlich haben einige Betroffene plötzlich Probleme mit der Grammatik, verwenden falsche Flexionsformen, zeigen Syntaxfehler. Bei langen, komplexeren Sätzen wird es auch richtig schwer für sie, alles zu verstehen. Diese Sprachstörung schreitet unerbittlich voran, während andere kognitive Bereiche lange weitgehend unbeeinträchtigt sein können. Das ist unter den Demenzen recht ungewöhnlich, normalerweise erwarten wir nicht so klar auf eine Domäne begrenzte Defizite wie in diesem Fall die Sprache, sondern sehen Patienten, die in unterschiedlichen kognitiven Teilbereichen zunehmend eingeschränkt sind. Ich kenne nfvPPA-Patienten, die innerhalb weniger Jahre ihre Sprachfähigkeiten fast komplett verloren, aber immer noch ihre Einkommenssteuererklärung selbst machen, Hausumbauten planen und durchführen oder komplexen Hobbys nachgehen.

Die zweite Form der Aphasie im Rahmen der frontotemporalen Demenz ist die »semantische Variante einer primär progredienten Aphasie« (svPPA). Wie zuvor bereits beschrieben, verlieren hier die Patienten das Wissen um die Bedeutung von Dingen: Nach und nach entgleitet diesen Patienten jeder noch so banale Teil ihrer Welt und schrumpft zusammen auf einen Bruchteil dessen, was für uns alle »normal« ist.

Man kann es sich kaum vorstellen, was es bedeutet, wenn einem das Weltwissen entgleitet. Wenn jemand vor einem Teller Spaghetti sitzt und nicht mehr weiß, was das ist, wenn Alltagsgegenstände zu exotischen Objekten mutieren, schon ein einfacher Kugelschreiber fremd erscheint. Die Patienten mit dieser Erkrankung reden flüssig, sind oftmals sogar richtig redselig und im Gespräch kaum zu bremsen, doch bemerken sie häufig selbst nicht, wie inhaltsleer ihre Sprache ist, wie sie Floskeln und Redewendungen missbrauchen, um Lücken zu füllen und exakte Formulierungen durch grobe Überbegriffe ersetzen. Wenn alle Töpfe, Gefäße, Truhen oder Handtaschen nur noch »Tüten« sind, alles Unbelebte ein »Gerät« und der Unterschied zwischen »Fisch« und »Schiff« ein Mysterium ist – dann nennt man das »semantisches Defizit«.

Die frontotemporale Demenz mit ihren »klassischen« Unterformen »Verhaltensvariante der frontotemporalen Demenz«, »nicht-flüssige Variante der primär progredienten Aphasie« sowie »semantische Variante der primär progredienten Aphasie« wurde als Diagnose erst im Jahr 2011 ausführlich beschrieben und definiert. Wissenschaftler aus der ganzen Welt taten sich damals zusammen, um es später mittels klarer Kriterien jedem Arzt möglich zu machen, die Erkrankung bei Patienten zu erkennen. Diese Kriterien sind nun unser Goldstandard, auch wenn wir bereits heute – nur ein paar Jahre später – wissen, dass nicht jeder Patient diese lehrbuchmäßig erfüllt. Es gibt Mischformen der Erkrankung, Verhaltensauffälligkeiten können sich also auch zusammen mit Sprachstörungen darstellen. Die Realität ist oftmals komplexer, als wir uns das wünschen. Und um das Ganze noch komplizierter zu machen: Die frontotemporale Demenz gehört zu einem ganzen Erkrankungsspektrum, das wir gemäß der Lokalisation im Gehirn als »frontotemporale Lobärdegeneration« (FTLD) bezeichnen. Zu diesem Spektrum gehören auch noch verschiedene sogenannte atypische Parkinson-Erkrankungen sowie die frontotemporale Demenz bei amyotropher Lateralsklerose (ALS). Letztere ist gekennzeichnet durch eine fortschreitende Degeneration der Nervenzellen im motorischen Zentrum des Gehirns, was zu einer zunehmenden Lähmung und letzten Endes zum Tod der betroffenen Person führt. Das Bewusstsein für die ALS wurde einer breiten Öffentlichkeit durch die »ALS Ice Bucket Challenge« im Jahr 2014 geschärft. Unzählige Prominente schütteten sich damals vor laufenden Kameras eiskaltes Wasser über den Kopf und riefen zu Spenden für die ALS-Forschung auf. Die medienwirksame Aktion ging um die ganze Welt.

Alle zum FTLD-Spektrum gehörigen Erkrankungen können sich überlappen und treten dann entweder als Mischformen auf oder die eine Erkrankung geht in eine andere über. Dies stellt uns in der Diagnostik vor große Herausforderungen, denn nicht immer gelingt es hier, eine Erkrankung aus dem FTLD-Spektrum zufriedenstellend und ausreichend genau einzuordnen. Im weiteren

Krankheitsverlauf stellen sich zudem weitere Schwierigkeiten ein: Neurodegenerative Demenzen breiten sich von ihrem Ursprung weiter im ganzen Gehirn aus. Irgendwann können wir mit unseren Untersuchungen die Patienten unterschiedlicher Demenzformen klinisch kaum mehr unterscheiden, weil alle verhaltensauffällig, orientierungslos und vergesslich zugleich sind und somit Symptome eigentlich ganz verschiedener Demenzformen gleichzeitig aufweisen.

Die frontotemporale Demenz ist die Erkrankung, die mich in meiner beruflichen Tätigkeit am meisten beschäftigt und begleitet; und mit ihren dramatischen fortschreitenden Verhaltensauffälligkeiten und Sprachstörungen ist sie deshalb besonders eindrücklich, weil sie eben meist jüngere Menschen betrifft als die weit häufigere Alzheimer-Demenz. Die Pflegebedürftigkeit der Betroffenen setzt zu einer Zeit ein, in der sie noch mitten im Leben stehen sollten und das eigene Lebensende kein Thema sein dürfte. Die frontotemporale Demenz ist eine unbeschreibliche Herausforderung für alle Beteiligten inklusive der an ihr Forschenden, denn: Auf Zellebene finden sich ganz unterschiedliche Krankheitsprozesse, die ursächlich für eine FTD sein können. Daher gestaltet sich auch die Entwicklung möglicher Medikamente als besonders schwierig.

Weitere neurodegenerative Demenzformen

Neben der Alzheimer-Erkrankung und der frontotemporalen Demenz gibt es weitere neurodegenerative Demenzformen, die das uneinheitliche, vielfältige Syndromspektrum der Demenzerkrankungen ergänzen. Während meines Psychologiestudiums verlor ich hier immer wieder mal den Überblick. So komplex sind diese Gehirnerkrankungen, so dynamisch der wissenschaftliche Erkenntnisstand, dass ich oft das Gefühl hatte, mich nicht zurechtzufinden. Wie sollen sich da erst Angehörige fühlen? Lassen Sie mich im Folgenden einige andere neurodegenerative Demenzerkrankungen zumindest kurz erwähnt wissen, damit diese – auch wenn sie selten sind – ihren verdienten Platz in unserer Aufmerksamkeit erhalten.

Da wäre zuerst die Demenz mit Lewy-Körpern (DLB), die nach dem deutschen Nervenarzt Friedrich H. Lewy (1885–1950) benannt worden ist. Er hatte im Jahr 1912 erstmals bestimmte Proteineinschlüsse in Zellen des Gehirns nachgewiesen (die später nach ihm benannten »Lewy-Körper«), die eigentlich den Morbus Parkinson auslösen – die im Volksmund auch als »Schüttellähmung« bekannte neurodegenerative Erkrankung. Zu jener Zeit arbeitete Lewy übrigens als Gastwissenschaftler im selben Labor der psychiatrischen Klinik der Universität München wie Alois Alzheimer. Lewy folgte Alzheimer später sogar nach Breslau, nachdem dieser einen Ruf an die dortige psychiatrische Klinik erhalten hatte.

Die Parkinson-Erkrankung schreitet genau wie die Alzheimer-Demenz oder die frontotemporale Demenz unentwegt fort und führt zu zunehmenden Einschränkungen. Sie betrifft dabei vor allem eine ganz bestimmte Region im Mittelhirn, deren Schädigung zu Bewegungsstörungen führt. Typische Symptome sind ein rhythmisches Zittern, eine zunehmende Steifigkeit der Muskeln oder eine auffällige Schwerfälligkeit von Bewegungen. Die Gesichter der Patienten wirken maskenhaft, das Geruchsempfinden nimmt ab, begleitende Depressionen sind häufig. Der vielleicht berühmteste Parkinson-Patient ist in den Zweitausenderjahren der amerikanische Schauspieler Michael J. Fox, der in den Achtzigern mit der Science-Fiction-Trilogie »Zurück in die Zukunft« weltberühmt geworden war. Auch der große deutsche Showmaster Frank Elstner machte seine Parkinson-Erkrankung vor einiger Zeit öffentlich – und rückte mit dieser mutigen Offenbarung eine Erkrankung in den Fokus der Öffentlichkeit, die wie die Demenz oftmals fast wie ein Tabu behandelt wird.

Bei der Demenz mit Lewy-Körpern finden sich eben diese parkinsontypischen Hirnzelleinschlüsse, nur sind sie diffuser im Hirn verteilt und nicht bloß in für den Bewegungsapparat essenziellen Strukturen zu finden. Die kognitiven Defizite der meisten Patienten schwanken stark im Tagesverlauf, dabei ist das Ausmaß der Fluktuation von Aufmerksamkeits- und Konzentrationsleistungen ein guter Hinweis, um die Demenz mit Lewy-Körpern von der Alzheimer-Demenz abzugrenzen. Außerdem sind die Gedächtnisleistungen zu Krankheitsbeginn oft gut erhalten. Typischerweise treten außerdem früh im Verlauf optische Halluzinationen auf und die gängigen Medikamente, die man bei solchen Symptomen normalerweise gibt, werden von den Patienten schlecht vertragen. Weiterhin charakteristisch für die Erkrankung sind bestimmte Verhaltensstörungen im Schlaf: Die Patienten bewegen sich stark, während sie träumen, schlagen um sich oder treten mit den Füßen. Viele Patienten mit der Demenz mit Lewy-Körpern haben außerdem einen niedrigen Blutdruck beim Aufstehen und längerem Stehen und verlieren schnell das Bewusstsein. Zu guter Letzt sind eben auch Parkinson-Symptome häufig. Erhöhte Muskelsteifigkeit, Zittern der Hände in Ruhe, vornüber gebeugtes und kleinschrittiges Gangbild, Verlangsamung der Bewegungen sowie »Maskenhaftigkeit« des Gesichts sehen wir häufig bei Menschen mit dieser Demenz.

Auch die »klassische« Parkinson-Erkrankung kann mit einer Demenz einhergehen. Dabei ist vor allem ein Erkrankungsbeginn in höherem Alter ein Risikofaktor, um im Verlauf gravierende neuropsychologische Defizite zu entwickeln. Studien gehen bei über siebzigjährigen Parkinson-Patienten von Demenzraten von bis zu 60 Prozent aus. Ganz im Vordergrund stehen dabei Störungen verschiedener Frontalhirnfunktionen wie Handlungsplanung oder Arbeitsgedächtniskapazität. Die Patienten tun sich beispielsweise schwer, eine Einkaufsliste zu erstellen oder zu kochen, weil sie überfordert sind, wenn sie Abläufe sortieren und Handlungen vorbereiten sollen. Das Gedächtnis ist grundsätzlich auf andere Weise beeinträchtigt als bei der Alzheimer-Demenz: Die Betroffenen speichern neue Informationen sehr wohl ab, können aber nicht gut darauf zugreifen. Ein Alzheimer-Patient erkennt nicht mehr wieder, was er vorher gelernt hat. Der Parkinson-Patient sehr wohl. Bei Aufmerksamkeitsprüfungen wird klar, dass die Informationsverarbeitungszeiten deutlich verlängert sind – die Parkinson-Patienten wirken massiv verlangsamt.

Zuletzt noch ein besonders wunderliches Beispiel für eine seltene neurodegenerative Erkrankung: Vor etlichen Jahren habe ich eine Patientin neuropsychologisch untersucht, die laut ihrer Tochter noch vier Wochen zuvor kerngesund gewesen sei. Eine reizende Dame in ihren Sechzigern, die ich als sehr ängstlich wahrnahm und die sich in meiner Untersuchung unbeschreiblich schwertat. Ich konnte kaum glauben, dass sie bis vor Kurzem wirklich noch gesund gewesen sein soll. Sie hatte solch massive kognitive Defizite, dass ich ihrer Tochter riet, sich sofort darum zu bemühen, dass ihre Mutter pflegerische Unterstützung erhalte. Die Patientin litt, wie sich später herausstellte, an einer Form der Creutzfeldt-Jakob-Krankheit (CJD), einer fast wie im Zeitraffer verlaufenden Demenz, die normalerweise innerhalb eines Jahres zum Tod führt. Auch hier sind bestimmte Proteine ursächlich; genannt werden sie Prion-Proteine, die vermehrt in Hirngewebe vorkommen und zur Zerstörung desselben führen, wenn sie sich falsch falten (um es einfach auszudrücken). Prion-Erkrankungen erleiden nicht nur Menschen, sondern auch Tiere können davon betroffen sein. Es gibt sogar eine Form der Creutzfeldt-Jakob-Erkrankung, die als Infektion vom Tier auf den Menschen übertragen werden kann.

1984 wurde bei einem Rind in Großbritannien erstmals eine Erkrankung beschrieben, die später unter der Bezeichnung »Rinderwahn« um die Welt ging. Die bovine spongiforme Enzephalopathie oder auch: BSE, äußerte sich tatsächlich in Symptomen, die das Tier »wahnsinnig« erscheinen ließen: Orientierungslosigkeit, Schreckhaftigkeit und Aggressivität traten zusammen mit einer zunehmenden Gangstörung, Zähneknirschen, häufigem Belecken der Nase und Überempfindlichkeit gegenüber äußeren Einflüssen auf. Spätere Untersuchungen zeigten, dass das Gehirn des Tieres löchrig wie ein Schwamm war. 180 000 Rinder erkrankten in der Folge, und angesteckt hatten sie sich bei ihren Artgenossen: Für die rasante Ausbreitung war ein Knochenmehl verantwortlich, das aus kranken Rindern gewonnen worden war und als Futtermittelzusatz wieder an lebende Rinder verfüttert wurde. Um Kosten zu sparen, wurde das Mehl während seiner Aufbereitung nicht erhitzt – dies ist aber grundsätzlich notwendig, um Keime und andere Erreger abzutöten. Bis 1989 mussten 4,4 Millionen Tiere notgeschlachtet werden, im Jahr 2000 wurde BSE erstmals bei einer deutschen Kuh festgestellt. Die Angst vor dem unheimlichen Erreger war riesig und steigerte sich fast bis zur Hysterie, Mütter verboten ihren Kindern sogar Gummibärchen, weil sie Gelatine von BSE-Rindern enthalten könnten. Und diese Angst hatte einen realen Ursprung: 1985 wurde die Infektion erstmals an einem Menschen festgestellt. Forscher gehen davon aus, dass der Verzehr von Fleisch einer erkrankten Kuh zur Übertragung geführt hatte. Dieses als »variante Creutzfeldt-Jakob-Krankheit« definierte Leiden ist in Großbritannien inzwischen über 177 Mal aktenkundig. Die Patienten waren im Schnitt achtundzwanzig Jahre alt und verstarben innerhalb von zwei Jahren. Weltweit wurden weitere einundfünfzig solcher Fälle registriert. Forscher gehen davon aus, dass es auch noch in Zukunft solche nahrungsbedingten infektiösen Prion-Erkrankungen geben wird, da Jahrzehnte zwischen Ansteckung und Ausbruch vergehen können.

Die BSE-Krise in Europa verlief vergleichsweise glimpflich, heute werden kaum mehr Fälle bei Rindern entdeckt; der Verzehr von Rindfleisch ist unbedenklich, niemand denkt mehr an BSE. Dennoch – damals löste sie einen der größten Lebensmittelskandale Europas aus und wird in den nächsten Jahrzehnten noch weitere Todesopfer durch die variante Creutzfeldt-Jakob-Erkrankung fordern.

Es gibt noch eine Reihe weiterer neurodegenerativer Demenzerkrankungen, doch eine vollständige Übersicht würde den Rahmen hier sprengen. Was ich Ihnen mit der vorausgegangenen Übersicht deutlich machen wollte, ist die Vielfalt, in der sich demenzielle Syndrome äußern können. Es gibt unwahrscheinlich viele unterschiedliche Symptome, die durch viele unterschiedliche Krankheitsprozesse im Gehirn verursacht werden können. Die einzelnen Demenzerkrankungen sind nicht immer klar voneinander abgrenzbar und Symptome und zugrundeliegende Pathologien überschneiden sich. Forscher finden bis heute immer wieder neue Varianten verschiedener Demenzerkrankungen, entdecken bisher unbekannte Ursachen, müssen gängige Definitionen und Krankheitseinteilungen anpassen. Bisher sind neurodegenerative Demenzen nicht heilbar und der Forschungsbedarf enorm. Ich glaube, es besteht berechtigte Hoffnung, dass wir irgendwann die fehlenden Puzzleteile zur Entschlüsselung dieser Erkrankungen finden werden. Ich glaube auch, dass wir bestimmte Demenzformen irgendwann heilen können werden. Für den Moment jedoch müssen wir damit leben, die Erkrankten auf ihrem Weg nur begleiten zu können – so mitfühlend und wertschätzend wie möglich, ohne uns dabei selbst zu verlieren.

Die vaskuläre Demenz

Kommen wir bei diesem Überblick nun noch zu den nicht degenerativen Demenzen. Nach der Alzheimer-Erkrankung ist die vaskuläre Demenz mit 10 bis 30 Prozent der Fälle die zweithäufigste Demenz in höherem Lebensalter. Dabei fasst der Begriff vaskuläre Demenz alle demenziellen Syndrome zusammen, die nicht auf einem neurodegenerativen Prozess, sondern auf kognitiven Beeinträchtigungen als Folge von Erkrankungen basieren, welche die Blutgefäße des Gehirns betreffen (sogenannte zerebrovaskuläre Krankheiten).

Die Einteilung der vaskulären Demenzen muss aufgrund stetig neuer wissenschaftlicher Erkenntnisse immer wieder überprüft und angepasst werden. Nach Professor Raj N. Kalaria aus Newcastle in England unterscheidet man heute sechs Typen vaskulärer Demenz.[13] Typ 1: kognitive Defizite einschließlich der Abnahme von Alltagskompetenzen nach großen Schlaganfällen und Hirninfarkten aufgrund von Gefäßverschlüssen oder anderen krankheitswertigen Veränderungen großer Hirngefäße. Typ 2: nach multiplen kleinen Infarkten; Typ 3: nach strategischen Infarkten zum Beispiel im Bereich des sogenannten Thalamus, einer wichtigen Schaltstelle im Gehirn, die auch als »Tor zum Bewusstsein« bezeichnet wird; Typ 4: nach diffusen Schädigungen verursacht durch Herzstillstand oder Herzinfarkt; Typ 5: nach Hirnblutungen; Typ 6: nach gemischten Schädigungen durch vaskuläre Veränderungen, die zusammen mit einer zusätzlichen Alzheimer-Demenz in Erscheinung treten.

Die vaskulären Demenzen umfassen also eine sehr uneinheitliche Gruppe an Erkrankungen, die auf unterschiedlichste Weise die Blutgefäße im Gehirn betreffen. Ablagerungen, Verengungen oder Verstopfungen dieser Gefäße können zu größeren oder kleineren Schlaganfällen, Blutungen und zu Nervenzellsterben führen. Kleine »Schlägle«, wie meine Oma sie in ihrem schwäbischen Dialekt bezeichnet hätte, passieren da oft erst einmal ganz unbemerkt. Mal ein kurzes Unwohlsein, ein leichter Schwindel – aber oft nicht einmal das. Summieren sich diese Vorfälle über die Zeit, kann dann ein plötzlicher »Knick« passieren. Gefühlt von einem Tag auf den anderen wird eine Demenz ersichtlich, die dann auch im weiteren Verlauf stufenweise schwerer wird.

Die vaskuläre Demenz geht mit charakteristischen klinischen Merkmalen einher, die variabler sind als bei der Alzheimer-Demenz, da sie sich in Abhängigkeit von den individuell betroffenen Hirnregionen unterschiedlich darstellen. Bereits in einem frühen Krankheitsstadium können Gangstörungen auftreten: Die Patienten laufen in kleinen, »tribbeligen« Schritten, sind unsicher auf den Beinen, stürzen häufig. Auch die Blasenkontrolle kann gestört sein bis hin zur Dranginkontinenz, häufig schon früh im Verlauf. Je nach Lokalisation der Schädigungen können außerdem Lähmungen, Sprechstörungen oder Schluckstörungen auftreten. Ferner sind im Vergleich zur Alzheimer-Demenz Persönlichkeitsveränderungen, Antriebsschwäche und Stimmungsschwankungen häufiger. Kognitiv fällt besonders eine allgemeine Verlangsamung auf, die Patienten brauchen länger, um Sachverhalte nachvollziehen zu können, und reagieren schwerfälliger. Nicht immer sind Gedächtnisdefizite zu beobachten, aber auch sie kommen vor, genauso wie Defizite beim Denken, Störungen von Aufmerksamkeitsleistungen oder der räumlichen Vorstellungskraft.

Die größten Risikofaktoren für eine solche Erkrankung sind tatsächlich klar definiert: Bluthochdruck, Herzerkrankungen, Diabetes mellitus, erhöhter Cholesterinspiegel, Übergewicht, Bewegungsmangel und Rauchen begünstigen Gefäßerkrankungen und somit auch das Entstehen einer vaskulären Demenz.

Jetzt im Nachhinein glaube ich, dass meine Großmutter vor ihrem Unfall an genau einer solchen Demenz zu leiden begann. Sie hatte, solange ich denken kann, hohen Blutdruck und ein grenzenloses Misstrauen gegenüber Medikamenten, die ihr der Hausarzt verordnete, sprich: Ihr Blutdruck blieb jahrelang unbehandelt. Ich erinnere mich noch gut, wie sie immer fluchend vom Arzt nach Hause kam, die Beipackzettel der Blutdruckmedikamente mit großen Augen las, für unzumutbar befand und dann alles in den Müll warf. Sie besorgte sich irgendetwas Pflanzliches und versuchte vor allem, nach den Mondphasen zu leben. Ich muss heute noch schmunzeln, wenn ich daran denke, dass sie mich manchmal meine Haare nicht waschen lassen wollte, weil »der Mond nicht richtig steht«. Omas sind einfach die Besten! Leider blieb ihr Blutdruck stets zu hoch und sie wusste sicher nicht, wie gefährlich das ist. Es kam auf jeden Fall der Tag, da beschloss sie, nirgends mehr hinfahren zu wollen, weil sie stets Angst hatte, nicht rechtzeitig eine Toilette zu finden. Sie »schlurfte« beim Gehen und stolperte über ihre Teppiche, hatte Aufmerksamkeitsschwierigkeiten und wirkte verlangsamt.

Was auch immer sie hatte, wir haben es damals nicht abklären lassen und können deshalb nur spekulieren. Es gibt eben viele unterschiedliche Demenzerkrankungen: Alzheimer. Frontotemporale Demenz. Demenz mit Lewy-Körperchen. Demenz bei Morbus Parkinson. Vaskuläre Demenz. Und dies sind bei Weitem noch nicht alle. Auch gemischte Demenzen sind gerade bei Hochbetagten häufig. Sie bezeichnen eine Gruppe von Erkrankungen, die sich durch das gleichzeitige Auftreten einer Alzheimer-Krankheit sowie eines anderen für ein demenzielles Syndrom ursächlichen Krankheitsprozesses auszeichnen. Vor allem Kombinationen mit vaskulärer Demenz sind häufig. Die Studienlage weist darauf hin, dass mindestens 20 Prozent der Demenzen eigentlich gemischte Varianten sind. Als ob es nicht schon kompliziert genug wäre.

Egal, welche Demenzform am Ende vorliegen mag, am Anfang steht eine vielleicht erst mal unbemerkte Veränderung, ein erstes Symptom, das oft nicht gleich als solches erkannt wird. Vorboten einer demenziellen Erkrankung sind diffus, schwer fassbar, unspezifisch. Wie können Sie erkennen, wann eine Vergesslichkeit mehr ist als nur Teil eines normalen, gesunden Alterungsprozesses? Wie kann man Veränderungen einordnen, wenn der Betroffene vielleicht an ganz anderen Symptomen als Gedächtnisproblemen leidet und/oder eigentlich zu jung ist, um an eine Demenz zu denken? Wann wird es Zeit, einen Arzt aufzusuchen, und in welcher Fachrichtung sind Sie gut aufgehoben? Diese und weitere Fragen sind für viele betroffene Familien am drängendsten, lange bevor überhaupt eine Diagnose gestellt ist. Auf sie möchte ich in den nächsten Abschnitten eingehen.

Nur vergesslich oder schon dement?

Meine Großmutter war eine kleine, zierliche Frau mit gelocktem, grauem Haar in blau geblümter Kittelschürze. Manchmal schließe ich die Augen und muss nur tief genug einatmen, um fast wieder ihren schwachen Duft nach Kölnisch Wasser riechen zu können – so präsent ist sie mir noch heute. In meiner Erinnerung steht meine Oma meist in der Küche, auf dem Esstisch ihre Nähmaschine, im Ofen ein saftiger Braten und auf ihren Lippen ein Lächeln für meinen Bruder und mich. Sie war wie alle Frauen dieser Generation, die ich kennenlernen durfte, eine fleißige Arbeiterin: Sie kochte, sie buk, sie nähte, sie strickte, wusch ihre Wäsche, putzte ihr Haus; kümmerte sich um einen großen Garten mit Apfelbäumen und Haselnusssträuchern und gönnte sich kaum eine Pause – seit 1999 höchstens, um ihren Lieblingsmoderator Günther Jauch in seiner TV-Sendung »Wer wird Millionär?« zu sehen.

Bis zu meinem Schulabschluss war ich so gut wie jeden Tag bei ihr; sie war mir so selbstverständlich, wie es sonst nur Eltern und Geschwister sein können, und ich dachte keine Sekunde darüber nach, dass sie je älter werden könnte. 2005 machte ich mein Abitur und fing an, in Regensburg zu studieren, war zum ersten Mal von zu Hause weg und konnte meine Großmutter nur noch an den Wochenenden besuchen. Zum ersten Mal in meinem Leben sah ich sie nur mehr in größeren Abständen – und mit anderen

Augen: Denn plötzlich bemerkte ich, dass meine Oma sich verändert hatte.

Ich erinnere mich noch gut, wie ich im ersten Studienjahr nach längerer Zeit mal wieder mit ihr in einem Lebensmittel-Discounter war, um den Wocheneinkauf zu erledigen. Was bis dato eine sehr routinierte, unaufgeregte Erledigung dargestellt hatte, war dieses Mal für meine Großmutter mit Stress verbunden. Schon während sie ihre Einkäufe auf das Kassenband legte, spürte ich, dass ihr alles zu schnell ging, weil die Kassiererin die Waren schon parallel über das Lesegerät zog. Als die Kassiererin schließlich den zu zahlenden Betrag nannte und meine Oma aber noch nicht alle Waren zurück im Einkaufswagen verstaut hatte, wirkte sie bereits völlig überfordert. Fahrig fummelte sie ihre EC-Karte aus dem Portemonnaie, zitterte aber so stark, dass ich ihr schließlich helfen musste, um die Situation zu »entschärfen«. Ich sah in jenem Moment zum ersten Mal, dass sie alt geworden war. Wann hatte sie so abgenommen? Ihre Klamotten wirkten viel zu groß an ihrem dünnen Körper. Falten zogen sich in tiefen Furchen durch ihr Gesicht und sie war blass; das war mir vorher nie aufgefallen. Ich hakte mich bei ihr ein, um sie zum Auto zu begleiten und mein Herz wurde schwer.

Einige Zeit später verursachte meine Großmutter einen Schaden an ihrem Wagen, als sie nach dem Einparken vergaß, einen Gang einzulegen. Das Auto rollte aus ihrer Garage auf den Hof und touchierte dabei ein Tor. Nach dieser und einigen anderen brenzligen Situation beschloss sie selbst, nicht mehr zu fahren. Ich nahm das zur Kenntnis, mehr aber auch nicht. Auch ihren Haushalt führte meine Großmutter in jenen Tagen nicht mehr wie früher. Es war nicht mehr so sauber wie in meiner Kindheit – vielleicht wurde ihr alles zu viel, vielleicht sah sie den Schmutz nicht? Niemand machte sich darüber Gedanken.

All diese vermeintlichen »Kleinigkeiten« würde ich heute bereits als Hinweise darauf deuten, dass meine Großmutter schon zum damaligen Zeitpunkt nicht mehr ganz gesund war. Hätte ich damals gewusst, was ich heute weiß, wäre ich mit ihr zum Arzt gegangen. Damals wäre mir das jedoch nie in den Sinn gekommen.

Wann es Zeit wird, einen Arzt aufzusuchen

Die geistige und körperliche Leistungsfähigkeit bleibt niemals konstant über die Lebensspanne, jedoch sind die individuellen Unterschiede groß und von genetischen Faktoren ebenso abhängig wie von Umweltfaktoren wie Bildung, Lebensstil oder Aktivierungslevel. Ich wage zu behaupten, dass letzten Endes uns allen diese kleinen »Ausfallerscheinungen« bekannt sind, die uns kurz erschrecken, aber (zu Recht) nicht lange genug, um uns wirklich zu ängstigen. Ich nehme mich da nicht aus und beobachte solche Phänomene bei mir selbst auch ab und zu – zwar nicht aus Altersgründen, aber beispielsweise nach akutem Schlafmangel; die Symptome sind fast dieselben. Da treffe ich einen alten Schulkameraden und kann mich partout nicht an seinen Namen erinnern. Lese einen Text und weiß danach nicht, was darinstand. Suche zum gefühlt zehnten Mal in einer Woche meinen Autoschlüssel. Das passiert – und es ist vollkommen in Ordnung, dass es so ist. Unser Gehirn ist nun mal kein Computer. Wir sind Menschen, haben gute und schlechte Tage und können nicht in jedem Zustand, jedem Alter oder in jeder Situation unsere Leistungsfähigkeit identisch abrufen. Die alles entscheidende Frage ist, wann Wortfindungsstörungen, Konzentrationsschwierigkeiten oder Gedächtnisprobleme über solche situationsbedingten »Aussetzer« hinausgehen und Krankheitswert besitzen.

Ich sehe ganz unterschiedliche Menschen in unserer Gedächtnissprechstunde der neurologischen Hochschulambulanz, in der ich arbeite: So mancher ist dabei »organisch« kerngesund, jedoch in Sorge, an einer beginnenden Demenz erkrankt zu sein. Nicht selten sind dies kürzlich aus dem Beruf ausgeschiedene Rentner, die nach arbeitsamen Jahrzehnten mit den veränderten Lebensumständen nur schlecht umgehen können und auf das ihnen nun fehlende »Gebrauchtwerden« mit Niedergeschlagenheit reagieren. Entwickelt sich eine schwere Depression, kann diese wirklich der Demenz ähnelnde Beschwerden auslösen. Diese »Pseudodemenz« ist jedoch rückläufig, wird die depressive Störung erfolgreich behandelt. Andere Patienten hingegen kommen sehr spät zu uns, so spät, dass an einer Demenzdiagnose kaum mehr ein Zweifel besteht. Ich erinnere mich an einen Mann, dessen Kinder einen Termin bei uns vereinbart hatten. Ich sprach zuerst mit seiner Frau, die eigentlich keine Veränderungen an ihm bemerkte. Sie würden ein ruhiges Leben führen, ihr Mann könne seinen Alltag ganz normal bestreiten. Auch der Patient selbst vergewisserte mir, dass alles in Ordnung sei und er sich nicht erklären könne, warum seine Kinder um diesen Termin gebeten hätten. Ich stellte ihm erst einmal ein paar ganz allgemeine Fragen: »Welches Jahr haben wir?« »1992«, antwortete er und hatte sich dabei um knapp dreißig Jahre verschätzt. Auch Monat, Wochentag und Jahreszeit konnte er mir nicht nennen. »An welchem Ort befinden wir uns hier?« Er murmelte nur: »Ich weiß es nicht.« »Wie heißen Ihre Kinder?« Keine Reaktion. Egal, was ich fragte, er war ratlos, lächelte scheu, rutschte nervös auf seinem Stuhl herum. Ich führte noch eine Gedächtnisaufgabe mit ihm durch, ließ ihn Wörter lernen, die er wiederholen sollte. Es war ihm nicht möglich. Schließlich suchte ich das Gespräch mit seinen Kindern. Sie berichteten, dass ihr Vater sich kaum mehr in seiner gewohnten Umgebung zurechtfinde, Gesprächen nicht mehr folgen könne und Hilfe bei der täglichen Hygiene benötige. Dies stand in absolutem Gegensatz zu dem, was die Ehefrau mir vorher berichtet hatte, und in absolutem Gegensatz zu der Tatsache, dass er vor seiner Pensionierung selbst als Arzt tätig gewesen war.

Schon bevor wir weitere Untersuchungen anberaumten, war klar, dass dieser Mann wahrscheinlich an einer Demenz leidet. Ich fühlte mich in dieser Situation an meine eigene Geschichte erinnert, als ich die Veränderungen meiner Großmutter nicht wahrgenommen hatte. Wenn wir jemandem nahestehen, kann es besonders leicht und besonders schwer zugleich sein, mögliche kognitive Defizite wahrzunehmen. Ich habe meine Oma so geliebt. Ich wollte nicht sehen, dass sie zunehmend gebrechlich wirkte, dass sich unsere Rollen zu verändern begannen und sich verschoben und verrückten, bis ich plötzlich den Drang verspürte, sie beschützen zu wollen vor dieser Welt, in der sie nicht mehr zurechtkam. Fast mütterliche Gefühle hatte ich da für diese Frau, von der ich doch eigentlich selbst bemuttert werden wollte.

Der richtige Zeitpunkt, einen Arzt aufzusuchen, um eine mögliche demenzielle Erkrankung abzuklären, ist spätestens dann gekommen, wenn ganz alltägliche Verrichtungen nicht mehr hinreichend gelingen wollen. Es beginnt ganz unspektakulär, leise, schleichend – doch nimmt fortlaufend zu und ist irgendwann nicht mehr zu übersehen: Da ist der emsige Heimwerker, der seine Freizeit schon immer am liebsten in seiner Werkstatt verbrachte und kleine Reparaturen am eigenen Haus grundsätzlich selbst erledigt hatte – doch nun muss er völlig routinierte Handgriffe zäh erinnern und bringt eigentlich automatisierte Abläufe durcheinander. Da ist die leidenschaftliche Hobbyköchin, die unzählige Rezepte im Kopf hat und ein Regal voller teils exotischer Kochbücher besitzt – doch nun bereitet sie lieber nur einfache Gerichte zu und beschränkt sich auf eine Handvoll Rezepte, um sich nicht ständig überfordert zu fühlen. Da ist der pensionierte Metallbauer, der zwar schon vor Jahren seinem Sohn die Firma überschrieben hat, aber dennoch täglich mitarbeitet, um den Familienbetrieb zu unterstützen – und nun kann er nicht mehr unbeaufsichtigt arbeiten, da er sich sonst in Gefahr bringen könnte.

Kognitive Defizite gehen genau dann über ein »normales Altersmaß« hinaus, wenn sie uns die Fähigkeit nehmen, unser Leben zu führen. Ob dann tatsächlich eine neurodegenerative Erkrankung dahintersteckt, also dieser beängstigende fortschreitende Zelltod im Gehirn, den wir nicht aufhalten können, oder eine vorübergehende Ursache, ist erst mal nebensächlich. So oder so ist es sinnvoll, einen Arzt aufzusuchen. Sollte tatsächlich eine neurodegenerative Demenzerkrankung vorliegen, so ist eine frühzeitige Diagnosestellung immens wichtig, um dem Krankheitsprozess mit unseren derzeitigen Möglichkeiten zumindest etwas entgegenzusteuern.

Der Heimwerker, die Hobbyköchin, der Metallbauer – sie alle stellen wir uns gemeinhin als »alt« vor, wie auch immer man dieses Adjektiv definieren mag. Menschen in ihrem letzten Lebensabschnitt, die allein aufgrund dieser Tatsache ein hohes Risiko haben, dement zu werden. Was aber, wenn unser Partner, unser Sohn, unsere Tochter, unser Vater, unsere Mutter, unser Bruder, unsere Schwester, sich verändern, während sie bei Weitem noch kein Alter erreicht haben, in dem man kognitive Defizite erwarten würde? Um wie viel schwerer ist dann die Einschätzung von Veränderungen als möglicherweise demenzbedingt?

Zu jung für Alzheimer

Menschen, die vor ihrem sechzigsten Lebensjahr an einer Demenz erkranken, haben häufig andere Symptome als ältere Betroffene und leiden prozentual häufiger an einer frontotemporalen Demenz als an der Alzheimer-Erkrankung. Wie bereits beschrieben sind es hier Verhaltensauffälligkeiten, Veränderungen der Persönlichkeit und/oder Sprachstörungen, die eine beginnende Demenzerkrankung anzeigen, und somit äußerst unspezifische Symptome, die nur selten gleich richtig eingeordnet werden. Stellen Sie sich vor, Ihr Partner zieht sich in letzter Zeit häufiger zurück, möchte die Einladung von Freunden zu einem gemeinsamen Abendessen nicht annehmen, spricht weniger mit Ihnen, wirkt abwesend. Würden Sie die Option einer Demenzerkrankung in Betracht ziehen? Oder wäre es nicht viel wahrscheinlicher, dass Sie an eine depressive Verstimmung oder Beziehungsprobleme denken würden? Was wäre, wenn eine Ihnen nahestehende Person aus einem dreiwöchigen Urlaub zurückkommt und Ihnen lachend mitteilt, kein einziges Mal geduscht zu haben? Wäre es wirklich eine Demenz, die Ihnen da in den Sinn käme? Oder würden Sie nicht eher an eine psychische Ausnahmesituation glauben, eine Art Nervenzusammenbruch, eine Lebenskrise? Viele Patienten mit beginnender frontotemporaler Demenz werden – wenn überhaupt – erst einmal psychiatrisch behandelt. Voraussetzung dafür ist aber, dass es überhaupt jemanden im Umfeld des Patienten gibt, der diesen überredet, ärztlichen Rat einzuholen. Die Betroffenen selbst haben nämlich oft überhaupt keine Einsicht in die Problematik und fühlen sich gesund.

Auch hier gilt: Die beobachteten Veränderungen sollten schleichend begonnen haben und im Verlauf zunehmen. Oftmals fällt auch dem Arbeitgeber oder den Kollegen auf, dass etwas nicht stimmt – die Betroffenen sind nicht mehr so leistungsfähig, machen Fehler im Job, auch wenn sie sonst keine Gedächtnisstörungen oder Ähnliches aufweisen. Symptome, die für die Diagnose einer frontotemporalen Demenz vorliegen müssen, sind beispielsweise sozial unangemessenes Verhalten, unüberlegte und achtlose Handlungen, fehlender Antrieb, Verlust von Mitgefühl und Einfühlungsvermögen – alles Verhaltensmuster, die für sich allein genommen schwer richtig einzuschätzen sind. Hellhörig wird man vielleicht, wenn Änderungen des Essverhaltens auftreten. Viele Betroffene entwickeln eine nicht kontrollierbare Lust auf Süßes oder wollen nur noch bestimmte Speisen zu sich nehmen. Ich lernte vor einigen Jahren eine junge Frau kennen, die nur noch Eier, Bananen und Joghurt aß. Manch ein Angehöriger muss die Küche abschließen, damit der an FTD Erkrankte nicht maßlos alles in sich hineinstopft, was er findet.

Die frontotemporale Demenz ist eine neurologische Gehirnerkrankung, die sich im Stirn- und Schläfenlappen manifestiert. Genau in diesen Arealen zeigt sich ein zunehmender Verlust von Hirnsubstanz; die Gehirnwindungen verflachen, die Furchen werden breiter und tiefer. Überweist ein aufmerksamer Arzt beim Vorliegen von Verhaltensauffälligkeiten also in die Radiologie, um »ein Bild vom Kopf« machen zu lassen, weiß er um die Möglichkeit, dass solche Veränderungen nicht nur psychiatrischen, sondern auch neurologischen Ursprungs sein können.

Ich habe in den letzten Jahren Hunderte Personen mit Verdacht auf eine frontotemporale Demenz untersucht, und dennoch gibt es immer wieder Fälle, in denen die Diagnosestellung schwierig und langwierig ist. Ein solcher Fall war zum Beispiel eine Therapeutin, die sich Mitte 2019 im Alter von knapp sechzig Jahren erstmals in unserer Hochschulambulanz vorstellte. Sie war mir persönlich bekannt und vielleicht war ich deshalb auch voreingenommen und wollte ihr partout keine Diagnose geben müssen, die so weitreichende Konsequenzen hat wie die einer Demenz.

Meine Bekannte saß vor mir, in einem »sterilen« Untersuchungsraum der neurologischen Universitätsklinik, ich in meinem Arztkittel, sie wie ein Häufchen Elend, wir beide Rollen einnehmend, die in dieser Konstellation so fremd und unpassend schienen, dass es mir fast das Herz brach. Die Frau war immer eine attraktive Erscheinung gewesen, nun jedoch wirkte sie wie ein Schatten ihrer selbst: Sie sah eher ungepflegt aus, saß in sich zusammengesunken auf ihrem Stuhl und schaffte es kaum, mir in die Augen zu sehen. Ihr Ehemann berichtete, dass sie drei Jahre zuvor ausgeprägte Schlafstörungen entwickelt habe, nachdem ihr jüngstes Kind ausgezogen war. Sie habe sich damals in irrationalen Ängsten verloren, sei immer voller Sorge um ihre Familie gewesen. Es folgten unzählige Arztbesuche und Therapieansätze, die keine Besserung brachten. Sie sei ungeduldig und fahrig gewesen und habe medikamentöse Behandlungen stets nach kürzester Zeit abgebrochen. Wenn ich sie zu jener Zeit mal zufällig traf, fiel mir nichts besonders Besorgniserregendes auf, ernst war sie schon immer gewesen. Depressionen sind inzwischen gut behandelbar, ich machte mir damals keine Gedanken.

Nun aber war die Situation eine andere. Meine Bekannte konnte ihren Alltag nicht mehr bewältigen, hatte mehrere kleine Autounfälle verursacht, war im Haushalt überfordert, entwickelte Verhaltensauffälligkeiten, die man nur noch schwer mit der Diagnose Depression in Einklang bringen konnte. Es folgte also eine neuropsychologische Untersuchung. Ich prüfte ihr Gedächtnis, ihre Aufmerksamkeitsfähigkeit, ihre Problemlösestrategien und ihr Denken mit unzähligen Testverfahren. Das Ergebnis war niederschmetternd: Die Frau befand sich in allen untersuchten kognitiven Domänen weit unter dem Durchschnitt verglichen mit gesunden Personen ihres Alters und Bildungsgrads. Nicht einmal die Geburtsdaten ihrer Kinder konnte sie mir nennen, und dennoch glaubte ich noch an eine psychiatrische Ursache, eine »Pseudodemenz« im Rahmen einer schweren Depression. Das hatte ich mir für sie einfach gewünscht, weil das bedeutet hätte, wir können es behandeln.

Es folgten weitere zahllose Therapieversuche, inklusive stationärer Aufenthalte in psychiatrischen Kliniken, aber die Veränderungen waren fortschreitend und frappierend: Meine Bekannte entwickelte »formale Denkstörungen«, konnte sich beispielsweise von bestimmten Gedanken stundenlang nicht lösen. Sie verlor die Fähigkeit, soziale Distanzen richtig einzuschätzen, und stellte ständig wildfremden Menschen ohne Vorwarnung sehr persönliche Fragen. Sie gab Unmengen an Geld aus für nicht nachvollziehbare Dinge, ihre Empathiefähigkeit ließ nach, sie wirkte emotionslos. Auch körperlich waren Veränderungen zu beobachten, ihr Gleichgewichtssinn wurde schlechter, ihr Gang kleinschrittiger, sie stürzte häufig.

All diese Symptome sprechen für eine frontotemporale Demenz, doch ich wollte es nicht erkennen. Diese Frau war mir so nah, es konnte nicht sein, dass ausgerechnet sie an der Demenzform leidet, über die ich seit Jahren forsche. Die frontotemporale Demenz ist selten, nur zwischen drei und fünf Personen pro einhunderttausend erkranken an ihr. Dennoch waren all diese Symptome erdrückende Indizien. Mal ganz davon abgesehen, dass meine Bekannte auch in der MRT-Untersuchung eine deutliche frontale Hirnatrophie aufwies.

Heute habe ich, haben wir ihre Diagnose akzeptiert. Die Erkrankung schreitet zudem so erbarmungslos schnell voran, dass die Betroffene nicht einmal ein Jahr nach der offiziellen Diagnosestellung in ein Pflegeheim gegeben werden musste, wo sie sowohl von ihrer Familie als auch von den dort arbeitenden Pflegekräften liebevoll umsorgt wird.

Welcher Arzt ist der richtige?

In ländlichen Regionen wie der, in der ich aufgewachsen bin, sind die medizinischen Versorgungsstrukturen andere als in Ballungszentren. Vor meinem Studium wusste ich nichts von Universitätskliniken oder gar »Gedächtnissprechstunden« hochspezialisierter Neurologen, der Hausarzt war Ansprechpartner Nummer eins in allen medizinischen Fragestellungen. Bei Verdacht auf eine Demenzerkrankung kann ein Allgemeinarzt jedoch nur begrenzt weiterhelfen – es ist unabdinglich, dass er an einen Facharzt verweist, der ein breiteres Wissen über neurologische Erkrankungen besitzt. Tatsächlich berichten Betroffene immer wieder, dass dies nicht geschieht. Da wird aufgrund grober »Screening-Tests« innerhalb weniger Minuten eine Demenzdiagnose vergeben, ohne sie weiter spezifizieren zu können. Es werden pro forma gängige »Anti-Demenz«-Medikamente verordnet, ohne ihre Sinnhaftigkeit zu hinterfragen. Es werden andere begleitende therapeutische Möglichkeiten weder besprochen noch Rezepte dafür ausgestellt.

Die Problematik liegt auf der Hand: Die Patienten und ihre Angehörigen sind in solchen Fällen nicht gut versorgt. Aber auch ein niedergelassener Neurologe kann nicht immer alles Menschenmögliche für einen Patienten tun, gerade wenn die Symptomatik nicht auf eine »klassische« Alzheimer-Demenz hindeutet. Mit selteneren neurodegenerativen Erkrankungen haben auch sie oft wenig Erfahrung und können nur schwer therapeutische und versorgerische Empfehlungen abgeben. Je spezialisierter der Arzt auf die jeweilige Erkrankung ist, desto mehr weiß er darüber und desto besser ist die Informationsweitergabe an die Betroffenen. Differenzierte Auskunft zu geben über die Erkrankung ist meiner Meinung nach die wichtigste Konsequenz eines diagnostischen Prozesses. Ist klar, um welche Demenz genau es sich handelt, hilft den Patienten und deren Angehörigen erst einmal nichts so sehr wie eine optimale Aufklärung über die Diagnose. Was bedeutet sie? Welchen Verlauf müssen wir erwarten? Welche therapeutischen Möglichkeiten gibt es? Welche Vorkehrungen müssen wir als Familie treffen? Wo finden wir Unterstützungsmöglichkeiten? Solche grundlegenden Fragen müssen beantwortet werden, auf keinen Fall können die Menschen mit solchen Diagnosen alleingelassen werden. Wie hilflos war ich als Angehörige, als meine Großmutter erkrankte? Wie sehr hätte es mir geholfen, zumindest umfangreich aufgeklärt zu werden!

Um eine mögliche Demenzerkrankung zu diagnostizieren, sind eine Reihe von Untersuchungen notwendig. Je mehr davon wirklich durchgeführt werden, desto sicherer und genauer ist eine Diagnosestellung möglich. Mit meiner heutigen Erfahrung würde ich – neben der Konsultation eines niedergelassenen Neurologen oder Psychiaters – immer auch den Gang in ein Universitätsklinikum empfehlen, eine neurologische oder psychiatrische Hochschulambulanz mit Demenzsprechstunde. Warum gerade ein Universitätsklinikum? Weil an Universitäten geforscht wird, weil hier die Ärzte am ehesten am »Zahn der Zeit« wissenschaftlicher Erkenntnisse arbeiten und im Idealfall die Teilnahme an Studien anbieten. Die Demenzforschung ist eine relativ junge Disziplin, die erst in den letzten dreißig bis vierzig Jahren Fahrt aufnahm. Stand heute können neurodegenerative Demenzen wie die Alzheimer-Erkrankung oder die frontotemporale Demenz nicht geheilt, ja nicht einmal gestoppt werden. Aber Wissenschaftler auf der ganzen Welt beschäftigen sich mit dem Thema, erkunden die zugrundeliegenden pathologischen Prozesse im Gehirn und suchen Wirkstoffe, die als mögliche Arzneimittel dienen könnten. Sie sind untereinander gut vernetzt, gehen vielfältige und interdisziplinäre Kooperationen ein und multiplizieren so ihrer aller Wissen, um eines Tages diese »Volkskrankheit« hoffentlich heilen zu können.

Wer sich an einem Universitätsklinikum untersuchen lässt, wird in der Regel gefragt, ob er einverstanden ist, seine Daten für die wissenschaftliche Forschung zur Verfügung zu stellen. Manche unserer Patienten reagieren da erst einmal abwehrend: »Ich will kein Versuchskaninchen sein«, ist eine häufige Antwort. Dabei ist dies ein absoluter Irrglaube, sind die gesetzlichen Rahmenbedingungen in Deutschland doch so strikt und ethische Grundsätze in der Forschung so hoch, dass niemand je gegen seinen Willen »studiert« würde. Eine Studienteilnahme ist immer freiwillig. Willigt man ein und möchte aber später widerrufen, ist dies zu jedem Zeitpunkt und ohne Angabe von Gründen möglich. Eine wissenschaftliche Untersuchung im Rahmen eines regulären Ambulanzbesuchs bedeutet erst einmal nur, seine Daten für eine Beobachtungsstudie zur Verfügung zu stellen. Die Erfassung erfolgt dabei unter strengen datenschutzrechtlichen Auflagen, ist anonym und nicht zurückzuverfolgen. Beobachtungsstudien sind für den einzelnen Patienten vielleicht nicht von unmittelbarem Nutzen, jedoch von unschätzbarem wissenschaftlichem Wert für ein Forschungsgebiet. Sie ermöglichen es, Erkrankungen wie Demenz, die nicht heilbar sind, mittels der zur Verfügung stehenden Daten ganz exakt nachzuvollziehen und zu analysieren, um dann in einem nächsten Schritt herauszufinden, wie und wo genau ein mögliches Medikament ansetzen könnte. Jeder Mensch, der bereit ist, seine Daten wissenschaftlich auswerten zu lassen, trägt einen immens wichtigen Teil dazu bei, dass wir Erkrankungen wie die Demenz irgendwann heilen können. Niemand sollte sich jedoch dabei je als »Versuchskaninchen« fühlen müssen; so etwas passiert nur, wenn Misstrauen durch mangelhafte Transparenz entsteht, Patienten und deren Angehörige nicht in Ruhe aufgeklärt werden und keine Zeit bekommen, über eine Teilnahme hinreichend nachzudenken.

Viele Universitätskliniken bieten neben Beobachtungsstudien auch Therapiestudien an: Ist ein neu entdeckter Wirkstoff vielversprechend – besteht also die Chance, dass er auf einen Erkrankungsprozess bedeutsam einwirkt – werden sogenannte klinische Prüfungen geplant und durchgeführt, an deren Ende die offizielle Arzneimittelzulassung und Markteinführung stehen. Patienten, die einwilligen, an einer solchen klinischen Prüfung teilzunehmen, bekommen über einen vorher festgelegten Zeitraum das neuartige Medikament. Ziel ist es, die Sicherheit und Wirksamkeit des Medikaments eindeutig festzustellen. Dies alles ist sowohl für die durchführende Klinik als auch für die Patienten äußerst aufwendig. Die Sicherheit der Patienten darf nicht gefährdet werden, eine engmaschige medizinische Kontrolle ist stets nötig und wird streng überwacht. Bei einer Erkrankung wie der Demenz bedeutet das Angebot zu einer klinischen Studie oft eine große Chance, denn wirksame Medikamente, die den Krankheitsprozess stoppen können, gibt es bisher nicht.

Ablauf der Demenzdiagnostik

Zuerst aber muss den Symptomen dahingehend Rechnung getragen werden, dass man ihnen »einen Namen gibt«. Dabei sollte eine Diagnose immer von einem Facharzt gestellt werden. Auch sollte der Patient dabei niemals allein in die Sprechstunde kommen, ein Angehöriger oder eine andere nahestehende Person muss, wenn möglich, mit anwesend sein. Warum? Weil der Patient vielleicht gar nicht alle Veränderungen bemerkt, manchmal sogar komplett krankheitsuneinsichtig ist. Für eine gute Diagnose benötigen wir als medizinisches Personal so viele Informationen wie möglich. Ich erlebe immer wieder, dass Begleitpersonen gehemmt sein können und nicht ganz offen sprechen, Defizite sogar beschönigen – weil sie den nahestehenden Betroffenen nicht verletzen wollen. Nicht immer bemerken wir das, nicht immer sind wir sensibel genug, solche Situationen richtig einzuschätzen. Seien Sie daher als Angehörige oder Angehöriger mutig und bestehen Sie darauf, allein mit dem Arzt zu sprechen. Im Normalfall wird es möglich sein, die Befragung von Angehörigen und Patienten getrennt durchzuführen; es ist wichtig, dass Sie sich wohlfühlen und offen sprechen, nur dann können wir das Bestmögliche für den Patienten tun.

Nach diesem Gespräch und einer körperlichen und neurologischen Untersuchung durch den Arzt folgt eine neuropsychologische Untersuchung. Die Neuropsychologie als Teildisziplin der Psychologie befasst sich grob gesagt mit dem Zusammenhang zwischen Hirnprozessen und Verhalten, vorzugsweise mit dem Zusammenhang zwischen Hirnschädigung und daraus entstehenden Verhaltenseinschränkungen. Ein klassisches Beispiel ist der Schlaganfall. Je nachdem, in welcher Hirnregion er passiert, leidet der Patient unter bestimmten Defiziten. Der Neuropsychologe untersucht unterschiedliche kognitive Teilbereiche (Gedächtnisfunktionen, Aufmerksamkeitsleistungen, Sprache, Informationsverarbeitungsgeschwindigkeit, logisches Denken etc.) und bringt etwaige Defizite mit aufgetretenen Hirnschädigungen in Zusammenhang. So auch bei der Demenzabklärung. Jede Demenzform geht mit mehr oder weniger spezifischen kognitiven Beeinträchtigungen einher, hat also ein bestimmtes »neuropsychologisches Profil«, das in Testsituationen herausgearbeitet wird. Die Antworten der Patienten bei jedem Testverfahren werden mit Personen gleichen Alters und gleichen Bildungsstands verglichen, um eine Aussage darüber treffen zu können, ob sich der Getestete mit seiner Leistung im Durchschnitt befindet oder nicht.

Ein Blutbild ergänzt die ersten Untersuchungen und schließt andere mögliche Ursachen abseits einer neurodegenerativen Demenz aus. Zusätzlich sollte dann ein »Bild vom Kopf« erstellt werden. Sieht man in den Aufnahmen eine Abnahme der Hirnsubstanz? Welche Regionen genau sind betroffen? Sehen wir auch Hinweise auf andere Schädigungen, zum Beispiel Auffälligkeiten, die auf eine vaskuläre Komponente hindeuten? Gibt es weitere ganz andere Befunde, die unserer Aufmerksamkeit bedürfen und die grundsätzlich die Diagnose einer Demenz infrage stellen würden (dazu zählen zum Beispiel Hirntumore)? Wenn möglich, sollte eine MRT das Bildgebungstool der Wahl sein, denn sie macht viel genauere Bilder als eine normale CT. Der Vorteil der CT hingegen, gerade für Patienten, die Probleme mit der Enge in der Untersuchungsröhre haben, ist, dass sie weniger Zeit benötigt als eine MRT. Manche Patienten haben Sorge, eine MRT-Messung könnte ähnlich schädlich sein wie die Röntgenstrahlung, jedoch sind diese Sorgen unbegründet. Theoretisch könnten MRT-Untersuchungen beliebig oft wiederholt werden. Nur wenn Kontrastmittel zum Einsatz kommen, müssen allergische Reaktionen ausgeschlossen werden.

Eine weitere Untersuchung, vor der viele Patienten großen Respekt haben, ist die Liquorpunktion; dabei gehört sie heute in der Demenzabklärung zu den Standardverfahren und hat enormen diagnostischen Wert. Natürlich, angenehm ist es nicht, der Arzt muss mit einer dünnen Hohlnadel im Bereich der Lendenwirbelsäule in den Rücken stechen, um tröpfchenweise Nervenwasser zu erhalten. Da vorher aber lokal betäubt wird und die Nadel sehr dünn ist, spüren die meisten Patienten kaum etwas von der Prozedur. Es ist danach auch keine lange Überwachung nötig. Es reicht, wenn man nach der Untersuchung noch etwa eine halbe Stunde liegen bleibt und ausreichend viel trinkt, damit sich das abgelassene Nervenwasser schnell nachbilden kann. Danach gibt es keine besonderen Verhaltensregeln mehr. Unser Leiter der neurologischen Hochschulambulanz rät den Patienten immer augenzwinkernd, zumindest am Tag der Punktion wenn möglich das Fußballspielen zu vermeiden. Dafür erntet er oft schallendes Gelächter, stellt dies selbstverständlich für die meist älteren Patienten keine nennenswerte Einschränkung dar.

Je nach Fragestellung können dann noch weitere Zusatzuntersuchungen sinnvoll sein; sie werden individuell anberaumt, wenn ein zusätzlicher Erkenntnisgewinn wahrscheinlich ist. Dazu zählen zum Beispiel das EEG (Elektroenzephalogramm), bei dem man mittels Elektroden auf dem Kopf Hirnströme misst. Oder das bereits erwähnte PET, das bildgebende Verfahren, bei dem Stoffwechselprozesse im Körper sichtbar gemacht werden können. Auch eine genetische Untersuchung kann sinnvoll sein. Bestimmte Demenzformen können durch eine Genmutation verursacht und somit auch weitervererbt werden. Liegt ein solcher Verdacht vor, erfolgt zuerst eine ausführliche genetische Beratung, die das Für und Wider einer solchen Untersuchung beleuchtet – das Wissen um eine mögliche Erbkrankheit in der Familie kann verständlicherweise sehr belastend sein. Wird die Untersuchung befürwortet, erfolgt lediglich eine kleine Blutabnahme. Die Probe wird dann an das nächstgelegene humangenetische Institut geschickt und analysiert.

In vielen Fällen kann es sinnvoll sein, die diagnostische Abklärung stationär vorzunehmen, weil dann alles innerhalb kürzester Zeit und am gleichen Ort gemacht werden kann und weitere Untersuchungen, die sich im Verlauf als notwendig herausstellen, spontan anberaumt werden können. Am Ende des stationären Aufenthalts werden die Untersuchungsergebnisse entweder gleich, wahrscheinlicher jedoch bei einem nachfolgenden Ambulanztermin ausführlich besprochen, die vorliegende Diagnose erklärt und das weitere Vorgehen geplant.

Gerade zu Beginn einer neurodegenerativen Erkrankung können auch nach einer ausführlichen Abklärung so viele Fragen offenbleiben, dass eine Diagnose nicht eindeutiger gestellt werden kann, als dass sie »möglich« ist. Es kommt immer wieder vor, dass Patienten klinisch, also in ihrem Verhalten und Erscheinungsbild, eine bestimmte Demenz zu haben scheinen, aber beispielsweise die MRT-Untersuchung unauffällig ist – das heißt, man sieht keinen Hirnschwund. In einem solchen Fall muss immer die Möglichkeit in Betracht gezogen werden, dass der Ursprung der Demenzsymptome psychiatrisch ist. Dass also gar keine neurodegenerative Erkrankung dahintersteckt. Daher empfehlen wir bei dem Verdacht auf eine beginnende Demenz immer eine Verlaufsuntersuchung nach sechs bis zwölf Monaten. Wenn die Defizite wirklich durch eine neurodegenerative Demenz verursacht werden, wird der Patient in der Verlaufskontrolle im Normalfall schlechter abschneiden als in der Erstuntersuchung. Neurodegenerative Demenzsymptome sind per Definition fortschreitend. Auch das Einholen einer Zweitmeinung durch einen weiteren Arzt kann sinnvoll sein, wenn eine Diagnose erst einmal mit Unsicherheit formuliert wurde. Sie haben das Recht dazu; scheuen Sie nicht davor zurück, weitere Experten für die Verdachtsdiagnose mit ins Boot zu holen.

Meiner Meinung nach ist es äußerst wichtig, eine möglicherweise demenzielle Symptomatik ohne Bildgebungsbefund erst einmal vorsichtig zu formulieren und alle Optionen offenzuhalten, weil die Konsequenzen einer Demenzdiagnose so weitreichend sind. Stellen Sie sich vor, wir würden Sie als »dement« einstufen – Sie würden vielleicht postwendend Ihren Job aufgeben müssen, man würde Ihre Fahrtüchtigkeit infrage stellen und Sie müssten Ihr Auto stehen lassen; Versicherungen würden nicht mehr greifen; Zukunftsängste würden Sie zermürben; Ihre Mitmenschen würden anders mit Ihnen umgehen; Sie würden sich vielleicht nicht mehr ernst genommen fühlen. Und dann kämen Sie nach einem Jahr wieder zu uns und wir würden die Diagnose revidieren. Wie würden Sie sich da wohl fühlen?

Andersherum gibt es aber auch Fälle, in denen die Patienten keine wirklich greifbaren Symptome zeigen, aber als Zufallsbefund eine frontale Hirnatrophie festgestellt wird. Auch hier ist Vorsicht geboten und nur Zeit kann Abhilfe schaffen. Tatsächlich gibt es nämlich »anlagebedingte« Auffälligkeiten in der MRT, das heißt, das Gehirn des betroffenen »Patienten« sieht von Geburt an »ein wenig geschrumpft« aus, was aber keinerlei Auswirkungen auf seinen geistigen Zustand hat.

Eine Diagnose mit hundertprozentiger Sicherheit gibt es nur durch den Nachweis einer Genmutation oder indem die krankheitswertigen Veränderungen im Gehirn auf Zellebene belegt werden – mithilfe einer Biopsie zu Lebzeiten oder Autopsie nach Versterben der Patienten. Bis dahin ist eine Demenzdiagnose immer eine »Wahrscheinlichkeitsdiagnose« – und eine kleine Restunsicherheit bleibt stets bestehen.

Der Faktor Vererbung

Vor ein paar Jahren untersuchte ich die etwa siebzigjährige Patientin A. F., eine ehemalige Industriekauffrau mit bereits vordiagnostizierter frontotemporaler Demenz bei Amyotropher Lateralsklerose (ALS + FTD). Sie war von weither angereist, um in unserer Klinik eine Zweitmeinung zu ihrer Diagnose zu erhalten. Sie litt an einer ausgeprägten Muskelschwäche und sprach verwaschen, was offenbar Zeichen der ALS waren. Außerdem, so berichtete der ebenfalls anwesende Sohn, habe sich seine Mutter auch in ihrer Persönlichkeit sehr verändert, nehme keinen Anteil mehr an Familienangelegenheiten, »drehe sich nur um sich selbst« und brauche eine feste Tagesstruktur, um zurechtzukommen. Um Punkt zehn Uhr esse sie einen Joghurt, um Punkt zwölf Uhr müsse das Mittagessen parat stehen, »sonst gebe es ein Drama«. Sie lache und weine an unpassenden Stellen, habe Gedächtnisstörungen, wirke verwirrt. Die Familie brachte auch Bildgebungsbefunde mit, die für die Diagnose sprachen, und so gab es leider keinen Grund zur Annahme, diese sei irrtümlich gestellt worden. Ergänzend fragte ich die Patientin schließlich nach ihren Eltern und Geschwistern: »Gab oder gibt es vielleicht jemanden, der ähnliche Symptome wie Sie zeigte oder zeigt?« Die dann folgende Antwort machte mich sprachlos.

Der Sohn der Patientin erzählte, dass wohl auch seine Großmutter an ähnlichen Symptomen gelitten habe, aber 1952 ohne offizielle Diagnose fünfundfünfzigjährig starb. Frau A. F. sei eines von insgesamt zehn Kindern gewesen, die zwischen 1928 und 1943 geboren worden seien. Vier Kinder seien noch im Säuglingsalter verstorben. Von den übrigen sechs Geschwistern würden heute vier an einer Demenz leiden, wobei ein Bruder ähnliche Symptome wie Frau A. F. habe, die anderen zwei Geschwister hätten Demenzen ohne Muskelschwäche entwickelt. Die Familie zähle inzwischen auch vierzehn Enkel, geboren in den Fünfziger- und Sechzigerjahren, und auch hier gäbe es bereits einen Fall von Demenz, der bereits mit Anfang fünfzig »ausgebrochen« sei. Wir veranlassten auf Wunsch der Familie eine humangenetische Untersuchung und entdeckten tatsächlich einen Gendefekt als Ursache für die geschilderten Demenzerkrankungen. Später konnten wir auch noch einen Bruder der Patientin untersuchen und fanden auch hier die Genmutation bestätigt.

Diese Familie hat mich in meiner Arbeit jahrelang begleitet und ich bin dankbar, dass ich im Verlauf einige von ihnen kennenlernen und ein Stück weit unterstützen durfte. Sie wussten, wir würden sie nicht heilen können, und doch waren sie bereit, uns für wissenschaftliche Auswertungen zur Verfügung zu stehen, damit wir anhand ihrer Familiengeschichte mehr über ALS und FTD lernen können. Trotz des großen Leids, das diese Familie ertragen musste, dachten sie an nachfolgende Generationen, denen sie damit helfen konnten. Das hat mich damals schwer beeindruckt.

Das hier geschilderte Fallbeispiel ist sicher selten, denn neurodegenerative Erkrankungen sind in den meisten Fällen nicht genetisch bedingt. Aber dennoch gibt es eben diesen »Faktor Vererbung« und er begleitet uns im Klinikalltag durchaus regelmäßig.

Kennen Sie den Film »Still Alice« mit der oscarprämierten Julianne Moore in der Hauptrolle? Ein berührender Film über eine Frau

Anfang fünfzig, die an einer erblichen, früh einsetzenden Form der Alzheimer-Erkrankung leidet. Bisher sind drei verschiedene Gene bekannt, die bei Betroffenen im Schnitt zwischen dem vierzigsten und sechzigsten Lebensjahr zu einer Alzheimer-Demenz führen. Nur etwa 1 Prozent aller Fälle sind so klar genetisch determiniert; daneben gibt es noch eine Genvariante, die lediglich das Risiko erhöht, an einer Alzheimer-Demenz zu erkranken, und das auch eher in höherem Alter. Das Gen des Lipoproteins Apo E auf Chromosom 19 kommt in der Bevölkerung in unterschiedlichen Varianten vor (ApoE2, ApoE3, ApoE4). Ein Fünfundsechzigjähriger hat ein Lebenszeitrisiko von 9 Prozent, an einer Alzheimer-Demenz zu erkranken, außer er hat die ApoE4-Variante, dann erhöht sich das Risiko auf 29 Prozent. Bis zu einem Viertel der Gesamtbevölkerung tragen diese in sich.

Auch die frontotemporale Demenz kann, wie bereits skizziert, erblich bedingt sein. Etwa 10 bis 15 Prozent der Patienten weisen wohl einen ursächlichen Gendefekt auf, wobei die sogenannte c9orf72-Mutation der häufigste ist und etwa 25 Prozent aller familiären FTD-Fälle ausmacht. Daneben gibt es eine Reihe weitere Gene, welche die Erkrankung auslösen, und es ist nicht ausgeschlossen, dass weitere bisher unbekannte Gene als Ursachen entdeckt werden könnten.

Dass Demenzerkrankungen zu einem bestimmten Prozentsatz genetisch bedingt sein können, macht vielen Menschen Angst. Groß ist die Sorge, eine mögliche Genveränderung an die eigenen Kinder weitergegeben zu haben. Die Wahrscheinlichkeit dafür liegt bei 50 Prozent und wann genau und ob die Erkrankung dann ausbricht, ist unklar.

Vor einer Testung erfolgt die schon angesprochene ausführliche genetische Beratung, um sicherzugehen, dass sich die betroffene Familie im Klaren ist, was ein möglicher Befund bedeuten kann. Ist der Patient positiv getestet, liegt also eine Genmutation vor, steht dieser ja vor der Entscheidung, es seinen Kindern mitzuteilen oder nicht. Die Kinder müssen dann gegebenenfalls mit der Möglichkeit leben, ebenfalls diese Erbkrankheit in sich zu tragen. Die meisten Nachkommen entscheiden sich dann gegen eine Untersuchung, weil ein Befund keine unmittelbare therapeutische Konsequenz hätte – es gibt ja kein Medikament gegen Demenzen; das Wissen um die Krankheit würde wahrscheinlich nichts als Ängste verursachen. Ich persönlich sehe das jedoch etwas anders und hoffe, Sie erkennen ebenfalls die Chance in einer erfolgten Testung: Weiß jemand um seinen genetischen Status und ist zum Beispiel im Rahmen einer Beobachtungsstudie erfasst, so können die Ärzte, sobald es einen vielversprechenden Wirkstoff gibt, gezielt auf diese »Genträger« zugehen und ihnen das Medikament anbieten. Das Ziel wäre dann, das erkrankte Gen schon so früh »auszuschalten«, dass sich erst gar keine Demenz entwickelt. Die betroffenen Personen würden gesund bleiben und könnten ein völlig normales Leben führen. Die Forschung hat große Hoffnung, dass dieser medizinische Traum einmal wahr werden kann.

Es ist wichtig, eine Diagnose einzuholen

Der Weg bis zur Diagnosestellung kann mitunter sehr lang und zermürbend sein – für alle Beteiligten. Eine altersbedingte Vergesslichkeit kann jeden treffen, aber wer seinen normalen Alltag nicht mehr zu bestreiten vermag, tut gut daran, einen Arzt aufzusuchen. Kognitive Defizite sind so unspezifisch, dass sie viele Ursachen haben können, viele davon auch behandelbar, aber sollte nur der geringste Verdacht auf eine neurodegenerative Erkrankung bestehen, so ist es wichtig, diesem so früh wie möglich nachzugehen. Ist ein Patient eigentlich noch zu jung für eine Alzheimer-Demenz, bedeutet das nicht, dass ein Vorliegen einer solchen Erkrankung gänzlich ausgeschlossen werden kann. Außerdem gibt es Demenzarten, die eben gerade Menschen betreffen, die noch im berufsfähigen Alter sind und mitten im Leben stehen. Die Symptome sind dann meist andere: Nicht das Gedächtnis, sondern die Persönlichkeit oder die Sprache sind zuerst betroffen. Die Richtung jedoch ist bei neurodegenerativen Erkrankungen stets dieselbe: Die Leistungsfähigkeit der Betroffenen lässt nach, Alltagskompetenzen nehmen ab, bis irgendwann eine allumfassende Betreuungs- und Pflegebedürftigkeit besteht.

Wer Veränderungen an einer nahestehenden Person bemerkt, sollte diese dazu motivieren, zu einem Neurologen oder Psychiater zu gehen. Spezialisierte Gedächtnissprechstunden an Universitätskliniken sind meiner Meinung nach die besten Anlaufstellen, weil hier durch die Forschungstätigkeiten der Hochschulen ein umfassendes Wissen über den aktuellen wissenschaftlichen Kenntnisstand auch zu seltenen Erkrankungen besteht. Der diagnostische Prozess ist für die Betroffenen und ihre Angehörigen zeitintensiv und umfasst ein ganzes Konglomerat an Untersuchungen, wozu eine ausführliche Anamnese, eine neurologische und neuropsychologische Untersuchung, bildgebende Verfahren sowie eine Liquorpunktion zählen. An ihrem Ende steht eine Diagnose, die im Falle einer neurodegenerativen Demenz das Leben sowohl der Patienten als auch ihrer nahestehenden Angehörigen für immer verändern wird. Wer jetzt als Familie alleingelassen ist, steht vor mitunter unlösbar erscheinenden und kräftezehrenden Herausforderungen. Beratung über Entlastungsangebote für Angehörige, die Klärung rechtlicher Fragen sowie die Einleitung medikamentöser und nichtmedikamentöser Therapien für die Patienten sind nur einige der Punkte, auf deren Klärung betroffene Familien ein Anrecht haben sollten. In den nächsten Abschnitten möchte ich darlegen, was meiner Erfahrung nach mit der Diagnosestellung wichtig wird – und was Sie als Angehörige nicht zu lange aufschieben sollten.

Diagnose bestätigt – was nun?

Ist die Demenzdiagnostik abgeschlossen, benennt der behandelnde Arzt die nach seiner Einschätzung vorliegende Erkrankung des Patienten. Der wissenschaftliche Erkenntnisstand neurodegenerativer Demenzen erlaubt eine differenzierte Einordnung von Symptomen, Labor- und Bildgebungsbefunden und somit eine genaue Momentaufnahme des Status eines Patienten. Eine der wichtigsten Fragen, die dann die Betroffenen ebenso wie ihre Angehörigen umtreibt, ist die nach dem weiteren Verlauf. Wie viel Zeit bleibt noch, wann werden welche Defizite auftauchen, wann wird eine Pflegebedürftigkeit eintreten? Doch solche Fragen sind fast unmöglich zu beantworten, denn jeder Verlauf ist individuell. Viele Familien hoffen auf konkrete Informationen, wie man sie aus anderen medizinischen Bereichen kennt: »Der Armbruch ist nach sechs Wochen verheilt.« »Mit einer Grippe sind Sie etwa eine Woche lang ansteckend.« Solche Aussagen sind bei neurodegenerativen Erkrankungen faktisch nicht möglich. Ich bin mir vollkommen bewusst, dass wir als Ansprechpartner medizinischer Versorgungsstrukturen damit für Frustration sorgen und die Ungewissheit über den weiteren Verlauf sehr belastend sein kann. Wir versuchen natürlich, individuell auf jeden Patienten einzugehen, vorsichtig grobe zeitliche Prognosen zu formulieren, um weder Angst zu schüren noch Unbedarftheit zu fördern. Je nach Status zum Zeitpunkt der Diagnosestellung können wir dabei konkretere Empfehlungen über das zeitnahe weitere Vorgehen abgeben oder nicht.

Wenn ein Patient in der kognitiven Untersuchung schon weit unterdurchschnittlich abschneidet und mir die Angehörigen von ausgeprägten Schwierigkeiten im Alltag berichten, besteht zeitnaher, allumfassender Handlungsbedarf. Dann kommt die Familie nicht umhin, ihren Alltag an die Erkrankung des Betroffenen anzupassen und Dinge zu regeln, die eine Auseinandersetzung mit dem »letzten Lebensabschnitt« notwendig machen. Das ist schmerzhaft und katapultiert eine Familie von einem Moment auf den anderen aus der Normalität. Es kann dauern, bis man sich an diese herausfordernden neuen Lebensumstände gewöhnt hat. Denn auch wenn man als nahestehende Personen sicher schon länger bemerkt hat, dass sich ein Familienmitglied verändert, so bedeutet eine offizielle Diagnose noch einmal eine viel weitreichendere Konfrontation mit Krankheit. Im Alltag lassen sich manche Veränderungen auch kleinreden, um eigentlich klaren Tatsachen nicht ins Auge blicken zu müssen.

Das Unwissen über die Geschwindigkeit des weiteren Krankheitsverlaufs kann aber auch Hoffnung machen. Wer sagt denn, dass die weitere Entwicklung nicht auch eine langsame, milde sein kann? Gerade wenn Betroffene schon früh in unserer Gedächtnissprechstunde vorstellig werden und im Alltag noch gut zurechtkommen, darf eine Demenzdiagnose kein Worst-Case-Szenario hervorrufen. Es gibt Patienten, deren Demenz nur sehr langsam fortschreitet und die daher noch lange eigenständig zurechtkommen. Das Leben eines Betroffenen ist mit der Diagnosestellung nicht vorbei! Nehmen Sie die in den folgenden Abschnitten dargelegten Denkanstöße und Handlungsempfehlungen als Hilfestellung. Regeln Sie bestimmte Dinge frühzeitig, um nicht erst im Fall einer deutlichen Zustandsverschlechterung handeln zu müssen. Die Situation kann dann schnell so belastend werden, dass man sich als Angehöriger überfordert fühlt. Schaffen Sie Ihnen und Ihrem oder Ihrer Lieben eine Lebenswirklichkeit, in die sich ein Fortschreiten der Erkrankung einbetten lässt. Bis dahin: Leben Sie Ihr

Leben und verzweifeln Sie nicht. Lassen Sie Ihr erkranktes Familienmitglied teilhaben, gehen Sie gemeinsam den Dingen nach, die Sie gern tun, und justieren Sie nach, wenn nötig.

Nicht alle Patienten sind sich ihrer kognitiven Defizite bewusst. Der Leidensdruck liegt dann allein bei den Angehörigen, die mit dieser lebensverändernden Diagnose zurechtkommen müssen. Aber natürlich gibt es auch Patienten, die sich sehr wohl darüber im Klaren sind, dass mit ihnen etwas nicht stimmt. Die verzweifelt sind und Angst haben vor einer Zukunft, in der sie sich selbst vergessen werden. Diesen Menschen versuche ich in langen Gesprächen zu erklären, dass ein lebenswertes Leben auch mit einer Demenzdiagnose möglich ist. Dass sie sich sowohl psychisch als auch physisch etwas Gutes tun, wenn sie aktiv am Leben teilnehmen. Dass sie der Erkrankung dann am effektivsten entgegentreten, wenn sie sich körperlich und geistig weiterhin fordern.

Ein einziges Mal habe ich es in meiner Arbeit als Psychologin erlebt, dass ein Patient mit der Diagnosestellung einer Demenz entschied, seinem Leben selbst ein Ende zu setzen. Zu dem Zeitpunkt, als er zu uns in die Klinik kam, litt er lediglich unter diskreten Defiziten und hatte eigentlich »nur« eine leichte Merkschwäche sowie eine Sprachstörung in dem Sinne, dass er bestimmte Dinge nicht mehr benennen konnte. Die Symptomatik war schon eine ganze Weile vorhanden und nahm nach seiner eigenen Aussage schleichend zu. Die Beeinträchtigungen waren wirklich vergleichsweise gering ausgeprägt, ich muss das betonen. Der Patient arbeitete zu dem Zeitpunkt sogar noch als Bauingenieur. In Kundengesprächen bemerkte er natürlich, dass er sein früheres rhetorisches Niveau nicht mehr erreichen konnte, doch er kam zurecht. Wir konnten seine Demenzdiagnose in diesem frühen Stadium mit einer großen Wahrscheinlichkeit feststellen, da man in der MRT-Bildgebung schon einen Hirnschwund, vor allem im Sprachzentrum, nachvollziehen konnte. Wir empfahlen ihm, eine Berentung nicht zu lang aufzuschieben, aber vermittelten ihm gleichzeitig, dass es erfreulich ist, dass der Verlauf so langsam zu sein scheint. In der Regel untersuche ich unsere Patienten einmal jährlich ausführlich, um den aktuellen Stand der Erkrankung formal zu erfassen. Der behandelnde Arzt nimmt die Ergebnisse dann als Ausgangspunkt, um die aktuelle Medikation und andere Therapieoptionen, wenn nötig, anzupassen. Wenn diese jährliche Verlaufskontrolle näherrückt, rufe ich bei den Familien an, um zu erfragen, wie es ihnen geht, und einen Termin zu vereinbaren. Als ich nach einem Jahr bei dem Bauingenieur anrief, teilte mir seine Frau unter Tränen mit, dass er schon ein paar Monate zuvor im Ausland Sterbehilfe in Anspruch genommen habe. Ich konnte es nicht fassen. Er war doch noch fit gewesen! Er hätte mit dieser Erkrankung leben können, gut leben können! Sie berichtete weiter, dass ihr Mann mit der Diagnose überhaupt nicht zurechtgekommen sei und seiner Familie ersparen wollte, ihn pflegen zu müssen. Die Entscheidung, sein Leben selbst zu beenden, hatte er bereits nach kurzer Zeit unumkehrbar getroffen.

Das Ganze hat mich für eine lange Zeit beschäftigt. Ich hatte tatsächlich diffuse Schuldgefühle, auch wenn ich weiß, dass ich nichts hätte tun können. Ich fühlte mich elend, weil ich mir vorwarf, vielleicht nicht ausreichend erklärt zu haben, dass die Krankheitsverläufe sehr unterschiedlich sind und die Diagnose nicht von jetzt auf gleich das Leben zum Stillstand zwingt. Dass man auch Vertrauen haben muss. Vertrauen in das Leben und Vertrauen in die eigene Familie. Dass das Leben auch lebenswert sein kann, wenn man krank ist.

Dieses Beispiel erinnert an das Schicksal des Fotografen, Dokumentarfilmers und Kunstsammlers Gunter Sachs, der sich 2011 im Alter von achtundsiebzig Jahren das Leben nahm. Die Geschichte des Industriellenerbes und »einstigen Playboys« ist umso tragischer, als gar keine Demenzdiagnose gestellt worden war. Sachs bemerkte an sich Gedächtnisprobleme und Wortfindungsstörungen und vermutete lediglich, an einer Alzheimer-Erkrankung zu leiden. Da ihm ein Leben mit dem »Verlust der geistigen Kontrolle« als »würdeloser Zustand« schien, erschoss er sich in der Nacht vom 6. auf den 7. Mai 2011 in seinem Haus in Gstaad. Dieser Suizid war für die Öffentlichkeit, die über unzählige Presseberichte über Gunter Sachs' Tod informiert worden war, ein verheerendes Signal. Zum einen kann sich niemand selbst diagnostizieren, viel zu vielfältig sind die möglichen Ursachen für kognitive Störungen, viel zu leicht kann man sich in der Selbstbetrachtung täuschen. Zum anderen suggeriert dieses Beispiel, ein Leben mit der »Krankheit A.«, wie Sachs sie bezeichnet hatte, sei nicht lebenswert. In was für einer Welt leben wir, in der eine Utopie unendlicher Vitalität bis ins hohe Lebensalter zu einer Art Dogma werden konnte?

Ein Leben mit Demenz ist lebenswert. Alles, was wir dafür tun müssen, ist, alles in unserer Macht Stehende dafür zu tun. Wir müssen Rahmenbedingungen schaffen, die den Alltag erleichtern. Wir müssen alte Glaubenssätze und Beziehungsstrukturen loslassen lernen. Wir müssen lieben lernen, was noch ist.

Lassen Sie sich gut beraten

Je nachdem, wie wegweisend die spezifischen Symptome eines Patienten sind, kann sich der diagnostische Prozess in die Länge ziehen. Das medizinische Personal arbeitet anhand offizieller Leitlinien einen festgelegten Untersuchungskatalog ab und stellt an dessen Ende eine Diagnose. So weit, so klar. Was dann kommt, ist jedoch leider weit weniger vorhersehbar: Die Befundbesprechung mit den Betroffenen und ihren Angehörigen.

Immer wieder berichten mir Familien, die mit einer extern gestellten Verdachtsdiagnose zu uns kommen, über diese nicht richtig aufgeklärt worden zu sein. In einigen besonders bitteren Fällen war es sogar so, dass die Diagnose ohne persönliches Gespräch nur mittels postalisch geschicktem Arztbrief mitgeteilt worden war. Viele Familien kommen in unsere Gedächtnissprechstunde und haben keine Ahnung, was eine Demenz für ihr Leben bedeutet, was sie regeln und klären müssen, worauf sie sich einzustellen haben oder was die Diagnose grundsätzlich bedeutet. Es ist ehrlich gesagt unfassbar.

Sowohl wissenschaftliche Arbeiten als auch unsere Erfahrung in der Arbeit mit Demenzpatienten und ihren Angehörigen zeigen, dass die Gabe von Informationen über die Erkrankung das wichtigste Bedürfnis von Angehörigen darstellt. Nur wer um die Symptome, alltäglichen Problemstellungen sowie Anlaufstellen für Unterstützungsmöglichkeiten weiß, kann proaktiv handeln und eine Lebensumgebung schaffen, die sowohl dem Patienten als auch den Angehörigen einen tragbaren Alltag ermöglicht. Ich möchte dabei aber noch einen Schritt weitergehen: Ich glaube, nicht nur die Information an sich, sondern auch die Art und Weise ihrer Vermittlung spielt eine maßgebliche Rolle, wie gut Familien mit einer Demenzerkrankung zurechtkommen.

Sicherlich kann jeder von uns nachvollziehen, dass Ärzte unter Druck stehen, ein enormes Arbeitspensum erfüllen müssen und große Verantwortung zu tragen haben. Es ist absolut verständlich, dass nicht immer Zeit ist, sich in Ruhe eine Stunde mit einer Familie zusammenzusetzen, Diagnosen zu erklären und Fragen zu beantworten. Dafür gibt es nach der Diagnosestellung den Sozialdienst als Teil des Entlassmanagements im stationären Setting und/oder ambulante Demenzberatungsstellen. Aber das ist auch nicht der Punkt. Es geht um Freundlichkeit. Empathie. Die grundsätzliche Anerkennung der Belastungssituation der betroffenen Familien. Wie viel aufgehobener fühlen sich Familien, wenn sie das Gefühl haben, der behandelnde Arzt ist wirklich an ihrem Schicksal interessiert? In der Medizin ist es sicherlich wie in jeder anderen

Branche auch: Das individuelle persönliche Engagement und die eigene Einstellung zum Beruf machen den Unterschied. Ich kenne fantastische Ärzte, die es wirklich schaffen, dass man sich als Patient und Angehöriger gehört und vor allem wohlfühlt. Suchen Sie sich so einen Arzt. Bei fortschreitenden Erkrankungen wie der Demenz sind regelmäßige Kontrolluntersuchungen unerlässlich, weil sich der Status der Patienten immer wieder ändert. Ich wünsche Ihnen jemanden an Ihrer Seite, dem Sie vertrauen und der gewillt ist, Sie auf Ihrem Weg zu begleiten. Im Idealfall ist dies ein Facharzt, ein Neurologe oder Psychiater, den Sie regelmäßig aufsuchen können. Für viele Menschen ist jedoch der Hausarzt erster Ansprechpartner. Dieser sollte die gestellte Diagnose kennen und/oder sich darüber informieren, um Sie ausreichend gut betreuen zu können. Er sollte wissen, wann es ratsam ist, zusätzlich einen Facharzt einzubeziehen, und Demenzberatungsstellen in Ihrer Region kennen, um Sie dorthin zu verweisen.

Nachdem ein Arzt die Diagnose überbracht hat, ist es wichtig, dass Sie sich erst einmal umfassend beraten lassen. Die Beratung kann beispielsweise bei einer örtlichen Alzheimer Gesellschaft oder einem Pflegestützpunkt stattfinden – in jeder Region finden sich solche Angebote. Auch wenn der Betroffene vielleicht noch am Anfang der Erkrankung steht und gut im Alltag zurechtkommt, macht es Sinn, bereits jetzt zu wissen, welche Unterstützungsmöglichkeiten möglich wären. Viele Familien suchen erst dann Beratungsstellen auf, wenn sie akut in der Krise stecken und die Situation extrem belastend ist. Es ist absolut verständlich, dass man anfangs denkt, man brauche ja noch keine Hilfe. Aber wenn es dann soweit ist und Sie keine Ahnung haben, wo Sie kurzfristig Hilfe herbekommen können, wird aus einer Belastungssituation schnell eine Katastrophe.

Ambulante Demenzberatungsstellen sprechen mit Ihnen darüber, welche Versorgungsstrukturen es in Ihrer Region gibt, und erstellen mit Ihnen einen individuellen Plan für das, was Sie benötigen. Ziel ist es, passgenaue Lösungen für Sie zu finden, die auch erforderlich sind, da jeder Betroffene und jede Familie andere Bedürfnisse haben. Im Rahmen eines Beratungstermins ist es zudem möglich, Fragen zur Erkrankung zu stellen, herausfordernde Symptome anzusprechen, Belastungsfaktoren zu erläutern. Welche Therapiemöglichkeiten gibt es? Was müssen Sie als Familie regeln, welche rechtlichen und finanziellen Details kommen auf Sie zu? Wie erfolgt die Einstufung in einen Pflegegrad und was bedeutet er? All diese Fragen begleiten mich tagtäglich in meiner Arbeit mit Betroffenen. Die Frage nach möglichen Therapieoptionen nimmt dabei einen besonderen Stellenwert ein, denn sie bedeutet im Fall von Demenzerkrankungen Hoffnung und Frustration zugleich. Bevor ich auf diese Punkte genauer eingehen werde, um Versorgungsstrukturen und -optionen zu beleuchten, sei erwähnt, dass es noch viele weitere »Baustellen« im Leben mit einem Demenzpatienten gibt. Zwei davon möchte ich nun allen anderen voranstellen: die durch die Erkrankung verursachten Veränderungen zwischenmenschlicher Beziehungen sowie die Notwendigkeit der Schaffung einer passgenauen Alltagsstruktur.

Setzen Sie sich damit auseinander, dass sich die Beziehung zwischen Ihnen und dem Betroffenen ändern wird

Ich erinnere mich nicht an den Moment, in dem ich den Anruf bekam, dass meine Großmutter mit einer schweren Hirnverletzung im Krankenhaus liegt. Ich weiß, dass es ein Werktag gewesen sein muss, denn ich war an dem Tag nicht zu Hause, sondern an meinem

Studienort Regensburg. Wenn meine Familie mir davon erzählt, fühlt es sich fremd an, als würden sie mir eine Geschichte erzählen, die uns selbst nicht widerfuhr. Manchmal erfüllt es mich mit großer Verzweiflung, als könnte ich meinem eigenen Gedächtnis nicht trauen; als sei ich ein schlechter Mensch, weil ich dieses doch so einschneidende Erlebnis einfach verdrängen konnte. Mein Vergessen sei ein Überlebensmechanismus, sagte mir mal eine Psychiaterin, die ich in dieser Sache um Rat fragte. Die Diagnose Demenz meiner über alles geliebten Großmutter führte wohl im ersten Moment zu einer Art Bewusstseinsspaltung, die es mir ermöglichte, dieses belastende Ereignis so abzuspeichern, dass ich keinen Zugriff mehr darauf habe. Viele weitere Szenen in den darauffolgenden Monaten sind in meinem Gehirn wie gelöscht. Ich war überfordert, trauerte, versuchte, für meine Großmutter da zu sein, ging an die Uni, tat so, als wäre nichts, büffelte, lenkte mich ab. Am Ende bekam ich dafür an der Universität ein Hochbegabtenstipendium. Wie gern hätte ich ihr damals davon erzählt. Aber das ging ja nicht mehr.

Die meisten Menschen, die in unserer Klinik die Nachricht einer Demenzdiagnose überbracht bekommen, gehen zugegeben besser damit um als ich damals. Aber ein Schock ist es sicherlich für jeden – denn auch wer sonst nie persönlich mit diesem Thema in Berührung gekommen war, weiß um die weitreichenden Konsequenzen. Eine solche Diagnose ändert nicht nur das Leben der Patienten, sondern auch das der ihnen nahestehenden Personen.

Ist die Diagnose von ärztlicher Seite in ihrem möglichen Maße bestätigt, ist es unabdinglich, sich Zeit zu nehmen. Zeit, um das Erfahrene sacken zu lassen und sich auf Veränderungen einzustellen. Meiner Meinung nach ist es von immenser Wichtigkeit, sich als Familie beziehungsweise Nahestehende schon früh damit auseinanderzusetzen, dass sich die Beziehung zwischen dem oder der Betroffenen und Ihnen ändern wird. Darüber wird selten gesprochen, schon gar nicht in Arztpraxen. Ich habe in den Jahren meiner Arbeit mit Demenzpatienten und ihren Angehörigen viel Verzweiflung gesehen und oft waren es gerade die unsichtbaren Nöte abseits der Herausforderungen der Pflege, die besonders viel Leid verursachten.

Eine Demenzerkrankung zwingt die Menschen dazu, ein oft über Jahre und Jahrzehnte gereiftes Beziehungsgefüge aufzugeben. Man stelle sich ein Ehepaar vor, Partner, die über eine lange Zeit hinweg ihren Alltag gemeinsam bestritten, die sich alles erzählten, alles teilten, und sei es auch nur eine Abneigung gegenüber schlechter Samstagabend-TV-Unterhaltung. Menschen, die gemeinsam Kinder großzogen und deren Leben erfüllt sind von Erinnerungen, die ohne den anderen nicht existieren würden. Liebende, die abends gemeinsam zu Bett gehen und nicht schlafen können, wenn der andere nicht da ist. Diese Menschen leben nicht nur mit den sichtbaren Veränderungen, die eine Demenzerkrankung mit sich bringt, sie leben auch mit dem Verlust der eigenen Partnerschaft. Während die Erkrankung die Angehörigen im Alltag zwingt, zu funktionieren und für die Betroffenen da zu sein, müssen sie parallel damit klarkommen, dass sie mit der Diagnose den Menschen verlieren, der ihr Partner auf Augenhöhe war.

In all den Jahren, in denen ich mit Angehörigen arbeite, hat nie jemand von selbst die Beziehungsebene angesprochen oder gar offen erzählt, dass er oder sie deswegen belastet sei. Es ist, als wäre es ein Tabu, den eigenen Partner zu vermissen, der durch die Erkrankung immer mehr verschwindet. Als wäre Einsamkeit ein Zugeben von Schwäche. Als habe man nicht das Recht, zu klagen, wo doch der Partner ein so schweres Schicksal hat. In langen Gesprächen versuche ich in unserer Gedächtnissprechstunde, meinem Gegenüber einen Raum zu schaffen, der es ihm ermöglicht, auszusprechen, was unsagbar scheint. Einsamkeit kann wie eine Rüstung sein, die sich schwer wie Blei um den eigenen Körper schmiegt und uns nach unten zu ziehen droht. Niemand sollte ungehört damit leben müssen.

Wenn über eine Million Menschen in Deutschland an einer Demenz leiden und man davon ausgeht, dass viele von ihnen eine eigene Familie haben, wie viele traurige, einsame Angehörige mag es da wohl in unserem Land geben? Schicksale hinter verschlossenen Türen, unbeachtet von einer Welt, die sich einfach weiterdreht. Und dabei sind es nicht nur Lebensgefährten oder Ehepartner, die einen geliebten Menschen gehen lassen müssen. Kinder verlieren ihre Eltern. Enkel ihre Großeltern. Freunde ihre Weggefährten.

Als meine Großmutter erkrankte, veränderte sich auch unsere Beziehung. Auch ich betrauerte den Verlust der Person, deren Rat mir mein ganzes Leben lang teuer gewesen war, die mich in meiner Kindheit so beständig begleitet und ins Erwachsensein geführt hatte. Ich haderte mit unserem Schicksal. Als sie im Pflegeheim lebte, stand ich manchmal bei ihr zu Hause vor ihrem Kleiderschrank und roch an ihren selbstgestrickten Pullis; mit ihrem Duft schossen wohlige Erinnerungen in meinen Kopf und ich sehnte mich so sehr zurück in meine Kindheit, als alles gut war.

Durch die schwere Demenz wirkte meine Großmutter oft wie ein kleines Kind und nichts war mehr übrig von der weisen älteren Dame, die ich gekannt hatte. Ich musste lernen, diese Situation zu akzeptieren, und das tat ich auch. Ich integrierte die Demenzerkrankung in meine Lebenswirklichkeit und begann, sie auch als Chance zu begreifen. Als Chance, die Sorge um meine Großmutter als eine Art Ehrerweisung zu erleben. Ich hatte nun die Gelegenheit, dieser Frau etwas zurückzugeben, nachdem sie stets so viel für mich getan hatte. Ich lernte sie völlig neu kennen, erfreute mich an den kleinen Momenten der Vertrautheit, die wir zusammen erleben durften. Hielt ihren Schmerz aus, wenn sie orientierungs- und haltlos war. Half ihr, ihren Platz zu finden auch ohne ein Bewusstsein ihrer selbst. Kämmte ihr Haar, erinnerte sie ans Trinken, unterstützte sie beim Anziehen. Ließ die Sonne in mein Herz, wenn sie lächelte. War da, auch wenn es nichts zu sagen gab.

Leicht war das wahrlich nicht, immer wieder drohte mich der Schmerz über die Erkrankung meiner Großmutter zu überwältigen. Es war ein langsamer Prozess, im Rahmen dessen ich die Situation zu akzeptieren lernte, und ich wünsche Ihnen die gleiche Geduld und Nachsicht mit sich selbst. Man kann nicht immer souverän sein. Und das ist auch in Ordnung so.

Strukturieren und vereinfachen Sie Ihren Alltag

Die Demenz verändert nicht nur Beziehungen, sie verändert auch den Alltag mit den Betroffenen. Diese erleben viel schneller als gesunde Menschen Situationen abseits routinierter Tagesabläufe als Stress und fühlen sich überfordert. Während wir als Außenstehende besondere Termine, Urlaubspläne oder Einladungen zu Festen als willkommene Abwechslung vom normalen »Alltagstrott« sehen können, lösen diese bei an Demenz Erkrankten schnell Ängste und psychomotorische Unruhe aus. Die zunehmend eingeschränkte kognitive Leistungsfähigkeit nimmt den Betroffenen die Möglichkeit, Situationen immer richtig einzuschätzen, zu überblicken und sich »Herr der Lage« zu fühlen. Demenzpatienten brauchen einen strukturierten Tagesablauf, eine tägliche Routine, die ihnen vertraut ist und in der sie sich gut zurechtfinden. Schaffen Sie schon früh eine stressfreie Umgebung in ihrem Zuhause und holen Sie die erkrankte Person dabei genau dort ab, wo sie steht. Ihr Zuhause sollte eine Art Schutzzone sein, in der sie keinen Überforderungen ausgesetzt ist.

Wie genau Sie das umsetzen können? Legen Sie beispielsweise zuverlässige Uhrzeiten für die Mahlzeiten fest, am besten angelehnt an den bisherigen Lebensrhythmus der Ihnen nahestehenden Person. Achten Sie darauf, diese Zeiten möglichst jeden Tag einhalten zu können. Schaffen Sie eine Routine körperlicher Aktivität, gehen Sie regelmäßig zusammen spazieren. Oftmals geht eine Demenzerkrankung mit einem erhöhten Schlafbedürfnis einher: Lassen Sie den Betroffenen ein »Nickerchen« machen, wenn er möchte, und machen Sie sich keine Sorgen, auch wenn er den ganzen Vormittag verschläft. Sehen Sie diese Zeit als Möglichkeit, etwas für sich selbst zu tun. Wenn Sie gemeinsam auf ein Fest gehen möchten, beziehen Sie weitere Familienmitglieder oder Freunde ein, die Ihren Angehörigen früher nach Hause bringen könnten. Selbst ein so besonderes, positiv besetztes Ereignis wie die Hochzeit des eigenen Kindes kann einen an Demenz Erkrankten schnell überfordern. Feste können sehr laut sein, da fallen schon Gesunden lange Gespräche schwer. Erkennt der Betroffene die anwesenden Menschen nicht (mehr), kann ihn das zusätzlich verunsichern. Gut möglich, dass er nach einer Stunde bereits unruhig wird und nach Hause möchte.

Immer wieder spreche ich mit Menschen, die gern noch einmal mit ihrem an Demenz erkrankten Partner eine Reise unternehmen würden. Gerade zu Beginn der Erkrankung, wenn die Einschränkungen noch diskret wirken, scheint so ein Vorhaben realistisch. Aber täuschen Sie sich nicht. Ist es uns nicht allen schon einmal so gegangen, dass wir uns in einem Hotelkomplex nicht zurechtgefunden haben und erst einmal »umherirrten«? Ich ärgere mich jedes Mal wieder über mein schlechtes Orientierungsvermögen. Aber jetzt stellen Sie sich vor, wie es unseren demenzkranken Angehörigen dabei ginge. Während wir uns aufgrund unseres gesunden Geistes sicher sein können, wieder hinauszufinden oder im ungünstigsten Fall jemanden nach dem Weg zu fragen, erleben an Demenz Erkrankte einen solchen Moment vielleicht unter großer Angst. Das Ergebnis einer solchen Überforderung würde dann einen Urlaub alles andere als entspannend machen: Ihr Partner würde sich schlecht fühlen, ohne seinen Zustand genau einschätzen zu können, wäre vielleicht gereizt, fahrig und unruhig. Sie könnten ihn keine Sekunde allein lassen und stünden ständig unter Strom. Nach dem Urlaub kämen Sie nach Hause und wären fix und fertig. Natürlich kann ein gemeinsamer Urlaub auch glücken. Alles kann ganz wunderbar funktionieren und Sie erleben zusammen leichte Stunden an einem wunderschönen Ort. Wichtig ist einfach, dass Sie wissen, dass es unter Umständen auch schwer werden kann.

Versuchen Sie, dem Betroffenen den Alltag auch damit zu vereinfachen, dass Sie ihm Aufgaben abnehmen, die er zwar früher übernommen hat, die ihn jetzt aber überfordern würden. Das kann beispielsweise die jährliche Steuererklärung sein, das regelmäßige Prüfen von Kontoauszügen oder das Tätigen von Überweisungen. Dabei geht es nicht darum, ihm etwas wegzunehmen. Beobachten Sie, wie er mit solchen Aufgaben zurechtkommt, und schlagen Sie erst dann vor, davon etwas zu übernehmen oder an Dritte weiterzugeben, wenn es wirklich erforderlich ist. Versuchen Sie wertschätzend zu sein und dem Betroffenen seine Defizite nicht vorzuhalten. Es kann schließlich eine Entlastung für Sie beide sein, wenn sich in Zukunft ein Steuerberater um die jährlichen Abgaben kümmert. Das Bearbeiten von Rechnungen könnten vielleicht Sie übernehmen, um einen Überblick über die Finanzen zu bekommen.

Es kann mitunter vorkommen, dass Ihr an Demenz erkrankter Partner solche Veränderungen nicht als Erleichterung empfindet, sondern erst einmal negativ reagiert und sich seiner Eigenständigkeit beraubt fühlt. Ich habe es auch schon erlebt, dass Betroffene misstrauisch wurden und dachten, Familienangehörige würden sie hintergehen und bestehlen wollen. Ich wünschte, ich hätte jetzt ein Patentrezept für solche Situationen, aber das gibt es wahrscheinlich gar nicht. Konflikte sind immer Teil menschlicher Beziehungen und können umso belastender sein, wenn durch eine neurodegenerative Erkrankung einer »Partei« die Aussicht genommen ist, sich einer Sachlage voll umfassend gewahr zu sein. Erkennen Sie die Gefühle des Erkrankten an, aber beginnen Sie wenn möglich keine Diskussion. Verlassen Sie in einem solchen Moment lieber den Raum, um Ihnen beiden die Gelegenheit zu bieten, Anspannung abzubauen.

Die Betroffenen verlieren irgendwann das Interesse an solch komplexen Dingen wie Finanzen und Steuern und Auseinandersetzungen lösen sich so auch über den Faktor Zeit. Das schmälert jedoch nicht den Schmerz in eben solchen Situationen – als Angehörige sind wir immer wieder mit großen und kleinen Belastungen konfrontiert, die Kraft und Energie kosten.

Den Alltag zu vereinfachen kann auch bedeuten, Gedächtnisstützen dort zu integrieren, wo sie nötig sind. Wenn ein Betroffener beispielsweise Gedächtnisprobleme hat, die so weit reichen, dass er sich in der eigenen Küche nicht mehr gut zurechtfindet, kann es hilfreich sein, Schubladen und Schranktüren zu beschriften. In einer Phase, in der die Lesefähigkeiten noch erhalten sind, kann das die Orientierung zu Hause durchaus erleichtern. Solcher kleiner Hilfsmittel hatten wir uns auch bei meiner Großmutter bedient. Da sie sich in dem Pflegeheim, in dem sie untergebracht war, nicht hatte zurechtfinden können, beschrifteten wir irgendwann ihre Badezimmertür, um es ihr zu erleichtern, die Toilette zu finden.

Oft fangen Betroffene mit einer beginnenden Alzheimer-Demenz früh selbst damit an, sich Notizen zu machen, um nichts Wichtiges zu vergessen. Dies ermöglicht zumindest für eine Zeit, kognitive Defizite zu kompensieren und sich Selbstständigkeit zu bewahren.

Helfen Sie bei der Freizeitgestaltung und beim Pflegen von Hobbys

Eine Demenzdiagnose bedeutet nicht, von einem Tag auf den anderen sein gesamtes Leben aufgeben zu müssen. Es ist vielmehr sogar absolut wichtig und sinnvoll, weiterhin Beschäftigungen nachzugehen, die einem guttun. Und das sind natürlich auch Freizeitaktivitäten und Hobbys. Sie sind für uns Ausgleich zum Alltag, bereiten Vergnügen und tragen zu unserem Selbstbild bei. Gleichzeitig fehlt ihnen der Stress verursachende Leistungsgedanke; wir gehen einem Hobby nach, einfach weil es uns Spaß macht. Dabei auch noch Freunde zu treffen und soziale Bindungen zu stärken ist ein mehr als willkommener Nebeneffekt.

Jemand, der vor seinem fünfundsechzigsten Lebensjahr an einer Demenz erkrankt, bemerkt oft gerade im beruflichen Alltag früh seine Defizite. Komplexe Abläufe, Termin- und Leistungsdruck, lange Arbeitszeiten – all das verlangt auch gesunden Menschen schon viel ab. Wer aufgrund einer Erkrankung kognitiv eingeschränkt ist, kann einen normalen Berufsalltag nicht mehr ausüben. Zu Hause aber drohen soziale Isolation und zunehmende Einsamkeit, weswegen es umso wichtiger ist, weiterhin und so lange es geht am gesellschaftlichen Leben teilzunehmen. Dasselbe gilt auch für Menschen, die in höherem Alter erkranken. Wer Mitglied im Sportverein oder regelmäßig zum Kartenspielen verabredet ist, sollte dies so lange wie möglich weiterführen.

Viele Menschen betreiben Hobbys mit Freunden und Bekannten. Erkrankt ein Mitglied des Freundeskreises an einer Demenz, könnte den anderen im Rahmen einer gemeinsamen Freizeitbeschäftigung die »Scheu« vor der Konfrontation mit der Erkrankung genommen werden. Angehörige beklagen immer wieder einen zunehmenden Rückzug der Freunde oder Familienmitglieder. Je schwerer die Erkrankten betroffen sind, desto hilfloser fühlen sich oft die Menschen im Umfeld und wissen sich nicht anders zu helfen als fernzubleiben. Vielleicht schmerzt es sie, den Freund oder die Freundin so verändert zu sehen. Vielleicht bekommen sie Angst, was ihnen selbst auch einmal »drohen« könnte. Vielleicht wissen sie nicht, wie sie sich beim Aufeinandertreffen verhalten sollen. Vielleicht wollen sie nicht »eingespannt« werden. Egal was dahintersteckt, es verursacht bei allen Beteiligten Leid.

Daher kann ein gemeinsames Hobby durchaus eine »Brücke« zwischen dem Erkrankten und seinem sozialem Umfeld sein. Alles, was man dafür braucht, ist der Wille, den Betroffenen auch unter den veränderten Umständen im Bekanntenkreis integriert zu halten. Einer meiner Patienten hat sich trotz einer fortschreitenden Alzheimer-Demenz noch regelmäßig mit Freunden zum Tennis getroffen. Die Spiele wurden langsamer und man holte auch mal einen Trainer dazu, der mit dem Erkrankten Aufschläge übte, während die Freunde ohne ihn ein paar Sätze spielten. Manchmal saß der Betroffene auch einfach auf der Bank und sah zu. Aber er war Teil der Gruppe und fühlte sich zugehörig. Seine Freunde konnten sich dadurch, dass sie ihn regelmäßig sahen, langsam an die Erkrankung gewöhnen, verpassten keinen Entwicklungsschritt und fühlten sich ihm nie fremd. Eine andere Patientin traf sich einmal wöchentlich mit Freundinnen zum Skat. Selbst in einem späten Stadium, als sie auch körperlich schon sehr eingeschränkt war, fuhr ihr Mann sie regelmäßig zu diesen Treffen. Er wisse gar nicht, wie genau sich seine Frau noch an den Spielrunden beteiligen könne, aber sie wirke immer recht zufrieden, wenn er sie wieder abhole.

Das ist ein ganz wichtiges Argument für die Aufrechterhaltung von Freizeitaktivitäten: Sie schaffen Zufriedenheit und lassen die Betroffenen Lebensqualität erfahren in einer Welt, die ihnen immer fremder wird. Demenzerkrankungen gehen oft mit depressiven Phasen einher, die eine zunehmende Antriebslosigkeit begünstigen und sich selbst verstärken, wenn man die Patienten nicht aktiviert.

Auch im häuslichen Umfeld und in späteren Stadien können einfache Freizeitaktivitäten anregend und ausgleichend wirken. Einfache Gesellschaftsspiele wie »Mensch ärgere dich nicht« erleben viele Familien als angenehmes Gemeinschaftserlebnis. Selbst wenn der Betroffene nicht mehr alle Spielregeln einhält.

Einer meiner Patienten, den ich sehr in mein Herz geschlossen hatte, weil ich ihn über Jahre besonders engmaschig betreut hatte, liebte Marschmusik. Er lebte in einem Pflegeheim, wurde aber häufig von seinem Sohn besucht, der äußerst engagiert regelmäßig nach Aktivitäten suchte, die seinem Vater gefallen könnten. Der Patient hatte eine frontotemporale Demenz und litt vor allem an Persönlichkeitsveränderungen und Verhaltensauffälligkeiten, die sich ab einem gewissen Zeitpunkt in einer ausgeprägten Apathie zeigten. Er lag den ganzen Tag im Bett und tat nichts, obwohl er kognitiv durchaus noch in der Lage gewesen wäre, sich selbst zu beschäftigen. Und er war gerade einmal sechzig Jahre alt. Eine Aktivität, die dem Betroffenen tatsächlich große Freude bereitete: mit seinem Sohn Auto fahren, um laut Marschmusik zu hören. Stundenlang fuhren sie gemeinsam durch die Gegend, ohne irgendein Ziel, nur um in Bewegung zu sein und dabei Stücke zu genießen, mit denen der Vater etwas verband.

Auch ein gemeinsamer Konzertbesuch kann Lebensqualität bedeuten. Musik, die wir lieben und die in unserem Gehirn emotional verarbeitet wird, kann ein Wohlbefinden auslösen, das gerade in späteren Stadien der Demenz sonst nur noch selten erreicht wird. Dabei gibt es sogar spezielle Angebote für Demenzpatienten und ihre Angehörigen, Konzertprogramme, die kürzer sind als normal und inhaltlich auf ältere Menschen abgestimmt. Auch ich habe schon für meine Patienten und deren Familien Klavier gespielt und gesungen. In einer Atmosphäre, in der sich dieses Publikum aufgehoben fühlt und jeder zwischendrin mal den Raum verlassen kann, können alle zusammen eine schöne Zeit verbringen.

Versuchen Sie also, die an Demenz erkrankte Person am gesellschaftlichen Leben teilnehmen zu lassen, so lange wie möglich und so wie Ihre Kräfte es zulassen. Es ist verständlich, dass Freizeitaktivitäten, abgestimmt auf die Bedürfnisse des Betroffenen, für die Angehörigen auch ein Kraftakt und eine Herausforderung bedeuten können. Nur versuchen Sie, Ihrem Familienmitglied ab und zu die Möglichkeit zu bieten, an sein »altes« Leben anzuknüpfen. Die dadurch gewonnene Lebensqualität wird sich auch in Ihrem gemeinsamen Alltag bemerkbar machen, wenn der Betroffene zufriedener und ausgeglichener wirkt.

Gewohnte Freizeitaktivitäten aktivieren sowohl Körper als auch Geist des Erkrankten und können ein kleiner Baustein sein, dem demenziellen Prozess sanft entgegenzuwirken. Je aktiver Sie Ihr gemeinsames Leben gestalten (ohne zu überfordern), desto besser für den Allgemeinzustand der betroffenen Person.

Ein gesunder Lebensstil sollte ebenfalls ein Baustein dabei sein, die Fähigkeiten eines an Demenz Erkrankten so lange wie möglich zu erhalten. Ernährung und körperliche Bewegung spielen natürlich nicht nur beim Vorliegen einer fortschreitenden Krankheit eine wichtige Rolle für den bestmöglichen Erhalt des eigenen Status. Den folgenden Abschnitt können wir uns alle zu Herzen nehmen, um Erkrankungen vorzubeugen.

Es ist nie zu spät: Gesund leben mit Demenz

Man muss nicht erst mit Alterserkrankungen in Berührung kommen, um über einen gesunden Lebensstil nachzudenken. Dabei möchte ich mich aber klar von dem Modebegriff der »Selbstoptimierung« abgrenzen, der mich als gefühltes gesellschaftliches Leitbild in seiner Radikalität eher irritiert als motiviert. Mir geht es nicht um Selbstkontrolle oder Selbstverbesserung nach von kommerzialisierten Gesundheits- und Motivationsbranchen festgelegten normativen Standards. Vielmehr meine ich eine ausgewogene Ernährung – ohne kategorischen Verzicht. Mäßigen Sport – ohne das Ziel, sein Aussehen zu verbessern und Muskeln zu stählen.

Das, was wir essen, bestimmt die Aufnahme an lebensnotwendigen Nährstoffen für unseren Körper. Dabei konnte eine Vielzahl von Studien zeigen, dass es gerade eine »mediterrane Diät« ist, die unser Gehirn ideal mit allem versorgt, was es braucht. Sie enthält viel pflanzliche Lebensmittel, also ballaststoffreiches Obst und Gemüse sowie Hülsenfrüchte (zum Beispiel Erbsen, Linsen oder Kichererbsen), die als Lieferant von hochwertigen Proteinen dienen. Insbesondere grünes Blattgemüse, Nüsse, Beeren, Bohnen, Vollkorngetreide, Fisch und Olivenöl werden als ausdrücklich wertvoll eingestuft und sind in kontrollierten Untersuchungen als günstig für den Erhalt geistiger und sozialer Fähigkeiten eingeschätzt worden. Sie wirken auf die Effizienz neuronaler Plastizität, also das Vermögen unserer Hirnnervenzellen, ihre Netzwerke untereinander auszubauen und zu stärken, verbessern den Energiestoffwechsel in unserem Gehirn, mindern Entzündungsprozesse. Olivenöl als Hauptfettquelle enthält im Gegensatz zu tierischen Fetten vor allem einfach ungesättigte Fettsäuren und wirkt sich positiv auf den Cholesterinspiegel aus. Limitiert werden sollte nach Einschätzung von Experten beispielsweise der Verzehr von rotem Fleisch, frittierten Lebensmitteln, Butter, Margarine und Käse: Gesättigte Fettsäuren, hochkalorische Nahrungsmittel – daneben Rauchen und exzessiver Alkoholkonsum – werden mit einem erhöhten Demenzrisiko in Verbindung gebracht. Auf der internationalen Alzheimer-Konferenz 2017 (*Alzheimer's Association International Conference AAIC*) in London wurden verschiedene groß angelegte Studien vorgestellt, die erstmals besonders deutlich den Einfluss einer gesunden Ernährung auf die geistige Gesundheit im Alter belegten. So zeigten beispielsweise US-amerikanische Wissenschaftler in einer Gruppe von sechstausend älteren Testpersonen, dass diejenigen, die einer Diät folgten, welche Herzkreislauf-Erkrankungen verhindert, auch ein bis zu 35 Prozent niedrigeres Risiko für kognitive Defizite aufwiesen. Diese Diät entspricht der mediterranen Küche.

Einigen epidemiologischen Studien zufolge könnte Übergewicht im mittleren Lebensalter (zwischen dreißig und sechzig Jahren) das spätere Risiko, an einer Demenz zu erkranken, erhöhen. Die Datenlage ist jedoch nicht ganz eindeutig.[14]

Der Alltag mit einem Demenzpatienten macht eine gesunde Ernährungsweise so oder so nicht immer einfach. Manche entwickeln durch die Erkrankung regelrechte Störungen im Essverhalten, haben kaum stillbare Gelüste nach Süßigkeiten oder verlangen immer wieder die gleichen Mahlzeiten. Wer da als Angehöriger versucht, immer auf eine gesunde Ernährung zu bestehen, braucht starke Nerven. Außerdem bedeuten »Genussmittel« wie Schokolade oder Eiscreme manchmal auch ein Stück Lebensqualität. Man sollte sie nicht grundsätzlich verbieten. Aber vielleicht schaffen Sie es, so viele gesunde Lebensmittel wie möglich in Ihren Alltag zu integrieren, um dem oder der Betroffenen etwas Gutes zu tun – auch wenn er oder sie das vielleicht anders sieht.

Grundsätzlich sind Mangelernährung und Gewichtsverlust häufige Komplikationen der Alzheimer-Demenz. Sie führen zu einem rascheren Krankheitsverlauf und höherer Sterblichkeit und beeinträchtigen die Lebensqualität von Patienten und Angehörigen. Eine frühzeitige Verbesserung der Ernährung und eine Stabilisierung des Gewichts sollte immer im Interesse aller Beteiligten sein. Achten Sie dabei darauf, dass das Bedürfnis nach Essen durch die Demenzerkrankung auch reduziert sein kann. Es ist sehr hilfreich, wenn typische Essenszeiten (Frühstück, Mittagessen, Abendessen) auch wirklich eingehalten werden, die Patienten vergessen oft zu essen. Man muss ihnen einfach etwas vorsetzen, salopp gesagt. Speisen anbieten, die sie immer gern mochten. Auch wenn das bedeutet, dass es öfter mal dasselbe gibt.

Neben dem Aspekt der Ernährung beinhaltet eine gesunde Lebensweise auch, sich körperlich zu betätigen. Regelmäßige Bewegung hilft, demenzielle Entwicklungen zu verlangsamen – und das ist messbar. So zeigte sich in Studien, dass ein Plus an Fitness und körperlicher Aktivität mit höherem Hirnvolumen, weniger Hirnschwund und einem langsameren Fortschreiten von Demenz assoziiert war.[15] Sind kognitive Defizite nur diskret oder gar nur subjektiv, vermag regelmäßiges Training die geistige Leistungsfähigkeit sogar zu verbessern.[16] Eine Pilotstudie, die 2017 veröffentlicht wurde, untersuchte Alzheimer-Patienten und ließ sie sechsundzwanzig Wochen lang entweder Aerobic machen oder (in der Kontrollgruppe) lediglich regelmäßige Dehnübungen absolvieren. Es zeigte sich, dass die Aerobicgruppe am Ende des Beobachtungszeitraums besser im Alltag zurechtkam und in Gedächtnistests besser abschnitt als die Kontrollgruppe; sogar das Hippocampus-Volumen war bei diesen Patienten größer.[17]

Es gibt unzählige weitere Studien zu dem Thema; und auch wenn die Datenlage noch unzureichend ist und die Studien aufgrund unterschiedlicher Methoden mitunter schwer vergleichbar sind, ist schon jetzt klar, dass sich jeder wissenschaftliche Aufwand lohnt, mehr über die positiven Effekte körperlicher Betätigung zu erfahren.

Eine aktive Lebensgestaltung erhält Lebensqualität und Selbstständigkeit. Schon zwanzig Minuten Sport am Tag sorgen dafür, dass unser Gehirn besser durchblutet wird, Nervenzellen gestärkt werden und unsere Leistungsfähigkeit so lange wie möglich erhalten bleibt. Dabei sind die Effekte sogar ähnlich einzuordnen wie kognitives Training. In einer groß angelegten Meta-Analyse, die zweiundvierzig frühere Forschungsarbeiten statistisch zusammenfasste und verglich, zeigte sich, dass sowohl kognitives als auch Bewegungstraining zu signifikanten Verbesserungen der kognitiven Leistungsfähigkeit führt. Dabei scheint keine von beiden Methoden besser zu sein als die andere.[18]

Der Nutzen regelmäßiger körperlicher Betätigung lässt sich aber auch viel basaler aufzeigen: Viele Demenzpatienten bewegen sich zu wenig und begünstigen so den Rückgang von Muskelkraft und Balance. In der Folge werden Alltagsbewegungen immer beschwerlicher, die möglichen Gehstrecken kürzer. Unsicherheiten beim Gehen und Schwierigkeiten beim Aufstehen bergen die Gefahr von Stürzen und damit verbundene Verletzungen. Menschen mit demenziellen Erkrankungen stehen zudem vor dem Problem, dass unzählige Alltagssituationen die Koordination von Bewegung und gleichzeitiger geistiger Beanspruchung erfordern. An einer Unterhaltung teilnehmen und sich auf ein Gespräch konzentrieren, während man beispielsweise spazieren geht, erfordert »Multitasking«-Fähigkeiten, die Demenzpatienten zunehmend schwerfallen und das Sturzrisiko erhöhen. Sinnvoll ist es, mithilfe eines regelmäßigen Krafttrainings die Muskelgruppen zu stärken, die für Alltagshandlungen und die Gleichgewichtskontrolle relevant sind. Gleichzeitig vermag ein Training der Balance im Stand und während des Gehens Stürzen vorzubeugen. Ein ergänzendes Funktionstraining kann Alltagsbewegungen wie Treppensteigen oder »Aufstehen von einem Stuhl« schulen.

Innovative, wissenschaftlich fundierte Projekte zur Trainierbarkeit von geriatrischen Patienten findet man beispielsweise in der Forschungsabteilung am Agaplesion Bethanien Krankenhaus Heidelberg, dem Geriatrischen Zentrum der Universität Heidelberg. Prof. Klaus Hauer arbeitet dort mit einem interdisziplinären Team an Studien in den Bereichen Rehabilitation, Trainingsintervention bei geriatrischen Patienten, Methodenentwicklung und -evaluation, Versorgungsforschung sowie der Entwicklung und Prüfung technischer Assistenzsysteme. Bereits vor Jahren konnte die Arbeitsgruppe ein körperliches Trainingsprogramm speziell für Menschen mit Demenz etablieren[19] und forscht seitdem an der Weiterentwicklung und Evaluation der geriatrischen Versorgung mittels verschiedenster Modellprojekte. Auch der Deutsche Olympische Sportbund (DOSB) engagiert sich: Am 1. Oktober 2020 startete das Projekt »Sport bewegt Menschen mit Demenz«, das in Zusammenarbeit mit der Deutschen Alzheimer Gesellschaft und gefördert vom Bundesministerium für Familie, Senioren, Frauen und Jugend verschiedene neue Angebote für Menschen mit Demenz und ihre Angehörigen in Sportvereinen erprobt.[20]

Egal, an welchem Punkt der Erkrankung sich ein Patient befindet, körperliche Bewegung lohnt sich immer. Viele Familien berichten mir, dass sie jeden Tag spazieren gehen. Das ist ein großartiger Anfang! Steigern Sie doch ab und zu in kleinen Dosen Ihr Bewegungspensum, wenn es der körperliche Zustand Ihres Familienmitglieds erlaubt, und integrieren Sie muskelstärkende Übungen in den Alltag.

Entwickelt der Betroffene eine Muskelsteifigkeit, die nicht mehr nur mit Bewegungsmangel zu erklären ist, also beispielsweise eine parkinsonähnliche Symptomatik, sind krankengymnastische Anwendungen unter professioneller Anleitung wichtig, um die Bewegungsfähigkeit bestmöglich zu erhalten. Auch hier gilt: Holen Sie die Ihnen nahestehende, erkrankte Person da ab, wo sie steht. Führen Sie ein gesundes Leben, ohne auf Genuss grundsätzlich verzichten zu müssen oder den Betroffenen mit einem zu straffen Sportprogramm zu überfordern. Lassen Sie sich bei Fragen von Experten beraten und nutzen Sie deren Erfahrungsschatz, um das bestmögliche Ergebnis zu erreichen.

Mit Demenz leben bedeutet große Veränderungen für den Lebensalltag betroffener Familien. Beziehungen ändern sich und Alltagsstrukturen müssen angepasst werden. Gleichzeitig sollen eine aktive Lebensführung, gesunde Ernährung und viel Bewegung den neurodegenerativen Prozessen im Gehirn entgegensteuern. Aber reicht das aus, um eine Demenz aufzuhalten? Nein, natürlich nicht. Es kann ihr aber zumindest etwas die Geschwindigkeit nehmen und die Betroffenen stärken. Trotz alledem ist es von zentraler Bedeutung, auch die im Moment möglichen primären Therapiemöglichkeiten bei Demenz zu nutzen. Selbst wenn keine davon in der Lage ist, die Erkrankung zu heilen, so sind sie doch ein wichtiger Baustein für den Erhalt der geistigen und körperlichen Fähigkeiten der Erkrankten.

Therapie der Demenz

Medikamentöse Therapie

Neurodegenerative Erkrankungen sind Stand heute nicht heilbar. Auch wenn derzeit einige vielversprechende Wirkstoffe im Rahmen klinischer Studien auf ihre Wirksamkeit hin geprüft werden, so ist bislang kein solch bedeutungsvoller Erfolg zu vermelden, dass in absehbarer Zukunft von einem Durchbruch in der Demenzforschung ausgegangen werden kann. Alle im Moment zur Verfügung stehenden Therapieoptionen – seien sie medikamentös oder auch nicht-medikamentös – zielen nicht auf Heilung, sondern auf eine Verlangsamung der Erkrankung ab. Geistige und körperliche Fähigkeiten sollen so weit wie möglich erhalten, die Geschwindigkeit des Fortschreitens der Demenz reduziert und Lebensqualität so lange wie möglich bewahrt werden.

Medikamentös kann man gegen Demenzerkrankungen derzeit noch wenig ausrichten. Die uns zur Verfügung stehenden sogenannten antidementiven Therapieansätze sollen Gedächtnisleistungen, Lernfähigkeit, Auffassungsgabe, Abstraktionsvermögen, Denkprozesse und die Konzentrationsfähigkeit positiv beeinflussen. Außerdem sollen sie auf die Alltagskompetenzen der Patienten Einfluss nehmen. Dabei ist eine Verlangsamung des Fortschreitens der Erkrankung absolut als Erfolg zu werten. In keinem Fall führen die Medikamente zu einer langfristigen Verbesserung der schon vorhandenen Beeinträchtigungen.

Es ist frustrierend, den Patienten und ihren Familien die Hoffnung auf Heilung nehmen zu müssen. Und oft ist es dann schon schwer, sie überhaupt dazu zu motivieren, ein antidementives Medikament längerfristig einzunehmen. Die Wirkung kann so gering sein, dass sie nicht mal bemerkt wird. Meine Meinung ist – und da spreche ich zu Ihnen wohl am ehesten als Angehörige und nicht als Expertin, da mir definitiv das pharmakologische Fachwissen fehlt: Geben Sie antidementiven Medikamenten eine reelle Chance, zumindest wenn keine Nebenwirkungen auftreten. Sie sind die einzigen Arzneimittel gegen Hirnleistungsstörungen, die wir im Moment haben. Lassen Sie nichts unversucht, einem Fortschreiten der Demenz entgegenzusteuern.

Für die Alzheimer-Erkrankung stehen zuallererst sogenannte Acetylcholinesterasehemmer zur Verfügung. Lassen Sie mich in aller Kürze versuchen zu erklären, wie sie wirken: Wir wissen, dass bei neurodegenerativen Demenzen Hirnnervenzellen absterben, weil sich verschiedene Proteine innerhalb und außerhalb der Zellen ablagern, verklumpen und die Zellen nach und nach zerstören. Wir wissen auch, dass die Abermillionen Nervenzellen in unserem Gehirn miteinander kommunizieren, um Gedanken und Verhalten zu ermöglichen. Diese Kommunikation zwischen den Zellen wird durch verschiedene Botenstoffe ermöglicht, die zwischen den Zellen Informationen übertragen. Acetylcholin ist genau so ein Botenstoff in unserem Gehirn und seine Menge wird mit den Acetylcholinesterasehemmern erhöht. Die Idee ist: Mehr Acetylcholin – mehr Informationsaustausch zwischen den noch verbliebenen Hirnnervenzellen. Man versucht also, die geringere Anzahl gesunder Neurone zu kompensieren. Deswegen ist es wichtig, dass diese Medikamente – im Handel beispielsweise unter den Namen Donepezil oder Exelon erhältlich – schon in einem frühen Stadium der Erkrankung verschrieben werden, um noch optimal wirken zu können. Dann soll der Verlauf der Alzheimer-Demenz tatsächlich abgemildert werden können.

Bei mittelschwerer bis schwerer Alzheimer-Demenz werden bevorzugt sogenannte Glutamatmodulatoren verwendet. Glutamat ist wie das Acetylcholin ein Botenstoff und an komplexen Funktionen wie Lernen, Gedächtnis, Motorik und Wahrnehmung beteiligt. In späteren Stadien der Erkrankung ist von diesem Stoff tatsächlich zu viel im Gehirn vorhanden und hat dadurch eine toxische Wirkung. Als Glutamatmodulator wird dann beispielsweise der Wirkstoff Memantin eingesetzt. Er verhindert eine Überstimulation durch Glutamat und schützt das Gehirn so gegen schädliche Effekte. (Glutamat übrigens kann nach bisheriger Studienlage über das Essen nicht ins Gehirn gelangen, unser Körper bildet es dort als Botenstoff selbst. Also gibt es wohl keinen Zusammenhang zwischen Glutamat aus Nahrungsmitteln und dem körpereigenen.)

Viele Menschen vertrauen am liebsten auf pflanzliche Arzneimittel. Zur Behandlung demenzieller Symptome wird hier der Gruppe der Ginkgo-biloba-Extrakte eine positive Wirkung nachgesagt. Gewonnen aus den Blättern des Ginkgo-biloba-Baumes soll es kognitive Defizite positiv beeinflussen. Die Studienlage ist jedoch sehr widersprüchlich und so wird das auch als Tebonin bezeichnete Medikament in den offiziellen Therapieempfehlungen der deutschen Ärzteschaft gar nicht genannt. Dennoch wird dieser Wirkstoff bis heute mit weitem Abstand am häufigsten verordnet.

Demenzpatienten leiden neben den fortschreitenden kognitiven Einschränkungen phasenweise auch immer wieder unter Verhaltensstörungen oder psychiatrischen Auffälligkeiten, die sowohl sie selbst als auch ihre Angehörigen sehr belasten können. Ich erinnere mich zum Beispiel an einen älteren Herrn mit einer Alzheimer-Demenz, der in einer gewissen Phase seiner Erkrankung sehr aggressiv war, vor allem seiner Ehefrau gegenüber. Jedes Mal, wenn sie ihn ansprach, fühlte er sich schon gekränkt und kritisiert und reagierte nicht nur mit verbaler, sondern mitunter auch mit körperlicher Aggressivität – ein Verhalten, das früher so gar nicht seinem Naturell entsprochen hatte. Dies führte so weit, dass seine Frau eines Nachts die Polizei rufen musste, um sich vor ihrem Mann zu schützen. Eine andere Patientin litt im Verlauf ihrer Demenz an visuellen Halluzinationen, die sie äußerst angstvoll erlebte. Sie sah wilde Tiere in ihrer Wohnung, die für die Dame so real waren, dass sie sich kaum mehr in ihr eigenes Schlafzimmer traute. Sie stand furchtbare Ängste durch und war, wenn sie uns während der Sprechstunde davon erzählte, kaum zu beruhigen. Wiederum eine andere Patientin litt unter einer ausgeprägten inneren Unruhe, die es ihr unmöglich machte, sich länger als ein paar Minuten zu setzen. Aufgrund der fortschreitenden Demenz ihres eigenen Zustands nicht gewahr, lief sie am Tag unzählige Male aus dem Haus und durch die Stadt. Ihre Angehörigen scheuten sich davor, die Haustür abzuschließen, weil sie die Patientin nicht einsperren und ihr auch nicht das Gefühl geben wollten, sie könne (theoretisch) nicht gehen, wohin sie möchte. Außerdem schien die Patientin unter der Unruhe sehr zu leiden, kilometerweite Wanderungen im Laufschritt waren das einzig probate Mittel, sich zu entspannen. Das Ergebnis des Ganzen war jedoch, dass ihre Familie in ständiger Sorge war, es könnte etwas passieren. Es war nötig, der Betroffenen unentwegt zu folgen, achtete sie doch nicht auf den Straßenverkehr und hielt sich nicht an soziale Konventionen. Mitunter ging sie einfach in fremde Gärten und suchte dort in Mülltonnen nach Essbarem.

Depression, Ängste, wahnhaftes Erleben, psychomotorische Unruhe, Aggressivität – all das sind mögliche Begleiterscheinungen von Demenzerkrankungen. Es kann nötig werden, solchen Symptomen medikamentös entgegenzuwirken, weil sie bei den Patienten großen Leidensdruck verursachen. Die Hemmschwelle für die betroffenen Familien ist aber oftmals groß, da der Begriff »Psychopharmaka« bei vielen immer noch sehr negativ besetzt ist. Als wäre ein psychisches Leiden etwas, was nicht sein darf, ein Tabu, das man am liebsten negieren würde. Die als Psychopharmaka bezeichneten Arzneimittel sind jedoch Medikamente wie alle anderen auch: Sie sind entwickelt worden, um Leiden zu lindern. Wichtig ist aber, sich darüber im Klaren zu sein, dass nicht jeder Mensch gleich auf sie reagiert. Bei Patienten mit Demenz wirken sie auf ein vorgeschädigtes Gehirn, da kann es nötig sein, die Eindosierung in kurzen Abständen zu überwachen. Es muss sichergestellt werden, dass das Medikament der Wahl ausreichend wirkt; ob Nebenwirkungen auftreten; ob man auf einen anderen Wirkstoff wechseln sollte. In akuten psychischen Belastungssituationen kann es daher vorkommen, dass der behandelnde Arzt den Vorschlag macht, ein Medikament im Rahmen eines stationären Aufenthalts in einer Psychiatrie einzustellen. Oft ist es auch sinnvoll, erst einmal zu prüfen, welche Medikamente, die der Patient bisher täglich nimmt, wirklich noch zweckmäßig sind und welche nicht. Da eine Demenzerkrankung dynamisch ist und sich Symptome im Laufe des Krankheitsfortschritts immer wieder ändern, ist eine regelmäßige Kontrolle der Arzneimittelliste folgerichtig. Wir erleben es in unserer Ambulanz immer wieder, dass Patienten täglich zehn bis fünfzehn Medikamente nehmen, die teilweise denselben Wirkstoff benutzen, Wechselwirkungen auslösen oder gegensätzliche Indikationen haben. Es scheint, als ob jeder in die Behandlung involvierte Mediziner nach aktueller Symptomlage Wirkstoffe verschreibt, ohne zu prüfen, was der Patient bisher schon einnimmt. Anstatt auszutauschen, wird einfach »draufgepackt«. Wenn ein Patient von vielen unterschiedlichen Ärzten behandelt wird, beispielsweise in unterschiedlichen Kliniken für eine Erst- und Zweitmeinung zur Diagnosestellung war, weitere akute Krankenhausaufenthalte bei Zustandsverschlechterung nötig waren, ein niedergelassener Neurologe ebenso involviert ist wie ein Hausarzt und eine spezialisierte Gedächtnissprechstunde, weiß unter Umständen irgendwann kein Arzt mehr, was der andere macht. Ich habe es schon ein paar Mal erlebt, dass schwere psychiatrische Symptome von »übermedizierten« Patienten allein dadurch abnahmen, dass schlichtweg alles abgesetzt wurde. Erst dann konnte überhaupt eingeschätzt werden, an welchen Symptomen diese Menschen wirklich krankheitsbedingt litten. Versuchen Sie als Angehörige, die aktuelle Medikamentenliste im Blick zu halten, und bitten Sie den Arzt Ihres Vertrauens, diese regelmäßig zu prüfen.

Medikamentöse Therapiestrategien bei Demenzerkrankungen sind begleitend absolut sinnvoll, jedoch stets individuell. Ich habe auch Patienten ohne leidensdruckverursachende Verhaltensalterationen, ohne Depression oder Psychosen erlebt, die gänzlich auf medikamentöse Unterstützung verzichten konnten. Worauf kein Betroffener verzichten sollte, ist das Angebot an nicht-medikamentösen Therapiemöglichkeiten.

Nicht-medikamentöse Therapie

Sich einer Demenzerkrankung zu stellen, bedeutet viel Arbeit. Nach dem Leitsatz »Use it or lose it!« (»Benutze es oder verliere es«) beruhen nicht-medikamentöse Therapieansätze auf der Idee, vorhandene Ressourcen zu fördern und durch regelmäßiges Üben so lange wie möglich zu erhalten. Kognitives Training, Ergotherapie, Logopädie, Musik- und Kunsttherapie, Physiotherapie und viele weitere – das Angebot ist vielfältig und die Erwartungen der Betroffenen und ihrer Familien meist hoch. Wir alle müssen akzeptieren, dass keiner dieser Ansätze die Erkrankung stoppen kann. Aber sie ermöglichen den Patienten, so lange wie möglich am sozialen Leben teilzunehmen, stärken das Selbstwertgefühl, fördern Unabhängigkeit und erhalten Lebensqualität.

2015 hatte ich die Ehre, im Schloss Dachau die Verleihung des ersten Bayerischen Demenzpreises musikalisch zu umrahmen. Als Psychologin, die mit Demenzpatienten arbeitet, und Liedermacherin, war dies eine wunderbare Möglichkeit, meine beiden Lebenswelten miteinander zu verbinden. Hatte ich vorher in der Presse oft versucht, meinen Doktortitel eher »kleinzureden«, um in der Öffentlichkeit gänzlich als Musikerin wahrgenommen zu werden, war diese Veranstaltung ein Schlüsselerlebnis für mich. Es war eben doch möglich, Doktorin der Psychologie UND Musikerin zu sein und beiden Berufen den Raum zu geben, den sie verdienen.

Dieser vom Bayerischen Staatsministerium für Gesundheit und Pflege unter der Schirmherrschaft der ehemaligen Staatsministerin Melanie Huml ausgerufene Preis zeichnet Projekte aus, die dazu beitragen, einen Bewusstseinswandel in der Gesellschaft im Umgang mit dem Thema Demenz zu erreichen, Lebensbedingungen und Lebensqualität für Demenzkranke und ihre Angehörigen zu verbessern sowie Möglichkeiten zur Teilhabe am gesellschaftlichen Leben für Betroffene zu fördern. Ich war tief berührt von den vorgestellten Konzepten und den sich Engagierenden, die mit so viel Herzblut Konzepte für unsere älteren, kranken und schwachen Mitmenschen entwickeln. Diese Veranstaltung war für mich eine wunderbare Möglichkeit, über den eigenen Tellerrand zu blicken, denn manchmal bin ich in meiner Arbeit als Psychologin durchaus frustriert.

Viele Familien, mit denen ich arbeite, fühlen sich alleingelassen und sind es oft auch. Ich hadere dann damit, dass es vermeintlich niemanden zu interessieren scheint, wie es ihnen geht. Und dass Menschen in Behörden oft den Link zum eigenen Leben nicht schaffen und daran denken, dass wir alle irgendwann alt und möglicherweise krank sein werden. Das beginnt schon bei den Krankenkassen. Ich weiß nicht, wie viel Lebenszeit ich schon damit verbracht habe, Stellungnahmen an Versicherer zu schreiben, weil einem Patienten mal wieder die Kostenübernahme für eine bestimmte Therapie abgelehnt wurde. Es ist verständlich, dass Sachbearbeiter in Krankenversicherungen nicht per se medizinische Fachkenntnisse besitzen können. Auch ist verständlich, dass sie tagtäglich eine Vielzahl von Anträgen abarbeiten müssen und es ihnen nicht immer möglich ist, sich vollumfassend »einzudenken«. Aber sollte nicht ein wertschätzender Umgang mit den eigenen Klienten zu ihren Berufsvoraussetzungen gehören? In was für einer Welt leben wir, wenn man Demenzkranken und ihren Familien den Zugang zu den wenigen Unterstützungsmöglichkeiten erschwert, die den Erkrankungsprozess mindern können und erträglicher machen? Ich behaupte, dass es Menschen in solchen Positionen gibt, die sich einfach nicht darum scheren, was die Ablehnung einer Therapiekostenübernahme für die Betroffenen bedeutet und welchen Stellenwert nicht-medikamentöse, begleitende Therapien wirklich haben. Ich will nicht pauschalisieren. Natürlich gibt es auch freundliche, wohlwollende Versicherungskaufleute, die unsere Arbeit in der Klinik sinnvoll ergänzen. Aber diejenigen, die Anträge vorschnell und ohne Begründung ablehnen, weil sie eine Diagnose nicht kennen und sich nicht die Zeit nehmen wollen, sich zu informieren, klage ich genauso an wie manch ärztliche Kollegen, die Familien nicht in Ruhe über Diagnosen aufklären. Wir alle sind Teil eines sozialen Gefüges und brauchen einen wertschätzenden, liebevollen Umgang, um ein würdevolles Leben auch in Krankheit führen zu können. Die Kaltherzigkeit wirtschaftlicher Überlegungen im Zusammenhang mit unserem Gesundheitssystem empfinde ich als großen Fehler.

Bei der Verleihung des Bayerischen Demenzpreises lernte ich also eine ganz neue Welt kennen: innovative Projekte, in denen Betroffene nicht ausgegrenzt, sondern auf wunderbare Weise therapeutisch »ins normale Leben« integriert werden. Auf dieser Veranstaltung wurde mir eine neue Perspektive geschenkt. Plötzlich war für mich sichtbar, wie viel Gutes schon getan wird und dass Negativbeispiele für den Umgang mit Erkrankten, wie man sie in meinem Berufsalltag erleben kann, nicht die Regel sind.

Den ersten Preis erhielt in jenem Jahr die Stiftung Juliusspital Würzburg. Auf deren Internetseiten ist von »Mildtätigkeit« (was für ein wunderschönes Wort!) und dem Gebot der Nächstenliebe zu lesen, dass ihnen Gewinnmaximierung ein Fremdwort und Qualität das Ziel ihrer Arbeit sei. In ihrem Seniorenstift wurde 2010 die Idee geboren, Demenzkranke in den Weinbergen über den Dächern der Stadt mithelfen zu lassen. Seitdem besuchen Pflegeheimbewohner zusammen mit Pflegekräften und Mitarbeitern des Weinguts das ganze Jahr über regelmäßig »ihre Weinberge«, erleben durch diese sinnstiftende Tätigkeit ein oft verloren geglaubtes Gefühl der Normalität eines alltäglichen Lebens und steigern so ihr Selbstwertgefühl und Wohlbefinden. Teilhabe und Anerkennung in der »normalen Welt«, das ist, was Demenzkranken oft verwehrt ist. Gemeinsames Erleben mit anderen, Wahrnehmen mit allen Sinnen und das Empfinden von Spaß und Freude sind kaum zu überschätzende therapeutische Bausteine, die in Projekten wie diesem großartig umgesetzt werden.

Neben solchen alltagstherapeutischen Maßnahmen erfahren Betroffene durch das fokussierte Arbeiten an unterschiedlichen kognitiven und körperlichen Fähigkeiten eine Verbesserung ihres Allgemeinzustands, der unbedingt auch die Vermittlung von Kompetenzerleben und ein Hervorheben der noch vorhandenen Fähigkeiten beinhaltet. Weg vom Fokus auf ihre Defizite lernen diese Menschen, auf vorhandene Leistungsressourcen zurückzugreifen und diese gezielt zu nutzen.

Die primäre Symptomatik demenzieller Erkrankungen bezieht sich auf die geistige Leistungsfähigkeit der Betroffenen. Zahlreiche Konzepte kognitiver Interventionen wurden über die Jahre entwickelt und eignen sich dabei vor allem für Demenzen in leichtem bis mittelschwerem Stadium. Dass dabei das allgemeine kognitive Leistungsniveau noch mal gesteigert werden kann, ist eher unwahrscheinlich. Doch eine fokussierte Arbeit an einzelnen Teilbereichen, abgestimmt auf die individuellen Bedürfnisse der Patienten, ist durchaus lohnenswert. Beispielhaft sei hier zuerst die sogenannte Biografiearbeit erwähnt, bei der gezielt bedeutende Erinnerungen reaktiviert werden, um zum einen dem Vergessen entgegenzuwirken, aber auch um kurzfristig positive Gefühle zu erzeugen. Die Beschäftigung mit der eigenen Lebensgeschichte soll somit auch dem Erhalt des »Selbst« und generell der eigenen Identität dienen. Wichtig ist dabei, die Frustrationsgrenzen der Patienten jeweils genau auszuloten, denn die Erinnerung an ein früheres, leistungsfähigeres »Ich« kann auch sehr schmerzhaft sein. Des Weiteren kann auch klassisches »kognitives Training« sinnvoll sein. Hier werden Strategien vermittelt, um auch bei einer Demenzerkrankung das Lernen neuer Informationen zu erleichtern. Dies ist meist in frühen Stadien der Erkrankung zielführend.

Für viele Patienten ist der regelmäßige Gang zum Logopäden ein wichtiger Bestandteil des Alltags. Viele neurodegenerative Demenzformen werden von Sprachstörungen begleitet oder machen diese erst aus. Wortfindungsstörungen bemerken die Patienten schon früh oft selbst, lange bevor eine Diagnose überhaupt gestellt ist. Kurzzeitgedächtnisstörungen führen zu Satzabbrüchen, Patienten verlieren den Faden im Gespräch, können Gedanken nicht mehr ausformulieren. Schädigungen der primären Sprachzentren im Gehirn führen zu Defiziten bei der Sprachproduktion und beim Hören von Gesprochenem – oft wird eine zunehmende Sprachverständnisstörung mit einer möglichen Schwerhörigkeit verwechselt; der Frust kann dann groß sein, wenn teure neue Hörgeräte keine Abhilfe verschaffen. Des Weiteren entwickeln viele Patienten mit der Zeit eine Sprechantriebsstörung, einen organisch bedingten abnehmenden Impuls, sich sprachlich überhaupt noch zu äußern. Aussagen werden unflexibel, sind mehr und mehr von Floskeln durchsetzt, Gespräche zu führen wird zunehmend schwierig. Beim Schreiben passieren Buchstabenauslassungen oder Grammatikfehler, die Lesefähigkeit nimmt ab. In späteren Stadien der Erkrankung können Schluckstörungen auftreten, welche die Nahrungsaufnahme erschweren und die Gefahr von Lungenentzündungen drastisch erhöhen.

All diese krankheitsbedingten Veränderungen sind gute Gründe, eine logopädische Therapie in Anspruch zu nehmen. Ganz abgestimmt auf die Fähigkeiten des Patienten, wird er in der Behandlung da abgeholt, wo er steht. Es geht nicht darum, Verlorenes wiederzuerlangen, dies wird meist nicht erreichbar sein. Die wertvollsten Therapieziele aber sind, den Zustand so lange und so gut wie möglich zu stabilisieren sowie im Krankheitsverlauf neu auftretende Einschränkungen aufzufangen und Bewältigungsstrategien zu entwickeln. Ich finde es toll, wenn sich die Logopäden unserer Patienten die Mühe machen, meine Kolleginnen und mich mittels regelmäßiger Berichte auf dem Laufenden zu halten. Das gibt mir im Gespräch mit den Betroffenen die Möglichkeit, auch kleine, für sie selbst vielleicht nicht immer wahrnehmbare Therapieerfolge noch einmal wertschätzend zu formulieren und Frustrationen abzufangen, wenn Erwartungen unrealistisch waren. Ziel ist es, die Motivation zur Therapie aufrechtzuerhalten, denn nicht nur der regelmäßige Gang zum Therapeuten ist ausschlaggebend für den Erfolg, sondern auch die Bereitschaft der Patienten, zu Hause regelmäßig weiter zu üben. Dies erfordert natürlich den Einbezug der Angehörigen, die im häuslichen Rahmen unterstützend und anspornend zur Seite stehen sollten. Es ist ein bisschen wie beim Erlernen eines Instruments: Einmal in der Woche zum dreißigminütigen Klavierunterricht zu gehen reicht leider nicht aus, um besser zu werden. Man lernt als Schüler schnell, dass die regelmäßige Beschäftigung mit dem Instrument den Unterschied macht. Dabei bieten schon fünfzehn Minuten täglich spürbare Erfolge.

Der Patient darf sich zugleich nicht überfordert fühlen, sonst nimmt die Therapiemotivation schnell ab. Je nach Erkrankungsfortschritt muss der Logopäde immer wieder die Behandlungsinhalte anpassen. Dabei immer die Erfolge und Kompetenzen des Patienten hervorzuheben ist mit Sicherheit nicht einfach.

Irgendwann werden die Sitzungen dann nur mehr ganz basale Dinge bearbeiten können. Schluckstörungen werden sowohl von den Betroffenen als auch ihren Angehörigen als besonders belastende Begleiterscheinung von Demenzerkrankungen empfunden. Sie gehen mit einschneidenden Veränderungen der Lebensqualität einher, wenn die Nahrung umgestellt werden muss. Dies ist unvermeidbar, um das Risiko zu minimieren, dass Essensreste in die Lunge gelangen. Nahrungsmittel wie Reis, paniertes oder trockenes Fleisch oder Vollkornbrot sind schwerer zu schlucken als Weißbrot (ohne Rinde), Geflügel oder Streichkäse. Eine entsprechende Nahrungsumstellung reduziert die Gefahr für Lungenentzündungen. Auch Getränke führen besonders schnell zum Verschlucken. Es gibt aber die Möglichkeit, diese mittels eines speziellen Pulvers anzudicken. Der Logopäde hilft in diesem Stadium, die selbstständige Nahrungsaufnahme zu sichern und den Schluckvorgang zu stabilisieren. Die Körperhaltung spielt eine wichtige Rolle, aber auch begleitende Faktoren wie beispielsweise die richtige Atmosphäre zum Einnehmen von Mahlzeiten können Teil der Therapie sein.

Seit 2017 kann Logopädie bei Demenz als Dauerbehandlung »außerhalb des Regelfalls« verordnet werden. Ich wünsche Ihnen einen guten Sachbearbeiter bei Ihrer Krankenkasse. Grundsätzlich gilt bei mir immer der Grundsatz: »Einmal abgelehnt ist keinmal abgelehnt!« Hartnäckigkeit zahlt sich aus, erheben Sie Einspruch, wenn die Behandlung nicht übernommen wird. Lassen Sie sich von Leuten wie mir oder Ihrem behandelnden Arzt einen aktuellen Brief oder eine Stellungnahme verfassen, in denen die Erkrankung erklärt und begründet wird, warum eine logopädische Behandlung so wichtig ist.

Neben der Logopädie gibt es weitere Therapieoptionen, die nach den individuellen Bedürfnissen des Patienten in Anspruch genommen werden können. Sehr wertvoll sind immer auch ergotherapeutische Maßnahmen, die speziell die Handlungsfähigkeit im Alltag trainieren. Handlungsabläufe werden optimiert oder Alternativen gesucht, um dem Patienten so viel Selbstständigkeit wie möglich zu erhalten und bestehende Ressourcen optimal zu nutzen. So alltagsnah wie möglich werden Dinge geübt, die dem Patienten wichtig sind oder gern von ihm ausgeführt wurden. Dies kann beispielsweise das Zubereiten einer Mahlzeit sein, selbstständiges Ankleiden oder das Erarbeiten einer Tagesstruktur. Auch Hirnleistungstraining kann Inhalt einer Ergotherapie sein, um spezifische mentale Funktionen so gut wie möglich zu stabilisieren.

Auch bewegungstherapeutische Maßnahmen im Rahmen physiotherapeutischer Interventionen sind sinnvoll. Kraft, Gleichgewicht, Koordination, Beweglichkeit und Gangsicherheit werden gezielt gefördert und so Lebensqualität längerfristig erhalten. Wer sich regelmäßig bewegt, tut nicht nur seinem Körper etwas Gutes, sondern auch seinem Gehirn. Und was Spaß macht, fördert auch das Wohlbefinden. Wenn man seine Welt kognitiv nicht mehr begreifen kann, wird es umso wichtiger, sich diese als positiv zu »erfühlen«. In späteren Stadien oder bei Demenzerkrankungen, die mit Parkinson-Symptomen einhergehen, bedeutet auch schon ein regelmäßiges Durchbewegen der Gelenke eine Entlastung für die Patienten.

Egal, welche therapeutischen Maßnahmen Sie in Anspruch nehmen, ermöglichen Sie den Betroffenen diese Unterstützung regelmäßig, um optimale Ergebnisse zu erzielen. Und ganz nebenbei bedeuten die Termine für Sie als Angehörige auch eine Entlastung, denn Sie haben in dieser Zeit die Möglichkeit, für sich zu sein.

Vorsorgevollmacht, Patienten- und Betreuungsverfügung, Pflegegrade

Haben Sie sich schon einmal Gedanken darüber gemacht, wer Ihre rechtlichen Angelegenheiten regeln könnte, sollte Ihnen etwas zustoßen und Sie nicht mehr in der Lage sein, es selbst zu tun? Oder haben Sie schon einmal darüber nachgedacht, welche lebensverlängernden Maßnahmen für Sie infrage kämen? Das sind nicht gerade Themen, über die man sich Gedanken machen möchte, wenn man gesund ist, oder? Ich glaube tatsächlich, man kann nicht jung und gesund genug dafür sein.

Wer sein ganzes Leben noch vor sich hat, macht sich keine Gedanken über Krankheit oder Tod, dabei gehört dies in unser Leben integriert, schon allein um dem Thema den Schrecken zu nehmen. Wir werden eh nicht »drum herumkommen«, egal wie vorbildlich wir unser Dasein fristen. Die Erfahrungen mit meiner Großmutter haben mir gezeigt, wie fragil ein unbeschwerter Alltag sein kann und dass unsere Lebenszeit nun mal endlich ist.

In der Öffentlichkeit war es in den letzten Jahren noch am ehesten das Thema »Organspende«, das auch junge Menschen dazu anregte, über ihr Lebensende nachzudenken. Die sinkende Organspendebereitschaft in der Bevölkerung führte 2018 zu einer großen politischen Debatte, ob von einer Entscheidungs- auf eine Widerspruchslösung gewechselt werden sollte. Dies hätte bedeutet, dass jeder Verstorbene automatisch zum Organspender würde, außer er hätte zu Lebzeiten widersprochen. Solche Modelle werden beispielsweise in Frankreich, Schweden und Lettland praktiziert, in Deutschland wurde an dieser Überlegung jedoch viel Kritik geübt. Am 16. Januar 2020 beschloss der Bundestag, bei der Entscheidungslösung zu bleiben und diese dahingehend zu optimieren, dass in Zukunft die Spendebereitschaft regelmäßiger erfragt wird.

Wer Organe spendet, rettet Leben. Aber auch wer eine Vorsorgevollmacht und eine Patientenverfügung besitzt, tut Gutes. Wer krankheitsbedingt keine Entscheidungen mehr treffen kann, regelt über eine Vorsorgevollmacht, wer ihn in einem solchen Fall vertritt. Dies ist im besten Fall eine nahestehende Person, der man vertraut und bei der man sich sicher ist, dass sie im eigenen Sinne handeln wird. Persönliche Belange in Bereichen wie Gesundheitssorge, Wohnen, Vertretung vor Behörden und Gerichten, Vermögenssorge, Post- und Fernmeldeverkehr sowie der Zugang zu digitalen Medien können so an Dritte übergeben werden. Auch für Ehe- und Lebenspartner ist eine solche Vollmacht unverzichtbar, weil sie nicht automatisch im Notfall füreinander handeln dürfen. Dann entscheidet ein Gericht, wer der rechtliche Betreuer wird, was bedeuten kann, dass jemand außerhalb der Familie eingesetzt wird. Für Angehörige kann es sehr belastend sein, in einem akuten Fall von schwerer Krankheit keine Vollmachten zu besitzen, denn bis dann alles von einem Betreuungsgericht geklärt wurde, können mitunter Monate vergehen. Wichtige Angelegenheiten bleiben dabei womöglich lange unerledigt und erhöhen den Leidensdruck der Familien unnötig.

Wichtig ist, dass der an Demenz Erkrankte zum Zeitpunkt der Vollmachtausstellung noch geschäftsfähig ist. Es reicht also nicht aus, sich erst über dieses Thema Gedanken zu machen, wenn eine Diagnose schon vorliegt. Es ist gut möglich, dass bei vorliegenden kognitiven Defiziten nicht mehr gewährleistet ist, dass der Betroffene vernünftige Entscheidungen treffen kann. Die Vorsorgevollmacht ist dann anfechtbar.

Um die Kontoführung des Betroffenen zu übernehmen, verlangen viele Banken eigene Bankenvollmachten und akzeptieren gängige Vorsorgevollmachten nicht. Dies ist zwar rechtswidrig, kommt aber dennoch immer wieder vor. In einem Hamburger Gerichtsurteil aus dem Jahr 2017 wurde noch einmal bekräftigt, dass

Banken verpflichtet sind, Vollmachten anzuerkennen. Insbesondere muss die Vollmacht kein bestimmtes Formerfordernis erfüllen, sondern kann frei gestaltet sein.

Eine notarielle Beglaubigung einer Vorsorgevollmacht ist nicht zwingend notwendig, ich würde Sie Ihnen aber dennoch empfehlen, um die Bedeutsamkeit des Dokuments zu erhöhen. Auch halte ich es für sinnvoll, wenn möglich die Vollmacht ab und zu auf Aktualität zu überprüfen.

Liegt keine Vorsorgevollmacht vor, muss tatsächlich ein Betreuungsgericht entscheiden, wer die gesetzliche Betreuung eines Patienten übernimmt. Angehörige werden hier in der Regel – wenn sie selbst die Aufgaben übernehmen wollen – Berufsbetreuern vorgezogen. Dabei muss auch nicht eine Person allein alle Bereiche übernehmen, auch eine Aufteilung auf mehrere Angehörige ist denkbar. Außerdem werden die Aufgabenbereiche stets individuell festgelegt und hängen vom Zustand des Betroffenen ab. Die möglichen Aufgabenkreise umfassen die Vermögenssorge, die Aufenthaltsbestimmung, Wohnungsangelegenheiten, Gesundheitssorge sowie Post-, Brief- und Fernmeldekontrolle.

Ein gesetzlicher Vertreter, egal ob Angehöriger oder Berufsbetreuer, muss sich nach den Wünschen des Erkrankten richten, sofern dieser sie äußern kann. Ist dies nicht mehr möglich, muss er dennoch nach bestem Wissen und Gewissen dem Wohl des Betroffenen entsprechen.

Liegt die Betreuung außerhalb der Familie, ist es sicher von Vorteil, wenn Sie als Angehörige »einen guten Draht« zum gesetzlichen Vertreter der Ihnen nahestehenden Person haben. Im Alltag können immer wieder mal Situationen auftauchen, in denen eine Absprache mit der Familie sinnvoll ist.

Neben dem Thema Vorsorgevollmacht sollte sich jeder Mensch auch mit der Frage auseinandersetzen, ob und welche lebensverlängernden Maßnahmen er im Falle eines lebensbedrohlichen

Zustands wünscht. Dürfen bewusstseinsdämpfende Mittel zur Schmerzlinderung eingesetzt werden, auch wenn diese unter Umständen die Lebenszeit verkürzen können? Würden Sie künstlich beatmet werden wollen? Kommen für Sie im Falle eines nicht mehr abwendbaren Sterbeprozesses eine künstliche Blutwäsche (Dialyse), der Einsatz von Antibiotika, Blutersatzprodukte oder kreislaufstabilisierende Medikamente infrage, um Ihr Leben zu verlängern? Wünschen Sie die Unterlassung von Wiederbelebungsversuchen? Im Falle von Demenzerkrankungen, die immer wieder auch von Schluckstörungen begleitet werden, kommt der Frage nach einer möglichen künstlichen Ernährung eine besondere Bedeutung zu. Diese wird oft in einem ersten Impuls abgelehnt, was auch verständlich ist, da die Vorstellung Angst machen kann und die natürliche Nahrungsaufnahme auch Lebensqualität bedeutet. Jedoch erleben wir immer wieder, dass eine Ernährungssonde (PEG) viel besser toleriert wird als gedacht und nicht das große Leid verursacht, vor dem man in Sorge war. Ganz im Gegenteil, sie kann den Gesamtzustand und die Lebensqualität des Patienten verbessern, vor allem dann, wenn eine schwere Schluckstörung schon früh im Verlauf einer Demenzerkrankung auftritt.

Die Entscheidung muss individuell getroffen werden. Es gibt auch gute Gründe für den Verzicht auf eine PEG. Beispielsweise führt sie nach der aktuellen Studienlage gerade bei fortgeschrittener Demenz nicht zu einem längeren Überleben; der für das Einsetzen der Sonde nötige operative Eingriff ist belastend; verwirrte Patienten versuchen oft, sich den Schlauch zu ziehen, und müssen dann fixiert werden.

Liegt keine Patientenverfügung vor und kann der Patient seinen Willen nicht mehr äußern, müssen die Angehörigen eine psychisch belastende Verantwortung übernehmen. Niemand sollte in eine solche Situation geraten müssen, in der er zum einen den nahenden Verlust einer geliebten Person aushalten und zum anderen über die konkreten Rahmenbedingungen seines Ablebens entscheiden muss.

Wer an einer neurodegenerativen Demenz leidet, wird im Verlauf seiner Erkrankung auf pflegerische Unterstützung angewiesen sein, deren Kosten (zumindest teilweise) über Pflegeversicherungen abgedeckt sind. Hierfür wurden sogenannte Pflegegrade definiert, die auf einer Skala von eins bis fünf den Schweregrad der Pflegebedürftigkeit festlegen und dementsprechend finanzielle Entlastung ermöglichen. So kann die zunehmende Hilfsbedürftigkeit der Patienten im Alltag abgefangen werden. Pflegebedürftigkeit bedeutet, aufgrund einer körperlichen, geistigen oder seelischen Krankheit oder Behinderung in den gewöhnlichen und regelmäßig wiederkehrenden Verrichtungen des täglichen Lebens auf Dauer eingeschränkt zu sein. Dazu gehören die tägliche Körperpflege inklusive Waschen, Duschen, Baden, Zahnpflege, Kämmen, Rasieren und Toilettengänge, Ernährung, Mobilität einschließlich An- und Auskleiden sowie die hauswirtschaftliche Versorgung mit Einkaufen, Kochen, Reinigen der Wohnung und Wäschewaschen.

Es kommt in meinem Berufsalltag immer wieder mal vor, dass an Demenz erkrankte Personen bereits signifikant im Alltag eingeschränkt sind, ihre Familien aber nichts von der Möglichkeit wissen, über den Weg der Einstufung in einen Pflegegrad finanzielle Unterstützung zu erhalten. Dabei ist es sinnvoll, sich bereits in einem frühen Stadium der Erkrankung darum zu bemühen, weil auch bei leichten Einschränkungen bereits der Pflegegrad 1 greifen kann. Außerdem muss man sich in dem Fall nicht erst dann, wenn die pflegerische Versorgung durch die Angehörigen allein nicht mehr gewährleistet werden kann, mit den Rahmenbedingungen für Leistungen aus der Pflegeversicherung beschäftigen. Man ist quasi schon »im System« und kann kurzfristig und ohne großen Aufwand auf Änderungen des Zustands des Betroffenen reagieren.

Um Leistungen der Pflegeversicherung erhalten zu können, muss bei der Pflegekasse ein Antrag gestellt werden. Es wird ein Termin mit dem Medizinischen Dienst der Krankenkassen (MDK) vereinbart, der dann den Patienten zu Hause begutachtet. Der Vertreter des MDK spricht mit allen Beteiligten und vergibt im Nachgang einen Pflegegrad. Da es den Betroffenen gerade in frühen Stadien der Erkrankung noch häufig gelingt, eine gesund wirkende Fassade aufrechtzuerhalten, ist es wichtig, auch aktuelle Arztbriefe vorzulegen sowie als Angehöriger so ehrlich wie möglich die häusliche Situation zu beschreiben, um ein Überschätzen des Gesundheitszustands des Betroffenen durch den MDK zu vermeiden. Es kommt dennoch vor. In solchen Fällen lohnt es sich immer, Einspruch zu erheben. Ist Ihr Familienmitglied an einer Demenz erkrankt, haben Sie Anspruch auf Unterstützung, also lassen Sie sich nicht abspeisen.

Neben all den Dingen, die es zu regeln gilt, wenn in Ihrem Umfeld jemand an einer neurodegenerativen Erkrankung leidet, dürfen Sie sich selbst nicht vergessen. Das Leben mit jemandem, dessen Zustand sich fortschreitend verschlechtert, kostet Kraft. Informieren Sie sich rechtzeitig über Entlastungsangebote in Ihrer Region, um Ihnen als einem pflegenden Angehörigen Freiräume zu schaffen. Erhalten Sie sich Ihre eigene Gesundheit – nur so können Sie die Energie aufbringen, eine Betreuung und Pflege in häuslichem Umfeld so lange wie möglich zu gewährleisten. Selbsthilfegruppen für pflegende Angehörige, Tages-, Kurzzeit- oder Verhinderungspflegeangebote, stationäre Rehabilitationsprogramme für Patienten und Angehörige und viele weitere Entlastungsleistungen – sie alle wurden konzipiert, um Sie zu unterstützen. Werden Sie aktiv und betten Sie Ihre eigene Pflege in ein Gefüge aus Hilfsleistungen.

Entlastungsangebote

Der Einstieg ins Berufsleben als Neuropsychologin mit Schwerpunkt Demenz sollte für mich in den ersten Jahren vor allem die Bearbeitung einer wissenschaftlichen Fragestellung im Rahmen einer Doktorarbeit beinhalten. In die reguläre Versorgung durch die Gedächtnissprechstunde in unserer Hochschulambulanz am Universitätsklinikum Ulm war ich meist dann involviert, wenn der behandelnde Neurologe einen aktuellen kognitiven Status eines Patienten brauchte. Dann wurde ich hinzugezogen, um den Schweregrad der Erkrankung einzuordnen. Ansonsten sah ich vor allem Patienten mit frontotemporaler Demenz, um sie im Rahmen einer Studie mitzubetreuen, die gleichzeitig Grundlage meiner Promotion war. Diese Studie machte es sich seit 2011 zur Aufgabe, den Verlauf der frontotemporalen Demenz genauer zu charakterisieren, um später Ansatzpunkte für mögliche therapeutische Interventionen zu definieren. In ganz Deutschland und darüber hinaus schlossen sich Arbeitsgruppen zusammen, um an diesem Forschungskonsortium mitzuarbeiten, und ich wurde immer mehr zur Expertin für diese neurodegenerative Erkrankung. Aus dem ganzen Land wurden unzählige Patienten mit Verdacht auf FTD zu uns nach Ulm geschickt, um sich untersuchen zu lassen.

Mit dabei waren fast immer deren Familienmitglieder oder andere nahestehende Personen, die mir von den kleinen und großen Herausforderungen im Umgang mit den Demenzkranken berichteten. War ich anfangs noch unerfahren und konnte nur zuhören, lernte ich mit der Zeit, Erfahrungsberichte für mich zu nutzen, um anderen Familien in ähnlichen Situationen Lösungsmöglichkeiten aufzuzeigen. Mir war dabei auch immer klar, dass pflegende Angehörige die eigentlichen Experten sind, denn sie leben mit den Betroffenen zusammen und erfahren tagtäglich am eigenen Leib, was diese Erkrankung bedeutet. Wir Ärzte und Psychologen kennen die Unwägbarkeiten des häuslichen Pflege- und Betreuungsalltags meist lediglich aus dem »Mikrokosmos Klinik«, hören nur die Erzählungen der Familien und lesen wissenschaftliche Studien. Deshalb beschloss ich 2013, diesen »Demenz-Alltagsexperten« ein Forum zu geben, um sich auszutauschen und gegenseitig zu unterstützen: Ich gründete die erste Ulmer Angehörigengruppe von Patienten mit frontotemporaler Demenz. In Zusammenarbeit mit dem »ProjektDEMENZ« der Diakonischen Bezirksstelle Ulm bieten wir seitdem einen einmal monatlich stattfindenden Gesprächskreis an, in dem sich Angehörige in geschütztem Rahmen mit anderen Menschen austauschen können, die in einer ähnlichen Situation sind wie sie selbst. Die Kooperation mit den Mitarbeiterinnen der Diakonischen Bezirksstelle Ulm/Alb-Donau ist dabei durchaus als Glücksfall zu werten: Sie bieten umfassende Beratungsgespräche zur Bewältigung der Erkrankung sowie zu Entlastungsmöglichkeiten für Angehörige an, initiieren selbst Angebote und knüpfen auf diese Weise lückenlos und optimal an die medizinische Versorgung durch das Universitätsklinikum an. Außerdem ermöglichen sie auch den Gruppenteilnehmern, welche die Betroffenen nicht mehr allein lassen können, die Möglichkeit, unsere Termine wahrzunehmen: Während unserer Gesprächstermine können die Patienten von Mitarbeitern der Diakonischen Bezirksstelle vor Ort betreut werden.

Wir wollen mit diesem Angebot einen Raum schaffen, in dem die Angehörigen auch über schwierige Situationen ohne Scham reden können. Einen Raum, in dem man auch mal weinen darf und sich sicher sein kann, dass man verstanden wird. Einen Raum, in dem man nichts tun muss, sondern sich einfach ein, zwei Stunden unter Gleichgesinnten fallen lassen kann.

Angehörigengruppen bilden ein wichtiges Entlastungsangebot für Menschen, die einen Patienten mit Demenz begleiten oder pflegen. Während die erweiterte Familie, Freunde und Bekannte oft überfordert sind und sich eher zurückziehen, gibt es hier keinen Grund, »gute Miene zu machen«. Jeder versteht, wie es dem anderen geht.

Daneben gibt es noch eine Vielzahl weiterer Möglichkeiten, sich Unterstützung zu holen. Da die häusliche Pflege im Verlauf der Erkrankung immer zeitintensiver wird, ist es umso wichtiger, sich als Angehöriger Freiräume zu schaffen und die täglichen Aufgaben auf mehrere Schultern zu verteilen, um die eigene Gesundheit nicht zu gefährden.

Oftmals bieten Tagespflegeeinrichtungen, die zu den teilstationären Pflege- und Betreuungsangeboten zählen, einen sinnvollen Ausgleich zum Alltag zu Hause. Hier werden die Patienten unter professioneller Anleitung betreut, erleben anregende Beschäftigungen als Teil einer Gemeinschaft und können neue Bekanntschaften knüpfen. Ihre Angehörigen haben währenddessen Zeit, Dinge zu erledigen oder auch einfach mal durchzuatmen. Sie können sich etwas Gutes tun und sei es nur der Gang zum Friseur. Solch ein Angebot ist auch unabdingbar, wenn der pflegende Angehörige berufstätig ist. Viele Tagespflegeeinrichtungen haben einen Fahrdienst und holen die zu betreuenden Personen sogar zu Hause ab und bringen sie wieder zurück.

Auch in den eigenen vier Wänden können stundenweise Betreuungsmöglichkeiten geschaffen werden. Regionale Alzheimer Gesellschaften, Nachbarschaftshilfevereine und andere vermitteln geschulte ehrenamtliche Helfer, die mit den Betroffenen spazieren gehen, Spiele spielen oder einfach mal etwas (vor-)lesen. Ist die Erkrankung weiter fortgeschritten und benötigen die Patienten mehr pflegerische Unterstützung, bedeutet die Inanspruchnahme eines ambulanten Pflegedienstes eine enorme Entlastung. Je nach Bedarf kommen ausgebildete Fachkräfte und helfen beispielsweise beim Duschen, Waschen, Anziehen und der Medikamentengabe.

Nicht immer muss Entlastung bedeuten, dass Betroffener und Angehöriger jeweils für sich sind. Es gibt auch wunderbare Angebote für ein gemeinsames Erleben von Unterstützung und Entspannung. Hierzu zählen Urlaubsangebote, die speziell auf die Bedürfnisse von an Demenz Erkrankten und ihre Angehörigen zugeschnitten sind. Sie beinhalten beispielsweise neben pflegerischer und medizinischer Versorgung vor Ort auch gemeinsame Treffen und den Austausch mit anderen Pflegeurlaubern sowie Freizeit- und Wellnessmöglichkeiten. Sogar Auslandsreisen werden mitunter möglich; entsprechende Angebote gibt es zum Beispiel auf der griechischen Insel Rhodos und in Thailand.

Dass Angehörige mit Wissen über die Erkrankung und den besten Umgang damit versorgt werden, gehört zu den essenziellen Voraussetzungen einer erfolgreichen häuslichen Pflege. Ein besonderes Angebot hierfür bietet seit 1999 das Alzheimer Therapiezentrum (ATZ) der Schön-Klinik Bad Aibling. Hier verbringen Demenzpatienten mit einem Angehörigen drei bis vier Wochen in einem stationären Rehabilitationsprogramm: Zum einen erhält der Betroffene dabei ein auf ihn abgestimmtes Therapieprogramm, indem erst einmal nach verbliebenen Ressourcen gesucht wird und Möglichkeiten herausgearbeitet werden, diese mit Freude zu »beüben« und bestmöglich zu erhalten. Zum anderen wird auch die nahestehende Begleitperson optimal geschult. Ziel ist es, eine längerfristige Stabilisierung der Lebenssituation zu erreichen. Dazu gehört auch, stressbedingte Folgeerkrankungen bei den Angehörigen zu vermeiden, indem diese optimal auf ein Leben mit einem Demenzpatienten vorbereitet werden.

Braucht der Angehörige eine längere Auszeit von der Pflege, möchte allein in den Urlaub fahren oder ist vielleicht selbst krank, kann eine sogenannte Kurzzeitpflege in Anspruch genommen werden. Hierfür kann der Demenzpatient bis zu vier Wochen im Jahr als Leistung der Pflegeversicherung (bei anerkannter Pflegebedürftigkeit) in einer Einrichtung unterkommen. Auch flexible Verhinderungspflegeangebote sind möglich, wenn der Betroffene lieber zu Hause bleiben soll, während der pflegende Angehörige einen Erholungsurlaub braucht oder anderweitig verhindert ist. Diese »Ersatzpflege« kann durch einen ambulanten Pflegedienst, durch Einzelpflegekräfte, durch ehrenamtlich Tätige oder Angehörige (ersten und zweiten Grades: Eltern, Kinder, Enkel, Geschwister) erfolgen und für bis zu sechs Wochen im Jahr in Anspruch genommen werden. Kurzzeit- und Verhinderungspflege können auch kombiniert werden. Hierfür bieten die zuständigen Pflegekassen, bei denen auch der Antrag für eine solche Leistung gestellt werden muss, alle wichtigen Informationen.

Die hier aufgelisteten Entlastungsangebote sind bei Weitem nicht vollständig. Auch ist die Versorgungslage regional sehr unterschiedlich. Wichtig ist, hier selbst aktiv zu werden und sich Informationen zu vorhandenen Angeboten einzuholen. Fragen Sie Ihren Hausarzt, gehen Sie zur Demenzberatung, profitieren Sie vom Netzwerk der Deutschen Alzheimer Gesellschaft. Tauschen Sie sich mit anderen Angehörigen aus und lernen Sie voneinander. Nur so bekommen Sie einen ausreichenden Überblick über Ihre Möglichkeiten, wenn Sie sich entschließen, Ihren Lieben oder Ihre Liebe zu Hause zu versorgen.

Psychotherapeutische Begleitung

Es kann sein, dass Sie als Angehörige oder Angehöriger an einen Punkt gelangen, an dem Entlastungsangebote, die Ihnen den Alltag mit dem an Demenz Erkrankten erleichtern sollen, nicht ausreichen. An dem Sie auch von Gesprächsgruppen mit anderen Betroffenen nicht ausreichend profitieren können und Raum benötigen, Ihre Gedanken, Sorgen und Ängste mit jemandem allein zu besprechen. Sollten Sie das Gefühl haben, die belastende Lebenssituation nicht mehr bewältigen zu können, scheuen Sie sich nicht, eine psychotherapeutische Behandlung in Anspruch zu nehmen. Viele Menschen ziehen eine Psychotherapie für sich gar nicht in Betracht, weil sie irrationale Ängste vor Stigmatisierung oder falsche Vorstellungen von einer solchen Intervention haben. Grundsätzlich muss nicht zwingend eine manifeste psychische Erkrankung vorliegen, um eine Psychotherapie zu machen. Vielmehr soll sie Ihnen Raum geben, sich in einem geschützten Setting mitzuteilen, Ihnen helfen, das Unveränderliche annehmen zu lernen, sowie Ressourcen stärken, damit Sie Ihr Leben mit dem Patienten bestmöglich gestalten können.

Natürlich muss die Psychotherapeutin oder der Psychotherapeut erst einmal Ihre Situation erfassen und wird hierfür eine klinisch-diagnostische Abklärung durchführen. Das Ausmaß an Pflegebelastung und Belastungsverarbeitung, das Erleben von Trauer und Verlust, Depressivität, Erschöpfung und Suizidalität müssen so genau eingeschätzt werden, dass später klare Therapieziele definiert werden können. Dies kann bei Ihnen erst einmal ein Gefühl des Unwohlseins auslösen, denn eine solche Situation ist den meisten Menschen fremd. Jedoch will Sie niemand »pathologisieren« und als krank kennzeichnen. Eine Bestandsaufnahme zu Beginn der therapeutischen Arbeit ist vielmehr Grundvoraussetzung für eine erfolgreiche Intervention.

Inhalte der therapeutischen Arbeit sind dann:[21]

- Wissensvermittlung in Bezug auf spezifische Erkrankungen des Alters, finanzielle und (sozial-)rechtliche Fragen und Unterstützungsangebote.
- Unterstützung der Verarbeitung der alters- und krankheitsbedingten Veränderungen und Verluste sowie hinsichtlich belastender Emotionen wie Trauer, Ärger, Wut, Schuld, Scham und Angst.
- Unterstützung bei der Bewältigung und Akzeptanz der neuen Rolle.

- Förderung von Problemlösekompetenzen und Vermittlung von Strategien für den Umgang mit alters- und krankheitsbezogenen Veränderungen.
- Identifikation pflegebezogener dysfunktionaler Gedanken und Schemata.
- Förderung hilfreicher, positiver familiärer Beziehungen sowie gemeinsamer positiver Aktivitäten mit dem Patienten.
- Verbesserung der Wahrnehmung von Belastungsgrenzen und Förderung der Selbstfürsorge.
- Abbau von Barrieren vor der Inanspruchnahme informeller und professioneller Unterstützung.
- Stabilisierung des Versorgungsarrangements.

Eine psychotherapeutische Begleitung kann eine wertvolle Unterstützung sein, um Sie für Ihren Alltag zu stärken. Aber auch Demenzpatienten könnten von einem solchen Angebot profitieren – natürlich unter Berücksichtigung ihrer verminderten kognitiven Fähigkeiten. Neurodegenerative Erkrankungen werden immer früher erkannt, die Patienten bekommen somit zu einem so frühen Zeitpunkt die Diagnose, dass sie mitunter noch lange bewusst damit leben werden. Die Angst vor dem schleichenden Verlust des eigenen Ichs, vor drohender Pflegebedürftigkeit und dem eigenen Tod kann zu Verzweiflung, Niedergeschlagenheit und Trauer führen, mit der man erst einmal umgehen lernen muss. Eine psychotherapeutische Begleitung kann dann helfen:

- Die eigene Identität und wichtige Lebensziele im Blick zu behalten.
- Sich auch mit der Krankheit einen Sinn des Lebens zu definieren.
- Aktuelle Probleme zu lösen.
- Aktivität und Teilhabe aufrechtzuerhalten.

- Eine emotionale Stabilität zu erreichen.
- Die Anpassung an die veränderte Lebenssituation zu vollziehen.
- Den eigenen Selbstwert als von der Demenz betroffener Mensch zu stützen.[22]

Im Moment spielt die Psychotherapie für Demenzpatienten weder in der Versorgungspraxis noch in der Ausbildung von Psychotherapeuten eine Rolle. Jedoch wäre es sehr wünschenswert, dass sich dies ändert, um den Patienten eine professionelle Begleitung für die Krankheitsverarbeitung zu ermöglichen.

Zusammenfassend gesagt kommen auf Sie als Angehörige oder Angehöriger nach der Diagnosestellung einer Demenzerkrankung große Herausforderungen zu. Um der betroffenen nahestehenden Person so lange wie möglich eine Teilhabe an Ihrem gemeinsamen Leben zu ermöglichen, sind bestimmte Rahmenbedingungen nötig, die Ihnen alles abverlangen können. Eingebettet in ein gut organisiertes System aus Entlastungs- und Unterstützungsangeboten stehen die Chancen dann bestmöglich, um Ihren Liebsten oder Ihre Liebste im gewohnten Umfeld zu halten. Dennoch kann Ihnen niemand garantieren, dass Sie nicht an Ihre Belastungsgrenzen stoßen werden. Trotz aller Vorsorge können nicht alle Konflikte im Alltag verhindert werden. In den folgenden Abschnitten möchte ich einige beispielhafte Situationen herausgreifen, auf die man sich wahrscheinlich niemals allumfassend vorbereiten kann, und ich hoffe, dass schon allein das Wissen um diese möglichen Herausforderungen eine Entlastung sein kann. Versuchen Sie, nicht jede Auseinandersetzung allein durchzustehen, denn das müssen Sie nicht. Sich Hilfe zu holen ist kein Zeichen von Schwäche, ganz im Gegenteil. Machen Sie sich immer wieder bewusst, dass auch Ihre eigene Gesundheit in Gefahr ist, wenn Sie Ihre Belastungsgrenzen nicht anerkennen. Passen Sie gut auf sich auf.

Über den herausfordernden Lebensalltag mit einem Demenzpatienten

Als meine Großmutter an Demenz erkrankte, war ich überfordert, weil ich nichts über dieses Thema wusste und vieles vielleicht auch zu schnell ging, um sich zu »akklimatisieren«. Am Ende waren es tatsächlich nur sechs Monate, in denen sie schwer krank war und in denen ich mehr schlecht als recht versuchte, für sie da zu sein – als Enkelin und eines der wenigen Puzzleteile ihrer biografischen Erinnerung, das durch die Demenz nicht verloren gegangen war. Meine Großmutter starb am Ende völlig unerwartet an medizinischen Komplikationen, die mit ihrer Primärerkrankung eigentlich nichts zu tun gehabt hatten. Wäre sie nicht dement gewesen, hätte sie mit Sicherheit rechtzeitig einen Arzt aufgesucht. So aber konnte sie ihre Schmerzen nicht mehr verbalisieren und nicht um Hilfe bitten. Durch ihren Tod blieben wir als ihre Familie fassungslos zurück, von der Geschwindigkeit der Ereignisse überholt und abgehängt.

Sechs Monate mit einer schwer dementen Patientin, welche die meiste Zeit davon in einem Pflegeheim betreut worden ist – das ist, wie ich inzwischen weiß, gar nichts. Heute, viele Jahre später, nach meinem Studium der Psychologie, meiner Promotion zum Thema Demenz, meiner Tätigkeit als Neuropsychologin und mit der Erfahrung aus meiner Arbeit mit unzähligen betroffenen Familien, weiß ich mein Schicksal anders einzuordnen. Für mich persönlich war die Demenzerkrankung meiner Großmutter deswegen so traumatisch, weil die Situation akut von einem Moment auf den anderen eingetreten war. Die Ereignisse überschlugen sich, es gab keinen Platz zum Trauern, keine Möglichkeit zum Durchatmen. Die Rollenumkehr zwischen ihr und mir passierte innerhalb eines Wimpernschlags und manchmal habe ich das Gefühl, ich blinzle immer noch die Tränen weg. Unsere gemeinsame Zeit in ihren letzten Monaten stellte sich wie in Nebel gehüllte Bilder eines bösen Traums dar und ihr plötzlicher, tragischer Tod war der dazu passende Schlussakkord.

Ich kann meine persönliche Geschichte dahingehend anders einordnen, als dass ich heute weiß, dass die meisten Familien viel länger mit den Herausforderungen einer Demenzerkrankung leben, als ich es damals bei meiner Großmutter tat. Entbehrungsreiche Jahre unter der ständigen Notwendigkeit des Anpassens an die zunehmenden Einschränkungen des Patienten. Das meiste, was ich heute an Angehörige von Demenzkranken weitergeben kann, habe ich nicht durch persönliche Erfahrung gelernt, sondern durch meine Arbeit mit ihnen. Jeder Fall hat mich Neues gelehrt. Niemals konnte ich einen Krankheitsverlauf schablonenartig auf einen anderen legen. Herausfordernde Situationen blieben immer herausfordernd, egal welche Tipps für den Umgang mit ihnen meine Kollegen und ich geben konnten. Informationen über die Erkrankung sowie Handlungsempfehlungen sind der wichtigste Grundstein, um Familien auf ein Leben mit einem Demenzkranken vorzubereiten. Dennoch ist der Alltag dann um ein Vielfaches komplexer und unvorhersehbarer, als es theoretische Ratgeber erfassen könnten. Wir als Ärzte, Psychologen und Mitarbeiter von Beratungsstellen lernen genauso von Ihnen wie Sie von uns. Die täglichen Herausforderungen des Betreuungs- und Pflegealltags machen Sie zu den eigentlichen Demenzexperten. Alles, was ich tun kann, ist, Ihre Erzählungen in mich aufzusaugen, um regelmäßig meinen

Wissensstand und damit auch meine Empfehlungen zu hinterfragen und anzupassen.

Niemand kann Sie auf jede erdenkliche schwierige Situation vorbereiten. Alles, was Sie tun können, ist, eine Umgebung zu schaffen, in der diese bestmöglich abgefangen werden kann, und sich selbst zu stärken, um die Herausforderungen des täglichen Lebens so unbeschadet wie möglich zu meistern. Im Laufe der Jahre haben mir Angehörige von vielen unterschiedlichen Konflikten in vielen unterschiedlichen Facetten berichtet. Einige davon möchte ich hier beispielhaft benennen. Es sind Situationen, auf die man sich eigentlich nicht vorbereiten kann und die vor allem eines sind: belastend.

Situationen, auf die man sich nicht vorbereiten kann

Das leidige Thema Autofahren

Automobilität bedeutet für viele Menschen ein großes Stück Lebensqualität. Sie garantiert die eigene Selbstständigkeit gerade auch im Alter und in ländlichen Regionen ist das Auto ein kaum ersetzbares Transportmittel. In meinem Heimatdorf, zu Zeiten meiner Kindheit, fuhr ein paar Mal am Tag der Schulbus, ansonsten gab es quasi keine bequeme Möglichkeit, von dort wegzukommen – außer man nahm sich die Zeit und benutzte das Fahrrad für die dreizehn Kilometer in die nächste Stadt. Wir »Dorfkinder« fieberten alle auf unseren achtzehnten Geburtstag hin, denn er bedeutete die große Freiheit. Mit dem Besitz eines Führerscheins vergrößerte sich der eigene Lebensradius gefühlt ins Unendliche! Ich weiß noch wie heute, wie sich meine erste Autofahrt in meinem alten, grasgrünen klapprigen Renault Twingo angefühlt hat, auf den ich jahrelang gespart hatte. Kaum PS, nicht mal Servolenkung, aber ich fühlte mich wie die Königin der Welt.

Auf Menschen, die in Großstädten leben und ein ausreichendes Angebot an öffentlichen Verkehrsmitteln in ihrer Nähe haben, mag diese emotionale und praktische Abhängigkeit vom Besitz eines Führerscheins natürlich nicht unbedingt zutreffen: 77 Prozent der Deutschen leben in Städten oder Ballungsgebieten, nur 15 Prozent in Dörfern unter fünftausend Einwohnern.[23] Umso erstaunlicher ist, dass laut Kraftfahrt-Bundesamt am 1. Januar 2020 47,7 Millionen Personenkraftwagen angemeldet waren. Eine unvorstellbar große Anzahl an Autos, die auf den Straßen unseres Landes unterwegs sind.

Als meine Großmutter jung war, war der Besitz eines Führerscheins eine Seltenheit, gerade für eine Frau. Tatsächlich war sie die allererste weibliche Person in ihrem Dorf, die sich die Fahreignung beschaffte. In ihrer Generation blieben viele Frauen ihr Leben lang führerscheinlos, was sich später natürlich änderte, sodass heute die Anzahl der Autofahrenden im Seniorenalter immer weiter steigt.

Mit wachsender Anzahl von Autofahrern in höherem Lebensalter nehmen auch immer wieder mal die Diskussionen über deren Fahrtauglichkeit zu. Das Führen eines Kraftfahrzeugs im Straßenverkehr ist eine kognitiv enorm herausfordernde Tätigkeit, die jedem von uns volle Konzentration abverlangt. Mit höherem Alter können bereits unter Routinebedingungen die geistigen Anforderungen beim Autofahren, wie beispielsweise diverse Aufmerksamkeitsleistungen oder die Informationsverarbeitungsgeschwindigkeit, mehr kognitive Ressourcen erfordern, was dazu führt, dass gerade Senioren über fünfundsiebzig Jahren beim Fahren schneller ermüden, in Gefahrensituationen langsamer reagieren und vermehrt Fahrfehler begehen. Pauschalisieren lassen sich kognitive Defizite in diesem Zusammenhang wie auch in anderen Bereichen nicht; natürlich gibt es Personen auch jenseits der fünfundsiebzig, deren kognitive

Leistungsfähigkeit ein sicheres Autofahren ermöglicht. Genauso gibt es aber Menschen, die schon viel früher nicht mehr fahrtauglich sind, da sie krankheitsbedingt über weniger geistige Ressourcen verfügen und/oder an Seh- und Hörstörungen leiden.

Die meisten Senioren versuchen ihre Fahrweise an abnehmende Leistungen anzupassen, indem sie sich im Straßenverkehr defensiver verhalten. Oft haben sie jahrzehntelange Fahrpraxis und glauben, auf diese Weise etwaige Defizite kompensieren zu können. Die Güte der eigenen Selbsteinschätzung ist jedoch genauso altersbedingten Schwankungen unterlegen.

Ich bin mit meinem Auto selbst viel in ländlichen Regionen unterwegs und komme immer wieder mit älteren Verkehrsteilnehmern in Berührung, die sehr unsicher wirken. Die meisten fahren sicherlich so unauffällig, dass man nicht auf die Idee kommt, sich den jeweiligen Fahrer genauer anzusehen. Manche jedoch fahren so extrem auffällig, dass man fast versucht ist, sie bis zum nächsten Stopp zu verfolgen, um nachzufragen, ob denn alles in Ordnung sei. Eine defensive Fahrweise ist immer sinnvoll, trotzdem ist auch ein allzu langsames Tempo mitunter eine Gefahr für den Straßenverkehr. Wer auf einer auf einhundert Kilometer pro Stunde begrenzten Landstraße mit sechzig fährt und bei jedem entgegenkommenden Fahrzeug ängstlich noch weiter abbremst, ermutigt andere Verkehrsteilnehmer mitunter zu waghalsigen Überholmanövern auch in schlecht einsehbaren Straßenabschnitten und erhöht damit genauso die Wahrscheinlichkeit für eine Gefahrensituation, als wenn er zu schnell unterwegs wäre.

Wenn ich während eines Patientengesprächs auf das Thema Autofahren zu sprechen komme, beschwichtigen mich viele Betroffenen und deren Familien, dass nur noch bekannte Strecken gefahren würden. Ein paar Kilometer zum Supermarkt oder in den nächsten Ort zum Hausarzt oder in die Stadt zur Apotheke. Jedoch sind auch hier unvorhersehbare Gefahren möglich, die nicht gemindert werden können, nur weil man den Weg schon unzählige Male gefahren ist. Läuft ein Kind auf die Straße, missachtet ein in die Straße einmündendes Fahrzeug Ihre Vorfahrt oder bremst ein vor Ihnen fahrender Pkw abrupt ab – immer müssen Sie innerhalb von Sekundenbruchteilen die Situation richtig einschätzen und reagieren. Dies ist beim Vorliegen kognitiver Defizite eines bestimmten Ausmaßes nicht mehr möglich.

Gesetzlich verpflichtende Fahreignungstests für Senioren gibt es in Deutschland nicht, während diese in anderen Ländern wie Norwegen, Schweden oder den Niederlanden bereits seit Jahren umgesetzt sind. In der Regel werden dort ab dem siebzigsten Lebensjahr regelmäßige Untersuchungen zur Überprüfung der Fahrtauglichkeit Pflicht. Unfallforscher des Gesamtverbands der Deutschen Versicherungswirtschaft empfehlen sie auch für Deutschland, während die Politik sie vehement ablehnt. Möchte man hier nur ja keine potenziellen Wähler vergraulen? Ein Schelm, wer Böses dabei denkt.

Hierzulande kann man freiwillig seine Fahrtauglichkeit prüfen lassen. Neben der Medizinisch-psychologischen Untersuchungsstelle beim TÜV bietet beispielsweise der Deutsche Kraftfahrzeug-Überwachungs-Verein e.V. DEKRA in Begutachtungsstellen Fahreignungsuntersuchungen an. Eine verkehrsmedizinische Untersuchung und Beratung prüft die gesundheitlichen Voraussetzungen zum Führen eines Pkw, eine verkehrspsychologische Testung sowie eine Fahrverhaltensbeobachtung komplettieren das Ganze. Der ADAC bietet außerdem sogenannte »Fahr-Fitness-Checks« an, in denen unter Aufsicht eines Fahrlehrers die eigene Fahreignung geprüft werden kann. Wer üben möchte, kann abseits des eigentlichen Straßenverkehrs auf abgesperrtem Gelände spezielle Pkw-Senioren-Trainings in Anspruch nehmen.

Wir empfehlen im Klinikalltag freiwillige Fahrtauglichkeitsprüfungen relativ häufig, doch dass damit Konfliktsituationen in betroffenen Familien nicht immer aufgelöst werden können, zeigt folgendes Beispiel, das ich in unterschiedlichen Variationen vielfach erzählen könnte:

Herr S. war ein leicht untersetzter und doch sportlich wirkender Herr um die sechzig, der sich aus eigener Initiative in unserer Gedächtnissprechstunde vorstellte. Aufgrund eines Rückenleidens war er bereits berentet, nun habe sich nach eigener Aussage die Konzentrations- und Gedächtnisleistung des ehemaligen Berufsschullehrers und Straßenbaumeisters auffallend verschlechtert.

Ich untersuchte den Mann erst einmal neuropsychologisch und stellte massive kognitive Defizite fest, die das im Gespräch eigentlich recht adäquate Auftreten des Patienten mehr als infrage stellten. Er hatte für den ersten Eindruck eine sehr gut erhaltene Fassade wahren können, die mich vor der Untersuchung glauben ließ, es könne ihm nicht viel fehlen. Jetzt, nachdem Herr S. eine Vielzahl kognitiver Aufgaben bearbeitet und nur weit unterdurchschnittlich gelöst hatte, ergab sich bereits zu diesem Zeitpunkt der Diagnostik der Verdacht auf eine demenzielle Entwicklung. Die Fremdanamnese mit Angehörigen wäre nun sehr wichtig gewesen, doch der Patient war allein zu uns gekommen. Mit eigenem Pkw.

Dieser Umstand ließ dann meinen Chef, seinen behandelnden Arzt, eine in jenem Moment drastische Entscheidung treffen: Er sprach ein Fahrverbot aus und forderte den Patienten auf, sein Auto stehen und sich vom Klinikum abholen zu lassen. Das massiv auffällige kognitive Profil ließ die beteuerte Fahrtauglichkeit des Patienten absolut unglaubwürdig erscheinen. Ja, Herr S. mag selbst den Eindruck gehabt haben, ein sicherer Fahrer zu sein, aber es wäre fahrlässig gewesen, diesen Mann noch einmal ans Steuer zu lassen. Natürlich bereiteten wir ihm und seinen Angehörigen damit große Umstände. Aber die schlechte Stimmung nahmen wir gern in Kauf. Wir informierten die herbeigeeilte Familie über die Fahruntauglichkeit des Patienten und vereinbarten einen neuen Termin zur Befundbesprechung.

Ein paar Wochen später war Herr S. wieder bei uns, dieses Mal gleich mit Familie. Der behandelnde Arzt besprach ausführlich die vorliegenden Untersuchungsergebnisse, die auf eine Sonderform der Alzheimer-Erkrankung hindeuteten: Eine sogenannte frontale Variante der Alzheimer-Demenz, die neben den typischen Symptomen wie Gedächtnis- und Orientierungsstörungen auch mit einer Wesensänderung und Verhaltensauffälligkeiten einhergeht. So wunderte es nicht, dass die Familie über konfliktreiche Situationen wegen des Fahrverbots berichtete. Herr S. sei uneinsichtig gewesen und habe seinen Wagen weiterhin benutzt. Zum jetzigen Befundbesprechungstermin habe er nur schwer überredet werden können, da er dieser Klinik inzwischen misstraue. Wir hätten keine Ahnung, das bekräftigte Herr S. auch noch einmal selbst während des Gesprächs. Er lasse sich von uns seine Freiheit nicht nehmen. Er fahre seit über vierzig Jahren unfallfrei, da gäbe es keinen Grund zur Beunruhigung.

Tatsächlich ist eine Situation wie diese manchmal schwer zu lösen. Der behandelnde Arzt spricht gegenüber dem Patienten ein Fahrverbot aus, das rechtlich aufgrund der gesetzlichen Rahmenbedingungen in Deutschland nicht verbindlich ist. Die Information wird aufgrund der ärztlichen Schweigepflicht nicht an die zuständigen Behörden weitergeleitet, sodass der Patient sich weiterhin hinters Steuer setzen kann, weil er seinen Führerschein auch weiterhin besitzt.

Selbst Demenzpatienten, die kognitiv bislang noch wenige Einschränkungen haben, empfehlen wir, nicht mehr selbst Auto zu fahren. Die Gründe liegen dabei nicht nur im Fortschreiten der krankheitsbedingten Einschränkungen. Durch die Diagnose einer neurodegenerativen Erkrankung ist ein Versicherungsschutz nicht mehr sicher gewährleistet. Verunfallt der Betroffene, so kann er, je nach Kulanz der jeweiligen Versicherung, auch bei Nicht-Verschulden finanziell mitbelastet werden.

Wir empfahlen Herrn S., sich einer freiwilligen Fahreignungsprüfung zu unterziehen, was er nach langen Diskussionen mit seiner Familie auch tatsächlich tat. Das Ergebnis war wie erwartet negativ. Die Konsequenz? Keine. Auch hier war der Patient uneinsichtig, misstraute dem Ergebnis und bestand darauf, weiterhin selbst zu fahren.

In der darauffolgenden Zeit unterstützten wir die Familie immer wieder mal telefonisch und empfahlen, wenn nötig, auch drastischere Maßnahmen. Die Ideen dazu liefern die Angehörigen unserer Patienten selbst: So mancher hilft sich, indem er dem Erkrankten schlicht und einfach den Autoschlüssel wegnimmt. Andere entfernen den Wagen des Betroffenen und erklären, in der Werkstatt sei festgestellt worden, dass er irreparabel defekt sei. Wiederum andere klemmen einfach die Batterie ab. Aus der Verzweiflung heraus werden mitunter extreme Ideen geboren.

All diese Maßnahmen bergen natürlich großes Konfliktpotenzial in sich, ganz abgesehen von den moralischen Bedenken. Dass solche »Methoden« das eigene Gewissen belasten können, ist klar. Niemand möchte einen geliebten Menschen bevormunden müssen, ihn belügen, einschränken, täuschen. Die Situation ist schwer und einen »Königsweg« scheint es nicht zu geben.

Viele Patienten akzeptieren solche Vorstöße ihrer Angehörigen mit der Zeit, was sicherlich gerade bei mit Gedächtnisstörung einhergehenden Demenzen damit zusammenhängt, dass sie vergessen, dass sie mal ein Auto hatten, und auch die Schlüssel nicht mehr vermissen. So bitter die Erkrankung auch ist, lässt sie solche Konflikte doch oft einfach vorübergehen. Die Tage verstreichen und die Betroffenen gewöhnen sich daran, nicht mehr selbst zu fahren. Fragen irgendwann gar nicht mehr nach ihrem Auto. Die Demenz ist weiter fortgeschritten und mit ihr der Verlust des Bewusstseins um den eigenen Zustand und die damit verbundenen Einschränkungen.

Sollten all diese Maßnahmen nichts bringen und der Patient unbeirrt weiter selbst fahren, bleibt am Ende vielleicht nur der Zwang: Sie können eine Überprüfung der Fahrtauglichkeit von Amts wegen anregen, indem Sie die zuständige Führerscheinstelle Ihrer Stadt oder Gemeinde über die Situation informieren. Die Stelle ist verpflichtet, solchen Hinweisen nachzugehen, und wird eine amtlich veranlasste Begutachtung der Fahreignung vornehmen. Fällt das Gutachten negativ aus, kann dem Patienten die Fahrerlaubnis entzogen werden. Ich habe es auch schon erlebt, dass Angehörige in Akutsituationen die Polizei riefen. Wird der Betroffene im Straßenverkehr aufgegriffen und wirkt auf die Beamten nicht bewusstseinsklar und orientiert, wird der Führerschein offiziell eingezogen. Jedoch sind hier auch strafrechtliche Konsequenzen möglich. Wer um seine Fahruntauglichkeit weiß und sich dennoch weiter ans Steuer setzt, kann wegen »Gefährdung des Straßenverkehrs« belangt werden. Es drohen eine Geld- oder sogar Freiheitsstrafe.

Fehlende Krankheitseinsicht

Herr S. wollte auf seine Selbstständigkeit und Unabhängigkeit nicht verzichten und bestand, trotz massiver kognitiver Defizite, lange Zeit darauf, selbst Auto zu fahren. Er hatte keine Einsicht in seine Erkrankung und fühlte sich selbst gesund, ein Umstand, dem wir im Umgang mit Demenzpatienten immer wieder begegnen. Besonders häufig ist das Phänomen eines mangelnden Störungsbewusstseins bei der frontotemporalen Demenz anzutreffen, was vermuten lässt, dass es sich hier um eine geistige Leistung handelt, die in frontalen Hirnarealen ihren Ursprung haben müsste. Jedoch gibt es in den verschiedenen Erkrankungen, in denen dies auftritt, kein einheitliches Läsionsmuster, sodass weiterhin unklar ist, wo im Gehirn genau das Bewusstsein um den eigenen gesundheitlichen Zustand entsteht.

Ist sich ein Patient seiner eigenen Defizite nicht gewahr, führt dies unausweichlich zu Konfliktsituationen. Dies beginnt oft schon, bevor überhaupt eine Diagnose gestellt werden konnte. Wie bekommt man jemanden zum Arzt, der selbst nicht bemerkt, dass er sich verändert? Dabei muss unterschieden werden zwischen einem Leugnen von Krankheit als Teil der Verarbeitung dieser und der fundamentalen, organischen Störung eines Bewusstseins der eigenen Situation. Letztere ist nicht als Phase im Rahmen der Krankheitsbewältigung zu werten. Als primärer Ausdruck eines demenziellen Prozesses ist sie durch intellektuelle Einsicht nicht veränderbar.

Vor etlichen Jahren stellte sich ein Musikerehepaar in unserer Gedächtnisambulanz vor. Sie arbeiteten in einer kleinen privaten Musikschule, in der beide Klavier unterrichteten und Kammerorchester leiteten. Die Frau berichtete, dass sich in letzter Zeit etliche Schüler ihres Mannes über die Art seines Unterrichts beschwert hätten. Er würde nie wissen, welche Übungen zuletzt bearbeitet worden seien, wirke fahrig und sei sehr gereizt. Die Kinder hätten teilweise richtig Angst vor ihm. Die Eltern der Schülerinnen und Schüler munkelten, ob er den Unterricht betrunken gebe. Seine Ehefrau versuchte, ihn darauf anzusprechen, doch er reagierte aggressiv und uneinsichtig. Der Besuch in der Gedächtnisambulanz fand nun nur deswegen statt, weil der Leiter der Musikschule, ihr Arbeitgeber, dazu gedrängt hatte. Er drohte mit Kündigung und verlangte eine ärztliche Einschätzung des geistigen Zustands des Klavierlehrers.

Nachdem wir den Betroffenen gründlich untersucht hatten, stellten wir die Diagnose einer primär progredienten Aphasie, also einer Sprachstörung, die aber nicht für sich allein stand, sondern sich als Mischform zusammen mit einer Verhaltensvariante einer frontotemporalen Demenz präsentierte. Es zeigten sich also sprachliche Beeinträchtigungen, konkret ein zunehmender Verlust des Bedeutungswissens, der den Sprachschatz des Patienten verkümmern ließ, gleichzeitig waren aber auch Verhaltensauffälligkeiten und

Wesensänderungen zu beobachten, die den Umgang erschwerten. Der behandelnde Arzt musste die Empfehlung aussprechen, eine Berentung anzuregen. Der Patient würde bald nicht mehr in der Lage sein, seinen Beruf auszuüben.

Ich erinnere mich gut an diesen Mann, dem ich mich auf sonderbare Weise verbunden fühlte. Als Musikerin meinte ich seine Nöte verstehen zu können, was die Aufgabe seines Berufs anging. Die Musik ist so viel mehr als ein Broterwerb, sie ist Leidenschaft, Lebenselixier und Berufung. Ich ging während der neuropsychologischen Untersuchung sehr behutsam mit dem Patienten um, versuchte, so wertschätzend wie möglich mit ihm zu sprechen, um sein Vertrauen zu gewinnen. Ich wusste, dass er sich der weiteren Untersuchung sofort verweigern würde, konfrontierte ich ihn zu hart mit seinen kognitiven Defiziten. Ich fragte ihn nach seinen Lieblingskomponisten und ließ mir seinen Berufsalltag erklären, gab ihm Zeit, sich zu akklimatisieren, und erreichte tatsächlich, dass er sich entspannte. Er bearbeitete geduldig alle ihm gestellten Aufgaben.

Ich mochte ihn und er tat mir leid. Er musste sich fühlen, als würden die Leute um ihn herum nur an ihm zerren und ihm aus Boshaftigkeit seinen Lebensinhalt nehmen wollen. Wie ein kleiner Schuljunge saß er an seinem Platz und beobachtete staunend, wie an diesem Tag seine Welt in sich zusammenfiel.

Die Befundbesprechung war schwierig. Der Patient sah es nicht ein, in Rente gehen zu müssen, und verließ unsere Ambulanz mit den Worten, nie wieder einen Fuß über unsere Schwelle setzen zu wollen. Wie ich später erfuhr, arbeitete er danach tatsächlich noch eine ganze Weile weiter. Seinen Schülern wurde angeboten, den Lehrer zu wechseln, was die meisten von ihnen auch taten. So reduzierte sich das Arbeitspensum des Pädagogen von selbst. Es sollte noch einige Zeit dauern, bis er die Berentung akzeptierte und das Unterrichten ganz aufgab. Vor Kurzem kam er dann auch wieder zu uns zur Verlaufsuntersuchung, denn eine meiner sehr geschätzten Kolleginnen bat den Patienten um etwas, was man als Musiker einfach nicht ausschlagen kann: Er sollte in unserer Ambulanz ein kleines Konzert geben – was er dann zu unserer großen Freude tatsächlich tat.

Auch nach einer Diagnosestellung birgt eine fehlende Krankheitseinsicht großes Konfliktpotenzial. Sie können als Angehörige dann zwar benennen, was die Ursache des fehlenden Störungsbewusstseins ist, dies hilft im Alltag jedoch erst einmal herzlich wenig, belastend ist das Ganze so oder so.

Schon die Medikamenteneinnahme kann zum Streitthema werden. Wenn der Patient denkt, er sei gesund, wieso sollte er dann Tabletten nehmen? Sie bitten ihn, sie einzunehmen. Er verneint. Sie bitten ihn ein zweites Mal. Seine Stimme wird lauter, tiefe Zornesfalten bilden sich zwischen seinen Augen: »Nein!« Sie wissen, was jetzt passiert. Sie reagieren darauf. Sie werden ebenfalls laut. Irgendwann schreien Sie sich gegenseitig an, verzweifelt und auf den eigenen Standpunkt beharrend, ohne dass eine Lösung in Sicht wäre. Am Ende sind Sie nicht weiter als vor dem Streit. Der Betroffene hat seine Medikamente immer noch nicht genommen und Sie sind beide voller negativer Emotionen. Das Schlimmste ist: Eine solche Situation kann als Blaupause für unzählige andere dienen.

Vielleicht ist es besser, Diskussionen zu vermeiden. Sie führen zu nichts, weil der Betroffene kognitiv nicht in der Lage sein wird, die Situation vollständig zu erfassen. Sie als gesunde Person wissen, dass die Medikamente wichtig sind. Wir können uns alle nicht in die Patienten hineinversetzen, wissen nicht, wie es ist, wenn man für sich in einer Realität lebt, die für andere nicht zu gelten scheint. Eine Realität, in der man als krank gilt, obwohl man es überhaupt nicht so empfindet. Das muss schrecklich sein und eine ständige Konfrontation mit den vorliegenden Defiziten führt zwangsläufig zu Verzweiflung und Streit. An einem gewissen Punkt können Sie nichts weiter tun als »das Beste« für die Ihnen nahestehende

Person. Manchmal hilft es in der Medikamentenfrage, bei deren Wirkung einfach zu flunkern. Arzneimittel gegen Bluthochdruck oder hohe Cholesterinwerte werden oftmals viel eher akzeptiert als Antidepressiva oder »etwas zum Beruhigen«. Ich habe es auch schon erlebt, dass Angehörige die Medikamente zermahlten und in Mahlzeiten mischten. Beides sind Maßnahmen, die mit Gewissenskonflikten einhergehen können.

Eine fehlende Krankheitseinsicht bei kognitiven Defiziten kann außerdem herausfordernde Verhaltensweisen hervorrufen, an die man unter normalen Umständen im Traum nicht denken würde. Verhaltensweisen, die weit über das Verweigern einer Medikamenteneinnahme hinausgehen. Beispielsweise bei Herrn B., einem Patienten mit beginnender Demenz bei Morbus Parkinson. Die körperliche Symptomatik bestand schon ein paar Jahre, der Patient ging unsicherer, litt unter einem Tremor vor allem der rechten Hand und entwickelte nun kognitive Defizite, die auch im Frontallappen ihren Ursprung hatten. Dazu gehörten eine mitunter ausgeprägte Impulsivität und ein wachsendes Unvermögen, die Angemessenheit bestimmter Handlungen zu erfassen. Herr B. bestellte Dinge im Internet – in rauen Mengen. Nach kurzer Zeit besaß er sechs Bohrmaschinen, zehn Rasierapparate, fünfzehn Gartenscheren. Schloss unzählige Zeitschriftenabonnements ab, kaufte überteuerte Kunstlederjacken. Bis seine Ehefrau bemerkte, was ihr Mann da tat, hatte er schon fast zweitausend Euro ausgegeben. Bei jedem einzelnen Teil bestand er darauf, es dringend zu benötigen, jeder Versuch, ihn zu bremsen, schlug fehl. Wie konnte es sein, dass Herr B. im Alltag schon bei einfachen Dingen auf Hilfe angewiesen war, aber seine Passwörter noch wusste und Zahlungsvorgänge abwickeln konnte? Seine Frau war verständlicherweise verzweifelt, als sie in unserer Gedächtnissprechstunde saß. Sie selbst hatte keinen Zugriff auf sein Konto, es gab keine Vollmacht. Wir konnten für eine akute Lösung nur raten, seinen Zugang ins Internet zu beschränken, was sie dann auch tat. Sie teilte ihrem Mann mit, dass der Computer defekt sei, und ließ das Gerät verschwinden.

Fehlende Krankheitseinsicht ist für Sie als Angehörige eine enorme Belastung, aber für die Betroffenen selbst? Mitunter auch ein Segen. Ich erinnere mich gut an eine relativ junge Patientin, Frau Z., die wie der vorhin erwähnte Klavierlehrer an einer primär progredienten Aphasie litt und mit ihren Töchtern in einer kleinen Wohnung lebte. Sie bewältigte ihren Alltag trotz der fortschreitenden Sprachstörung selbstständig, kochte für die heranwachsenden Kinder, hielt die Zimmer aufgeräumt, ging Kleinigkeiten selbst einkaufen. Dies war umso erstaunlicher, als dass sie im Gespräch kaum mehr verständliche Sätze sprechen konnte, nur noch Floskeln und sinnlose Wörter aneinanderreihte, die es dem Gegenüber fast unmöglich machten, den Sinn des Gesagten zu erahnen oder zu erraten. Das fehlende Störungsbewusstsein führte dazu, dass sie nicht wahrnahm, dass man sie nicht verstand. Sie redete wahnsinnig gern. Und wahnsinnig viel.

Die Patientin war nur ein einziges Mal in unserer Klinik gewesen, da sie über zwei Stunden entfernt wohnte, es außer der Töchter keine weiteren Angehörigen gab und sie niemanden sonst hatte, der sie ohne größeren organisatorischen Aufwand zu uns hätte fahren können. Meine Kollegin und ich hatten damals eine neuropsychologische Untersuchung im Rahmen der Diagnostik gemacht und die Patientin in unsere Beobachtungsstudie eingeschlossen, um sie weiter mitzubetreuen. Wir meldeten uns danach einmal jährlich bei ihrer gesetzlichen Betreuerin und ihr selbst, um zu erfragen, wie es der Patientin gehe, und trafen sie, wenn möglich, auch im Rahmen eines Hausbesuchs.

Wenn wir Frau Z. anriefen, ging sie stets selbst ans Telefon. Wir nannten unsere Namen und den Anlass für das Telefonat und sie plapperte sofort drauflos. Minutenlang erzählte und erzählte sie, zwischendrin lachte sie, als habe sie einen Witz gemacht, dann wurde sie wieder energisch, die Sprachmelodie ließ vermuten, dass sie eine spannende Geschichte zu berichten hatte, nur – wir verstanden kein Wort. Frau Z. sprach flüssig, aber komplett inhaltsleer. Ein »Lehrbuchbeispiel« einer Aphasie. Wenn wir Glück hatten, war ihre Betreuerin in der Nähe und konnte irgendwann den Hörer übernehmen. Wenn nicht, legte Frau Z. am Ende ihres Monologs einfach auf.

Hatten wir es dann irgendwie geschafft, einen Termin zu vereinbaren, trafen wir uns in der Wohnung der Patientin. Sie öffnete uns freudestrahlend die Tür und plapperte wieder drauflos. Ich bin mir sicher, dass sie keine Ahnung hatte, wer wir sind, aber sie freute sich und stellte uns Kekse auf den Tisch, redete und redete und redete. Die ebenfalls anwesende Betreuerin bot uns dann einen Überblick über den aktuellen Gesundheitszustand der Patientin und wenn wir Glück hatten, gelang es uns, Frau Z. zumindest ein paar einfache kognitive Aufgaben vorzulegen. Da ihr Sprachverständnis extrem eingeschränkt war, gab es kaum eine Möglichkeit, Aufgabenstellungen zu erläutern. Nur wenn diese simpel und selbsterklärend waren, konnte es sein, dass Frau Z. mal einen Stift zur Hand nahm und zum Beispiel eine geometrische Figur abzeichnete, die ich ihr vorgelegt hatte. Währenddessen redete sie eifrig weiter.

Frau Z. war nicht zu erreichen, sie lebte in ihrer eigenen Welt, von der sie aufgeregt erzählte, aber niemand sie verstand. Da ihr auch dafür ein Bewusstsein fehlte, wirkte sie sehr zufrieden. Aber sie »erschlug« uns natürlich mit ihrem nicht zu bremsenden Rededrang. Es gab einen einzigen Trigger, der sie aus ihrer sprachlichen Endlosschleife ausbrechen lassen konnte: ihr Lieblingssänger Andreas Bourani. Der Popsänger wurde seit 2011 mit Songs wie »Nur in meinem Kopf« oder »Auf uns« (WM-Song der ARD für die Berichterstattung zur Fußball-Weltmeisterschaft 2014 in Brasilien) bekannt, ziemlich tolle Stimme, kennt man. Frau Z. war vielleicht sein größter Fan. Herzzerreißend, was passierte, wenn man seinen

Namen erwähnte: Sie hielt inne. Ihre Augen begannen zu leuchten. Sie rannte zu ihrem Wohnzimmerschrank, holte einen kleinen CD-Spieler. Sie spielte einen Song des Sängers ab – und sang mit. Voller Inbrunst und voller Leidenschaft. Und jedes Wort stimmte. Jede Textzeile hatte sie auswendig im Kopf und rezitierte sie vollständig und richtig. Für drei Minuten war die Sprachstörung wie verschwunden. Wenn meine Kolleginnen und ich uns manchmal an diese Situationen erinnern, sind wir immer noch berührt.

Für uns als Neuropsychologinnen waren die Besuche bei Frau Z. anstrengend, aber auch lehrreich, so eindrücklich war ihre Aphasie. Für ihre Kinder war die Situation natürlich eine andere, man kann sich kaum vorstellen, wie es ist, die eigene Mutter so verändert zu erleben. Die Töchter hatten ihre Mutter bei sich und eben auch nicht. Es gab keine Möglichkeit der Kommunikation, die Person, die diese Frau vor ihrer Erkrankung gewesen war, gab es nicht mehr. Die Familie lebte zusammen und doch errichtete die Demenz eine unüberbrückbare Mauer zwischen ihnen. Man kann nur hoffen, dass die Kinder gut über die Erkrankung aufgeklärt waren und das Verhalten ihrer Mutter richtig einordnen konnten. Wir hätten bei unseren Besuchen gern beraten, doch bekamen wir die Töchter nie zu Gesicht. Sie wollten an unseren Terminen nicht teilnehmen.

Mit Fortschreiten der Demenz wird es immer schwerer, einzuschätzen, ob jemand Einsicht in seine Erkrankung hat oder nicht. Wenn der Patient kaum mehr spricht, auch körperliche Pflege benötigt und sein Ich, seine Persönlichkeit und sein Wesen so sehr verändert scheinen, dass kaum mehr etwas übrig ist von dem Menschen, den man liebte, wünscht man ihm als Angehöriger fast, dass ihm das Störungsbewusstsein fehlt. Und das ist in Ordnung. Die Verzweiflung in Bezug auf das Wissen der unaufhaltsamen Krankheit ist für alle Beteiligten schwer auszuhalten. Also begleiten wir unsere Lieben als Besucher ihrer neuen Lebenswirklichkeit und lernen mit der Zeit, uns an kleinen Dingen zu erfreuen, die uns geblieben sind. Ein Lächeln zur Begrüßung am Morgen. Eine unerwartete Umarmung. Die Ausstrahlung von Zufriedenheit, selbst wenn sie nicht von dieser Welt scheint.

Abnehmende Körperhygiene

Der tägliche Gang ins Bad inklusive Duschen und Zähneputzen gehört genauso zum Alltag eines jeden selbstständigen, gesunden Menschen wie das Einnehmen von Mahlzeiten oder der Nachtschlaf. Was für uns alle selbstverständlich ist, kann für Demenzpatienten zur Herausforderung werden: entweder, weil das Hygienebedürfnis abnimmt oder die körperliche und geistige Verfassung zu schlecht ist, um sich noch selbst zu waschen und zu pflegen.

Als Angehörige einer Demenzpatientin habe ich zwar Erfahrung mit diesem Thema sammeln können, als ausgewiesene Expertin fühle ich mich dadurch aber nicht. Meine Großmutter lebte im Pflegeheim und wurde die meiste Zeit über dort pflegerisch versorgt, sodass ich selten in ihre Körperpflege involviert war. Die unzähligen Erzählungen der Angehörigen von Patienten in meinem Klinikalltag haben da schon eher meinen Horizont erweitert. Ich zolle ihnen allen größten Respekt. Einen geliebten Menschen zu pflegen oder pflegen zu lassen ist auf so vielen Ebenen herausfordernd.

Vor allem bei der frontotemporalen Demenz beobachten wir regelmäßig schon in frühen Stadien der Erkrankung ein Nachlassen der Körperhygiene, die nicht durch eine eigentliche Pflegebedürftigkeit zu erklären ist. Einmal untersuchte ich eine sehr junge Patientin mit einer Verhaltensvariante einer FTD in unserer Klinik. Frau S., eine bildhübsche Frau um die vierzig, war Lehrerin und wurde von ihrem Vater zu uns begleitet, während der Ehemann mit dem gemeinsamen Sohn zu Hause geblieben war. Ihre Krankheit äußerte sich dem ersten Anschein nach vor allem in einer eindrücklichen Denkzerfahrenheit sowie Impulsivität und zwanghaftem Verhalten. Die Pädagogin im Krankenstand saß auf ihrem Bett und erzählte auf Nachfrage so sprunghaft von ihren Beschwerden, dass es kaum möglich war, zu folgen. Sie begann einen Satz, brach ihn wieder ab, setzte erneut an, änderte das Thema, sprang auf und wollte zur Toilette, kam zurück, setzte sich, sprang wieder auf, ging wieder zu Toilette, suchte etwas zu essen, ging wieder zur Toilette. Sie wirkte wahnsinnig getrieben und konnte nur gelegentlich, aber dann durchaus adäquat, schildern, wie sie sich fühlte. Es bestand sogar eine zumindest eingeschränkte Krankheitseinsicht; Frau S. nahm ihren Zustand zwar nicht allumfassend wahr, aber dass etwas nicht stimmte, verbalisierte sie allemal. Und sie schien wirklich darunter zu leiden.

Der Vater der Patientin gab an, dass sich seine Tochter seit Monaten weigere, ihre Haare zu waschen. Die ehemals hüftlange, blonde Haarpracht war nur mehr ein völlig verfilzter Dutt an ihrem Hinterkopf und das schien Frau S. keineswegs zu stören. Zuhause bräuchte es die gemeinschaftliche Hilfe des Ehemanns, ihrer Mutter sowie von ihm selbst, um die Patientin ins Bad zu »bugsieren«, und das auch nur unter Anwendung von körperlichem Zwang. Man müsse Frau S. in die Wanne tragen und heftige Gegenwehr aushalten; mehr als einmal kurz Abduschen sei nicht möglich. An ihren Kopf dürfe gar kein Wasser mehr, sie reagiere fast panisch darauf. Deshalb seien die Haare auch schon seit Monaten nicht mehr gewaschen oder gebürstet worden. Ein Schamgefühl besitze Frau S. nicht mehr, weshalb es grundsätzlich kein Problem sei, dass die ganze Familie bei der täglichen Hygiene im Einsatz sei. Aber der heftige Widerwillen sei kaum zu bändigen. Nur mit viel Zuspruch und einer Aussicht auf Süßigkeiten lasse Frau S. das Gröbste zu.

Wirkt ein Patient eher trotzig als kognitiv eingeschränkt, unterhält sich in der einen Minute völlig normal mit Ihnen und schafft es dann nicht, wenigstens einmal in der Woche freiwillig zu duschen, können diffuse, ambivalente und belastende Gefühle die Beziehung zwischen Ihnen und dem Betroffenen stören. So mancher Angehöriger hat gar das Gefühl, es stecke ein Kalkül hinter dem Verhalten der erkrankten Person. Man denke, dass diese sich absichtlich gehen ließe und sich nur nicht »aufraffen« wolle, sich um sich selbst zu kümmern. Solche Fehleinschätzungen kenne ich auch aus meiner Tätigkeit als Psychologin. Manche Patienten haben eine ungeheure Gabe, in sozialen Situationen und bei Anwesenheit Fremder eine derart unauffällige Fassade aufrechtzuerhalten, dass man fast infrage stellen möchte, dass hier eine Erkrankung vorliegen könnte. So schwer es auch für einen gesunden Menschen zu begreifen ist: Wer an einer Demenz erkrankt ist, kann einen nachlassenden Willen zur Körperhygiene nicht bewusst steuern.

Viele Patienten mit neurodegenerativen Erkrankungen, bei denen das Frontalhirn beteiligt ist, verlieren das Gespür für ausreichende Körperpflege. Daneben kann es aber auch ein viel »basaleres« Unvermögen aufgrund von Gedächtnis- oder Koordinationsstörungen sein, das solche alltäglichen Handlungsabläufe erschwert. Menschen mit einer Alzheimer-Demenz können den täglichen Gang ins Bad schlichtweg vergessen. Im Verlauf der Erkrankung können zielgerichtete Bewegungen erschwert sein, sodass beispielsweise die Arm-Bein-Koordination beim An- und Ausziehen unmöglich wird. Für uns selbstverständliche Handgriffe wie der zur Zahnbürste oder das Zähneputzen selbst können immer mehr zu einem Kraftakt werden. Je nach Erkrankungsschwere und den damit verbundenen kognitiven und körperlichen Einschränkungen brauchen die Patienten unsere Hilfe. Und bitte glauben Sie mir: Es ist vollkommen in Ordnung, wenn Sie die Körperpflege bei Ihrem Partner oder Elternteil oder wer auch immer erkrankt ist, nicht selbst übernehmen können. Niemand sollte sich schlecht fühlen, wenn er für sich selbst eine bestimmte Grenze ziehen muss und Hilfe von außen in Anspruch nehmen möchte. Oft ist es für eine Beziehung sogar sehr entlastend, wenn die Körperpflege von einem Pflegedienst übernommen wird. Während Ihr Familienmitglied dann morgens mit einem Pfleger oder einer Pflegerin im Bad ist, können Sie das gemeinsame Frühstück vorbereiten. Der Betroffene assoziiert Sie nicht mit seiner vielleicht schambehafteten Hilflosigkeit, sondern freut sich darauf, mit Ihnen einen Kaffee zu trinken.

Meine Großmutter konnte sich grundsätzlich noch selbst anziehen, doch hätte sie jeden Tag die gleiche Kleidung verwendet, hätte man ihr nicht jeden Morgen frische Wäsche aufs Bett gelegt. Ich musste oft lachen, wenn sie wieder denselben selbstgestrickten Wollpullover trug; irgendwie war der halt auch ein Stück Identität, die sie sich da rigoros bewahren wollte. Meine Oma hat so viel und gern gestrickt in meiner Kindheit. Dieses Kleidungsstück zu tragen war doch immer auch irgendwie eine Erinnerung an ihr früheres Ich. Zumindest habe ich das so empfunden.

Meine Großmutter konnte sich auch noch selbst waschen, doch wirkte das eher wie bei einem kleinen Kind, das widerwillig einmal kurz mit dem feuchten Waschlappen übers Gesicht fährt. »Katzenwäsche« nannte das mein Vater immer, als ich klein war. Also musste man ihr zur Hand gehen, sie unter die Dusche stellen und dafür sorgen, dass sie auch wirklich Seife verwendete. Wenn nötig, hatte ich kein Problem damit, ihr bei der Körperpflege zu helfen, ich gewöhnte mich damals schnell daran. Scham war unnötig, weil sie selbst keine mehr empfand. Dieses »Glück« haben jedoch nicht alle Menschen in dieser Situation. Viele Patienten reagieren wütend oder aggressiv, wenn sich eine nahestehende Person in die tägliche Körperpflege einmischen will.

Es ist gut und richtig, die Patienten so lange wie möglich so viel wie möglich selbst machen zu lassen. Jedoch müssen Rahmenbedingungen geschaffen werden, die das Unfallrisiko minimieren. Viele Patienten sind unsicher auf den Beinen, haben Gleichgewichtsstörungen und stürzen schnell. Eine Stufe in die Dusche kann da schon eine enorme Gefahr bedeuten. Ein rutschiger Fliesenboden genauso. Mit der Einstufung in einen Pflegegrad haben Sie den Anspruch auf Zuschüsse zu »Wohnumfeld verbessernden Maßnahmen«. Sollte Ihr Bad nicht behindertengerecht sein, lassen Sie es anpassen. Der Zuschuss beträgt (Stand Januar 2020) bis zu viertausend Euro. Das reicht meist nicht aus, ist aber dennoch ein guter Anfang.

Mit steigender Pflegebedürftigkeit wird gerade die tägliche Zahnhygiene zur Herausforderung. Die Studienlage zur oralen Gesundheit bei Patienten mit Alzheimer-Demenz weist darauf hin, dass Patienten nicht nur signifikant häufiger unter Karies oder Parodontose leiden als Gesunde, sondern auch eine Verschlechterung der Werte im Verlauf der Erkrankung auftritt. FTD-Patienten weisen vermehrt kariöse Veränderungen auf, was mit einem veränderten Essverhalten und vor allem dem vermehrten Drang nach süßen Speisen zusammenhängen könnte. In einem späteren Stadium der Erkrankung, wenn die Körperpflege gänzlich übernommen werden muss und der Patient vielleicht auch keine spontansprachlichen Äußerungen mehr tätigen kann, werden Zahnprobleme oft zu spät erkannt. Dann sind größere Eingriffe kaum vermeidbar, um Zahnschmerzen zu beheben und die Lebensqualität des Patienten zu erhalten.

Sturzneigung

Zu Beginn meines Berufslebens habe ich mich oft gewundert, dass meine ärztlichen Kollegen ihre Patienten fragen, ob sie schon einmal gestürzt seien und wenn ja, ob dies häufiger vorkomme. Mir war damals nicht bewusst, welche Relevanz das Thema für viele Patienten hat. Tatsächlich nehmen schon etwa ab dem fünfzigsten Lebensjahr Muskelkraft, Ausdauer, Balance und Beweglichkeit ab und erhöhen das Risiko zu stürzen – steuert man nicht durch regelmäßiges Training entgegen. Auch die Sehfähigkeit und das Herzkreislaufsystem verändern sich mit zunehmendem Alter und können die Gehsicherheit reduzieren. Das alles ist als Teil des normalen Alterungsprozesses erst einmal per se nicht dramatisch und beeinflusst den einen früher, den anderen später auf eher marginale Weise. Wer sich regelmäßig bewegt, seine Muskulatur trainiert und Gymnastik macht, kann das Sturzrisiko effektiv minimieren. Kommen jedoch zusätzlich Krankheit oder Medikamente, welche die Reaktionsfähigkeit einschränken, ins Spiel, kann die Sturzneigung zu einem alltagsrelevanten Problem werden, das sich im Verlauf schwer kontrollieren lässt.

Jeder Dritte über fünfundsechzig Jahre stürzt mindestens einmal im Jahr, die Hälfte davon sogar mehr als einmal.[24] In 10 bis 15 Prozent der Fälle verletzen sich die Senioren dabei ernsthaft, am häufigsten sind dabei Hüft- und Oberschenkelhalsbrüche zu beobachten. Tatsächlich wird eine Oberschenkelhalsfraktur in der Allgemeinbevölkerung oft mit großem Bedauern aufgenommen, verbunden mit einem vermeintlichen Wissen, dass es nun mit der betroffenen Person »abwärts gehe«. Mir ging das früher nicht anders. Wenn man in meiner Familie über einen älteren Bekannten sprach, der durch einen Sturz eine solche Fraktur erlitten hatte, betrauerten wir die Situation. Ich hätte damals nie begründen können, wieso überhaupt.

Heute weiß ich, dass die Sorgen um den Allgemeinzustand eines Patienten in solch einem Fall gar nicht so weit hergeholt sind, wenngleich es auch viele Beispiele zu berichten gäbe, in denen sich Patienten mit Oberschenkelhalsfrakturen auch in hohem Lebensalter wieder sehr gut erholt hatten. Morbiditätsfolgen können beispielsweise Thrombosen, Embolien, Hüftkopfnekrosen oder Infektionen sein. 50 Prozent der Patienten benötigen nach der Fraktur zumindest zeitlich begrenzt Pflege, 10 bis 30 Prozent bleiben gar pflegebedürftig.

Besondere Bedeutung kommt in diesem Zusammenhang dem »Frailty-Konzept« zu. »Frailty« meint den Grad an Gebrechlichkeit im Alter, der als Risikofaktor erhöhte Komplikations- und Sterblichkeitsraten, verlängerte Krankenhausaufenthalte und soziale Einschränkungen verursacht.[25] Gründe sind eine Minderung physiologischer Reserven und eine nachfolgende erhöhte Vulnerabilität gegenüber Stressfaktoren. Die Minderung körperlicher beziehungsweise funktioneller Fähigkeiten beinhaltet ungewollten Gewichtsverlust, Erschöpfung, Muskelschwäche, langsame Gehgeschwindigkeit und verminderte körperliche Aktivität.

Ich versuche hier die Entstehung von Gebrechlichkeit und ihre Folgen mithilfe eines imaginären Beispiels grob zu erklären: Herr A. ist achtzig Jahre alt, erfreute sich zeitlebens guter Gesundheit, war sportlich. Der Alterungsprozess ging dennoch natürlich nicht spurlos an ihm vorüber, er leidet unter Arthrose im Kniegelenk und unter den Nachwehen eines vor Jahren festgestellten Bandscheibenvorfalls. Er würde jetzt nicht mehr unbedingt in der ersten Mannschaft des heimischen Fußballvereins aufgestellt werden, dennoch fühlt er sich im Großen und Ganzen fit und bewegt sich gern – bis er eines Winters auf spiegelglatter Straße stürzt und eine schmerzhafte Rückenprellung erleidet. Die Folge sind wochenlange starke Bewegungseinschränkungen, jeder Schritt und sogar jedes tiefe Einatmen lösen so starke Schmerzen aus, dass Herr A. zwei Wochen fast nur liegen kann. Diese Zeit führt bei dem Patienten zu einer nicht zu stoppenden Abwärtsspirale seines Allgemeinzustands, die in eine allgemeine Gebrechlichkeit münden wird.

Zuerst führt die fehlende Bewegung zu einem Abbau von Muskelmasse und Muskelkraft. Daraufhin wird die maximale Sauerstoffaufnahmekapazität reduziert, die Stoffwechselrate sowie der Energieverbrauch nehmen ab. Eine herabgesetzte Muskelkraft verändert wiederum die Ganggeschwindigkeit, Herr A. kann nach dem wochenlangen Rumliegen nur noch viel kürzere Strecken gehen als vor dem Sturz und reduziert aufgrund dieser »Behinderung« sein Aktivitätsniveau, um diesem Umstand Rechnung zu tragen. Durch das reduzierte Aktivitätsniveau nimmt der Patient weniger Nahrung zu sich, weil er eben auch weniger braucht. Weniger essen bedeutet, genauso wie fehlende Bewegung, einen weiteren Abbau von Muskelmasse und Muskelkraft. Das Laufen wird noch beschwerlicher. Die Gehstrecken werden noch kürzer. Ein Gewichtsverlust setzt ein. Herr A. fühlt sich zunehmend erschöpft. Er baut ab. Am Ende wirkt der früher so sportliche, aktive Senior gebrechlich und krank.

Ich glaube, dass Oberschenkelhalsbrüche oft deshalb so fatal sind, weil sie genau diese »Frailty« beziehungsweise Gebrechlichkeit begünstigen. Umso wichtiger sind aktivierende therapeutische Maßnahmen, um den Patienten so schnell wie möglich den Weg zurück in die Mobilität zu ermöglichen.

Eine erhöhte Sturzgefahr ergibt sich nicht nur aus einer Abnahme des Allgemeinzustands. Auch neurologische Ursachen, wie sie beispielsweise bei der Parkinson-Erkrankung eintreten, sind möglich. Demenzformen wie die frontotemporale Demenz oder die Demenz bei Lewy-Körperchen, die mit Parkinson-Symptomen einhergehen können, sind häufig von Gangstörungen begleitet, die sich unter anderem durch eine Bewegungsverlangsamung, ein vermindertes Mitschwingen der Arme oder einen kleinschrittigen, schlurfenden Gang auszeichnen können.

Schon niedrige Absätze oder Bodenschwellen können zu Stürzen führen. Bei vornübergebeugter Haltung braucht es diese jedoch nicht einmal, um den Patienten das Gleichgewicht verlieren zu lassen. Wichtig ist es, im Alltag »Stolperfallen« zu reduzieren und das Sturzrisiko zu minimieren. Teppiche zu entfernen. Wenn möglich Handläufe an den Wänden zu installieren. Hilfsmittel wie Rollatoren anzubieten. Der Patient soll seine Bewegungseinschränkung nicht noch weiter »kultivieren«, sondern Spaß an der Bewegung behalten. Dies ist umso schwerer, als dass viele Patienten nach Sturzereignissen Ängste entwickeln und sich gerade deshalb immer noch weniger bewegen.

Wer unsicher beim Gehen ist, muss normalerweise gestützt werden, wenn kein anderes Hilfsmittel zur Hand ist. Viele Betroffene gewöhnen sich daran, sich beim Angehörigen unterzuhaken oder sich von diesem stabilisieren zu lassen. Wer schon einmal mit einem gehbehinderten Menschen spazieren gegangen ist, weiß, dass dies für die Begleitperson nicht immer ohne Kraftaufwand geht. Das Ganze kann körperlich sogar sehr anstrengend sein.

Die mitunter große Dramatik häufiger Stürze erlebte ich eindrücklich bei einem älteren Ehepaar aus dem Schwarzwald, das sich ab 2015 regelmäßig in unserer Ambulanz einfand. Herr und Frau T. waren beide Ende siebzig und strahlten auf den ersten Blick eine beneidenswerte Fitness aus. Als begeisterte Wanderer verbrachten sie ihre Zeit am liebsten an der frischen Luft, um ausgiebige Touren zu gehen. Über fünfzig Jahre bestritt dieses Paar schon gemeinsam und wirkte dabei auf zauberhafte Weise glücklich. Nicht ohne Stolz erzählte mir Frau T. die Lebensgeschichte ihres Ehemanns und hielt dabei voller Selbstverständlichkeit seine Hand. Sie war eine elegante Frau mit langem, blondem Haar, dezentem, geschmackvollem Make-up und einer wundervollen Ausstrahlung. Und da sage noch einer, in dem Alter seien Frauen nicht attraktiv! Ich fand sie großartig.

Herr T. wirkte eher verschlossen, was aber nicht weiter verwunderlich war, denn seine nachlassenden kognitiven Leistungen waren der Anlass des Besuchs in unserer Gedächtnissprechstunde. Er wirkte kerngesund – bis er versuchte, sich am Gespräch zu beteiligen. Tatsächlich litt er zu diesem Zeitpunkt unter einer zunehmenden Sprachstörung, die wir letztendlich als neurodegenerativ und speziell als nicht-flüssige Variante einer primär progredienten Aphasie einordneten. Das Hauptsymptom oder besser gesagt das einzige Symptom bei ihm war scheinbar eine massiv eingeschränkte Artikulationsschärfe, die spontansprachliche Äußerungen so schwer verständlich machten, dass das Gesagte oft erraten werden musste.

Wir lagen da im Nachhinein nicht ganz richtig. Herr T. entwickelte nämlich nach seinem ersten Besuch innerhalb kürzester Zeit immer ausgeprägtere körperliche, parkinsonartige Symptome, welche die sprachlichen Auffälligkeiten bald übertrafen. Bei seinem nächsten Termin etwa sechs Monate später wirkte er schon deutlich unsicher beim Gehen, musste von seiner Frau gestützt werden, konnte sich nur unsicher in den Stuhl fallen lassen. Allein aufzustehen war gar nicht mehr möglich, seine Augen wirkten starr, seine Reaktionen waren stark verzögert. Wir mussten ein atypisches Parkinson-Syndrom in Betracht ziehen, das zum Spektrum der frontotemporalen Lobärdegenerationen gehört. Man kann sich kaum vorstellen, was dies für einen Menschen bedeutet, der sich zeitlebens leidenschaftlich gern bewegt hat und sportlich gewesen ist.

Herr T. war sich seiner Einschränkungen vollumfänglich bewusst und litt sehr darunter. Das wiederum führte auch bei seiner Frau zu großer Verzweiflung. Sie lebten seit über dreißig Jahren im ersten Stock eines Mehrfamilienhauses ohne Aufzug und konnten sich nicht vorstellen, diese Wohnung nun aufzugeben. So viele Erinnerungen hingen an diesem Zuhause, ein halbes Leben hatten sie dort verbracht. Wer kann es ihnen verdenken?

Die Symptomatik schritt rasch voran und Herr T. stürzte immer häufiger. Oft verletzte er sich dabei so schwer, dass er im Krankenhaus behandelt werden musste. Man muss sich bewusst machen, dass ein Patient mit Parkinson-Symptomen wirklich »einfach umfällt«, ohne irgendeine Chance zu haben, sich abzustützen und so den Aufprall abzumildern. Herr T. fiel unzählige Male ungebremst auf den Kopf. Platzwunden waren da noch das kleinste Übel.

Seine Frau versuchte, die Wohnung von Stolperfallen zu befreien, versuchte, immer da zu sein, wenn ihr Mann aufstehen wollte, aber es ist praktisch unmöglich, jede einzelne Sekunde des Tages im selben Raum zu verbringen. Man muss mal auf die Toilette. Muss mal duschen. Kochen. Den Müll rausbringen. Und das sind ja nur die elementarsten Tätigkeiten. Frau T. legte ihr eigenes Leben komplett auf Eis, um rund um die Uhr für ihren Mann da zu sein und ihn liebevoll zu pflegen. Dennoch reichten die kleinen Momente der Trennung immer wieder für schwere Stürze aus. Herr T. wollte einfach auch nicht wahrhaben, dass er allein nicht mehr gehen konnte. Also versuchte er immer wieder, selbstständig aufzustehen, und provozierte dadurch ein ums andere Mal Sturzereignisse.

So etwas macht mürbe. So etwas laugt aus. Frau T. wagte kaum mehr zu duschen, um ja nicht zu verpassen, wenn ihr Mann aufstehen wollte. Die Situation war verheerend. Der Umstand, dass in ihrem Haus kein Aufzug vorhanden war, verschlimmerte alles noch enorm. Treppen zu gehen, gefährdete nicht nur den Betroffenen, sondern die Ehefrau ebenfalls, denn sie musste sich mit vollem Gewicht gegen ihren Mann stemmen, wenn dieser nach unten oder oben zu gehen versuchte. Hätte sie das Gleichgewicht nicht halten können, wären sie beide gestürzt. Die körperliche und psychische Belastung der Ehefrau war gewaltig. Ich konnte ihnen irgendwann keine »schlauen« Ratschläge mehr geben. Die Situation war nicht zu lösen, so lange sie darauf bestanden, in dieser Wohnung zu bleiben.

Am Ende blieb nur noch die Option, Herrn T. in ein Heim zu geben. Seiner Ehefrau war klar, dass sie am Ende ihrer Kräfte angelangt war, und dennoch litt sie wie ein Hund unter der erzwungenen Trennung von ihrem Mann. Es war herzzerreißend. Ich versuchte sie zu bestärken, denn sie hatte die richtige Entscheidung getroffen. Dennoch muss man auch verstehen, dass nach über fünfzig Jahren Ehe ein Leben ohne den anderen unvorstellbar ist.

Wenn der Betroffene nicht in Hilfsangebote passt

Angehörigen von Demenzpatienten stehen für die häusliche Pflege eine Fülle an Entlastungsmöglichkeiten zur Verfügung. Tagespflegeeinrichtungen, Sozialdienste oder Nachbarschaftshilfevereine sollen den pflegenden Angehörigen Freiräume schaffen, um Überlastung und Überforderung zu vermeiden. Eine Versorgung der Erkrankten zu Hause ist nur dann langfristig sichergestellt, wenn den Pflegenden nicht die Möglichkeit genommen ist, auch ein eigenes Leben zu führen – gut gemeinte Selbstaufgabe führt in vielen Fällen irgendwann zu körperlichen und psychischen Beschwerden, egal wie gut gewappnet man sich für eine häusliche Pflege fühlte. Umso wichtiger ist, dass die an Demenz Erkrankten in niederschwellige Entlastungsangebote eingebunden werden, die den Angehörigen zumindest stundenweise einmal Zeit zum Durchatmen erlauben. Was aber, wenn die Betroffenen da nicht hineinpassen? Meine Arbeit ließ mich erfahren, dass das Vorhandensein von Unterstützungsmöglichkeiten leider nicht per se bedeutet, dass diese auch in jedem Fall greifen.

Demenzerkrankungen können von ganz unterschiedlichen Verhaltensstörungen begleitet sein, die den Umgang mit den Patienten erschweren und gerade eine gruppengebundene Betreuung unmöglich machen können. Tagespflegeangebote sind oft sensible Konstrukte, denn die dort betreuten Gruppen sind sehr heterogen. Nicht alle Tagesgäste leiden an einer Demenzerkrankung, auch kognitiv unbeeinträchtigte Senioren nehmen solche Angebote wahr. In der Folge sind auch die Bedürfnisse der Gäste sehr unterschiedlich. Schwierig wird es oftmals, wenn Betroffene an einer schon fortgeschritteneren oder primär durch Verhaltensalterationen definierten Demenz leiden und an Gruppenangeboten nicht mehr adäquat teilnehmen können, weil sie die angebotenen Beschäftigungen nicht umsetzen können. Fachkräfte und ehrenamtliche Helfer sind darauf angewiesen, für die Gruppen gemeinsame Mahlzeiten und Aktivitäten so umsetzen zu können, dass sie dem Anspruch der Betreuung und Aktivierung gerecht werden können.

Stellen Sie sich vor, ein Demenzpatient entwickelt eine psychomotorische Unruhe und einen massiven Laufdrang, was es ihm schon zu Hause unmöglich macht, nur zehn Minuten während des Frühstücks ruhig am Tisch sitzen zu bleiben. Er setzt sich, springt wieder auf, läuft zur Tür, kommt zurück, läuft wieder weg – und so weiter und so fort. Egal, wie oft man ihn bittet, sitzen zu bleiben, es besteht keine Einsichtsfähigkeit mehr und alles Betteln und Flehen bleibt ungehört. Wo schon zu Hause die Belastbarkeit und Geduld der pflegenden Angehörigen hart auf die Probe gestellt wird, können auch Tagespflegeeinrichtungen an die Grenzen des Machbaren kommen. In Gruppenbetreuungen kann solch ein Verhalten oft nicht aufgefangen werden, weil die Kapazitäten fehlen, einem einzelnen Teilnehmer so viel Aufmerksamkeit zu schenken, dass es realisierbar wäre, mit ihm zusammen seinem Laufdrang nachzugeben. Die anderen Gruppenteilnehmer können durch die Unruhe eines Einzelnen nervös werden und sich unwohl fühlen, die Akzeptanz für die Tagespflege kann abnehmen. Am Ende bleibt der Gruppenleitung nichts anderes übrig als die Angehörigen des Betroffenen zu bitten, ihn aus der Einrichtung zu nehmen.

Es gibt eine Vielzahl von Verhaltensstörungen, die im Gruppenkontext jegliche Arbeit verkomplizieren können. Dazu gehören neben dem eben beschriebenen starken Laufdrang beispielsweise auch beständige Lautäußerungen von Patienten in einem späteren Demenzstadium wie stundenlanges Um-Hilfe-Rufen oder echoartiges Wiederholen von Gesprächsfetzen. Manche Betroffene können soziale Konventionen und Regeln nicht mehr einhalten, sind übergriffig und nehmen sich einfach Dinge anderer Gäste. Wieder andere verweigern sich grundsätzlich allen Aktivitäten in der Gruppe, weil sie sich vielleicht nicht wohlfühlen und gar nicht gern in die Tagespflege kommen. Junge Demenzpatienten können schon allein aufgrund ihres Alters zu Irritationen bei den anderen Teilnehmern führen.

Wann ein Patient »zu herausfordernd« für eine Tagespflegeeinrichtung ist, ist gewiss nicht pauschal vorherzusehen. Kommt es tatsächlich zu so einer Situation, kann ich die Wut und Verzweiflung der Angehörigen gut verstehen. Die Einrichtungen selbst können im Normalfall jedoch nichts dafür. Ich bin der festen Überzeugung, dass sie ihr Bestes tun. Das Problem beginnt in der Politik, die im Rahmen des bestehenden Pflegegefüges keine Alternativen bietet, außer die Patienten zu Hause zu betreuen oder – wenn das gar nicht mehr geht – einen geeigneten Heimplatz zu suchen. Aber selbst das ist nicht immer einfach, denn auch dort kann ein Patient abgelehnt werden.

Ich versuche immer, Verständnis für alle Seiten aufzubringen. Sehe die Nöte der Angehörigen ebenso wie die Nöte der Pflegeeinrichtungen. Weiß um die große Verantwortung der Politik und ihr Dilemma, es theoretisch jedem recht machen zu müssen. Dennoch darf man an dieser Stelle vielleicht einfach mal stehen lassen, dass unser Pflegesystem tatsächlich Schwächen hat und manches schlecht gelöst ist. Punkt.

Auch die Möglichkeit zur Kurzzeitpflege soll pflegenden Angehörigen Sicherheit und Entlastungsräume schaffen sowie akute Krisensituationen überbrücken helfen. Für kurze Zeit wird der Patient in eine vollstationäre Pflege gegeben, beispielsweise nach einem Krankenhausaufenthalt, wenn der Betroffene noch nicht wieder fit genug für eine häusliche Pflege ist. Oder wenn die Pflegebedürftigkeit akut zunimmt und die Angehörigen den zusätzlichen Pflegebedarf nicht auffangen können. Oder wenn die Angehörigen selbst krank sind oder einfach eine Auszeit brauchen. Kurzzeitpflege ist auf sechsundfünfzig Tage im Jahr begrenzt und wird ab Pflegegrad 2 von den Pflegekassen bezuschusst.

Tatsächlich gibt es gerade unter Patienten, die körperlich fit und aktiv, unter Umständen auch noch relativ jung sind, Fälle, für die ein Kurzzeitpflegeplatz keine gute Lösung darstellt. Ich erinnere mich an den an Demenz erkrankten Herrn D., einen Mann Anfang fünfzig, der zu Hause von seiner Schwester und deren Ehemann liebevoll versorgt, betreut und später gepflegt wurde. Er war im Alltag auf Hilfe, aber vor allem auf Struktur angewiesen. Wurde er von vertrauten Personen in reizarmer Umgebung beschäftigt, ging es ihm merklich gut und er wirkte entspannt. Seine Schwester bot ihm körperliche Nähe, die er sehr brauchte, hielt seine Hand und reagierte besonnen und rechtzeitig, wenn ihr Bruder etwas zu brauchen schien. So ging sie mit ihm unzählige Male am Tag zur Toilette und konnte so einer Inkontinenz entgegensteuern. In der Kurzzeitpflege jedoch, wenn er als Teil der Stationsgruppe mit anderen Bewohnern beispielsweise Zeitung lesen oder kochen sollte, reagierte er mit innerer Unruhe und Verwirrtheit, war in der Gemeinschaft überfordert und gestresst und vor allem an Wochenenden, an denen kein Tagesprogramm stattfand, auch für das dortige Pflegepersonal herausfordernd. Ohne Eins-zu-eins-Betreuung in vertrauter Umgebung wirkte Herr D. desorientiert und verloren. Eigentlich hatte das Kurzzeitpflegeangebot den Angehörigen zum Durchatmen dienen sollen. Doch letztendlich führten die negativen Auswirkungen nach der stationären Pflege zu einem unweit höheren Betreuungs- und Pflegeaufwand. Herr D. offenbarte nach jedem Aufenthalt erhebliche Rückschritte, war plötzlich inkontinent oder lief Tag und Nacht den Gang auf und ab. Es brauchte stets Wochen, bis er wieder in einen für ihn normalen Tagesrhythmus zurückfand. So sah die Familie am Ende von diesem Angebot ab.

Es gibt Lücken in den angebotenen Entlastungsleistungen, die so manchen pflegenden Angehörigen vor unlösbare Aufgaben stellen. Muss der Erkrankte gänzlich zu Hause betreut, in vielen Fällen ständig beobachtet und im Verlauf auch pflegerisch unterstützt werden, ist eine Vollzeitberufstätigkeit der oder des Angehörigen kaum möglich. Also muss die Person ihre Arbeitszeit reduzieren und das finanzielle Budget der Familie wird geringer.

Eine Bestandsaufnahme: Bei Pflegegrad 2 erhält der Pflegebedürftige seit 2017 316 Euro monatlich, der höchste Pflegegrad 5 wird mit 901 Euro bemessen.[26] Dieses Geld wird ausbezahlt, wenn Angehörige, Freunde oder Bekannte die häusliche Betreuung übernehmen. Werden die Nahestehenden durch einen professionellen Pflegedienst unterstützt (beispielsweise für die tägliche Körperpflege oder Medikamentengabe), wird das Pflegegeld um den Prozentsatz gekürzt, zu dem diese sogenannten Pflegesachleistungen in Anspruch genommen werden. Lebt der Betroffene dauerhaft in einer stationären Einrichtung, zahlt die Pflegekasse ab dem Pflegegrad 2 Leistungen an das Pflegeheim. Diese liegen bei 770 Euro bei Pflegegrad 2 und 2005 Euro bei Pflegegrad 5.[27]

Finanzielle Leistungen für häusliche oder stationäre, professionelle Pflege sind also sehr unterschiedlich bemessen. Fällt nun ein Patient aufgrund besonders herausfordernder Symptome aus ambulanten Betreuungsangeboten und ist beispielsweise der berufstätige Partner mit der Sorge und Pflege um den Betroffenen gänzlich allein gelassen, bleibt ihm nichts anderes übrig, als seine Arbeitszeit zu reduzieren oder komplett aus dem Beruf auszuscheiden, um die häusliche Pflege zu garantieren. Das Pflegegeld reicht dabei bei Weitem nicht aus, um das reduzierte oder ausbleibende Einkommen zu kompensieren. Die Folge: Zusätzliche Sorgen um die finanzielle Lage der Familie, fehlende Rentenbeiträge für die eigene Zukunft, drohende Altersarmut. Würde ein pflegender Angehöriger ähnlich wie eine Pflegeeinrichtung »bezahlt«, könnten viel mehr Menschen ihren Beruf ruhen lassen, um zu Hause zu pflegen.

Wenn Hilfe abgelehnt wird

Als ich begonnen habe, mir über die Inhalte dieses Buches Gedanken zu machen, ging ich eigentlich immer davon aus, dass Patienten und deren Angehörige auf Unterstützung hoffen und sie brauchen. Selbst als ich den Schreibprozess fast beendet hatte, dachte ich immer noch keine Sekunde lang darüber nach, was ist, wenn Hilfe gar nicht gewünscht oder gewollt ist. Kurz vor Fertigstellung des letzten Kapitels erreichten mich zufällig fast gleichzeitig verschiedene Nachrichten von Angehörigen, die mir davon berichteten, dass ihre Eltern oder andere nahestehende Personen trotz hohen Alters und zunehmender Gebrechlichkeit jegliche Unterstützung von außen ablehnen. Was können Sie in so einem Fall tun?

Versuchen wir, uns in die Lage solcher Menschen zu versetzen. Stellen Sie sich vor, Sie leben mit Ihrem Partner fast Ihr ganzes Leben lang zusammen, ziehen gemeinsam Kinder groß, die Ihnen später zauberhafte Enkel schenken. Sie überstehen alle Hürden des Lebens gemeinsam, gehen irgendwann in Rente, richten es sich zu Hause gemütlich ein, werden siebzig, fünfundsiebzig, achtzig Jahre alt – und dann wird Ihr Partner krank. Er wird vergesslich und gebrechlich, sitzt den ganzen Tag nur noch in seinem Fernsehsessel, kann kaum noch allein aufstehen, die Gehstrecke ist trotz Rollator so verkürzt, dass es sich kaum lohnt, noch das Haus zu verlassen. Ihre Kinder kümmern sich um die Einkäufe, weil Sie schon vor ein paar Jahren nach ein paar harmlosen Auffahrunfällen beschlossen haben, nicht mehr zu fahren. Seit Jahrzehnten haben Sie den gleichen Hausarzt, der Sie regelmäßig sieht und dem Sie blind vertrauen – einer fachärztlichen Untersuchung stimmen Sie höchstens zu, wenn Besuche bei Zahnarzt oder Urologen anstehen. Seit Jahrzehnten leben Sie schon in Ihrem Eigenheim, das klein, aber fein ist, etwas in die Jahre gekommen, aber irgendwie ist es ja jetzt auch zu spät, noch etwas zu ändern. Die Veränderungen Ihres Partners sind irgendwann so prekär, dass Sie ihn keine Sekunde mehr aus den Augen lassen können. Steht er allein auf, besteht die Gefahr, er könne stürzen. Der Weg zur Toilette führt jedes Mal in den ersten Stock in das einzige Bad des Hauses. Treppensteigen ist für Ihren Partner eine ziemliche Tortur, noch dazu wären Sie selbst gefährdet, wenn er stürzen würde. Sie stehen nämlich bei jedem Schritt hinter ihm und reden sich ein, ihren Partner auffangen zu können, sollte er das Gleichgewicht verlieren. Ihr Bad ist nicht behindertengerecht, keine begehbare, barrierefreie Dusche, nur eine schmale Badewanne, die ein fast unüberwindbares Hindernis für Ihren körperlich eingeschränkten Mann darstellt. Aber wie schon gesagt, ein Umbau würde sich Ihrer Meinung nach nicht mehr rentieren, immerhin sind Sie inzwischen fünfundachtzig, Ihr Partner sogar fast neunzig.

Die zunehmende demenzielle Entwicklung Ihres Mannes nimmt herausfordernde Züge an, inzwischen ist er nicht nur vergesslich, sondern auch gereizt und misstrauisch. Sie können ihm nichts mehr recht machen und er Ihnen auch nicht; wenn er aufgrund der Demenz vor sich hin fantasiert und beispielsweise das Haus verlassen will, weil er denkt, er treffe gleich seine Kollegen, macht Sie das wütend. Sie verstehen dies nicht als Teil seiner Krankheit, weil Sie nicht genau wissen, was Ihrem Mann fehlt. Eine Diagnose gibt es nicht, Sie gehen nur zu Ihrem Hausarzt und das reicht Ihnen. Sie belehren Ihren Mann, dass er schon lange in Rente sei und er jetzt ganz sicher keine Kollegen treffe; die meisten seien doch schon lange tot, ob er bescheuert sei? Ihr Partner reagiert wütend, will sich nicht abbringen lassen, was wissen Sie schon! Er geht Sie regelmäßig an, jeglicher wertschätzender Umgang ist wie ausradiert. Sie ertragen jeden Tag vierundzwanzig Stunden lang seine Launen, kümmern sich um den Haushalt, laufen ihm hinterher, ziehen ihn morgens an und abends aus, begleiten ihn zur Toilette und waschen ihn, lassen sich rumkommandieren und beleidigen. Sie sind fix und fertig.

Dann kommen eines Tages Ihre Kinder zu Besuch und tauschen unsichere Blicke, bevor sie Ihnen eröffnen, dass es Zeit sei, Hilfe von außen zu holen, da Sie beide allein nicht mehr klarkämen. Es sei das Beste, einen Pflegedienst zu organisieren. Auch das Treppensteigen sei hochgefährlich, Sie könnten vielleicht gar nicht mehr in diesem Haus bleiben. Sie sind wie vor den Kopf gestoßen. Fremde Leute ins Haus zu lassen kommt nicht infrage! Ein Badumbau würde Wochen oder gar Monate dauern, auch das ist absolut inakzeptabel. Selbst eine Verlegung des Schlafzimmers ins Erdgeschoss kommt Ihnen wie eine Strafe vor. Sie lehnen alles ab. Sie kamen immer allein zurecht, dann würden Sie das jetzt auch schaffen, so schlecht laufe es ja gar nicht und Ihr Mann sitze eh viel in seinem Sessel ...

Beispiele wie dieses habe ich in letzter Zeit öfter gehört. Meist sind es die Kinder, die ihre Eltern nicht dazu bringen können, sich helfen zu lassen. Und tatsächlich scheint diese Situation erst einmal unlösbar. Hilfe kann in so einem Fall kaum aufgezwungen werden. Die Frau aus dem Beispiel kann einen bestellten Sozialdienst einfach wieder kündigen, wenn sie selbst kognitiv fit, geschäftsfähig und somit entscheidungsberechtigt ist. Natürlich ist eine Möglichkeit, einfach noch so lange mit Entlastungsleistungen zu warten, bis die Frau selbst schwächer wird und einsieht, dass die Pflege ihres Mannes zu viel für sie ist. Aber die Gefahr ist groß, dass sie eben durch die so herausfordernde und überlastende Situation am Ende selbst krank wird und man als Familie sehenden Auges in Kauf nimmt, die Gesundheit der pflegenden Angehörigen auch noch zu verlieren. Wie also geht man mit einer solchen Situation um? Sich raushalten und die Eltern ihrem Schicksal überlassen? Das ist für viele berechtigterweise schwer zu ertragen. Vielleicht gibt es hier wie in vielen anderen Gegebenheiten im Leben mit einem Demenzkranken keinen »Königsweg«, außer den, wertschätzend die Nöte des anderen anzuerkennen und geduldig den Weg zu begleiten, den diese Menschen gehen müssen.

Ich persönlich kann es gut nachvollziehen, dass es Unbehagen auslöst, fremde Personen, beispielsweise Pflegekräfte, ins Haus und somit in die eigene Schutzzone eindringen zu lassen. Das kann sich wie Versagen anfühlen. Wenn man ein Leben lang selbst- und eigenständig war, kann der Verlust von Autonomie eine schmerzhafte Erfahrung sein. Er macht die Endlichkeit des eigenen Daseins bewusst und kann Ängste auslösen, denen man sich nur schwer stellen kann. Es ist wichtig, diesen Ängsten Raum zu geben, damit sie verbalisiert und reflektiert werden können.

Sollten Sie in einer solchen Situation sein, lassen Sie die pflegebedürftigen nahestehenden Personen ihre Zweifel äußern und vermeiden Sie, diese kleinzureden und abzuwinken. Die Zweifel sind berechtigt. Geben Sie Ihren Familienmitgliedern so viele Informationen über Entlastungsangebote wie möglich und stellen Sie dabei immer klar, dass es ein Angebot ist und kein Zwang. Versuchen Sie, durch Informationen Vertrauen in ambulante pflegerische Versorgungskonzepte aufzubauen, die niemals eine Bevormundung bedeuten, sondern als Hilfe zur Selbsthilfe zu verstehen sind. Ihre Eltern sollen weiterhin selbstständig bleiben. Pflegekräfte sollen nur dort eingreifen, wo Hilfe auch wirklich als Entlastung empfunden werden kann. Wenn die Betroffenen ihren Hausarzt als wichtigsten Ansprechpartner für alle Gesundheitsfragen erachten und auf dessen Meinung viel geben, beziehen Sie diesen mit ein. Er kann Ihre Argumente unterstreichen und hat als Außenstehender unter Umständen eine Autorität, die es den Eltern ermöglicht, denkbare Entlastungsangebote neu zu bewerten.

Stülpen Sie Ihren Eltern kein Unterstützungssystem über, sondern geben Sie ihnen das Gefühl, Herr der Lage zu sein. Bevor sie einen Pflegedienst endgültig ablehnen, kann ein Kompromiss sein, diesen erst einmal kennenzulernen und nach einem vorher festgelegten Zeitraum innerhalb der Familie zu besprechen, wie die Unterstützung empfunden wurde. Die vorher ausgemalten Schreckensszenarien und die tatsächlich erlebten Erfahrungen weichen in der Regel stark voneinander ab.

Oftmals besteht die Angst, ein Pflegedienst könnte die eigene Tagesstruktur zu sehr tangieren, wenn er zu empfundenen »Unzeiten« vor der Tür stehe. Bevor dieses Argument zu viel Raum einnimmt, kann es hilfreich sein, sich mit einem Pflegedienst zusammenzusetzen und sich anzuhören, wie die Zeiten organisiert werden können. Besteht die Möglichkeit, erst um neun Uhr zu kommen und nicht schon morgens um sieben?

Neben den täglichen pflegerischen Tätigkeiten kann auch eine Haushaltshilfe Entlastung schaffen. Warum nicht einmal in der Woche jemanden kommen lassen, der das Haus durchputzt und alles »Grobe« erledigt, sodass man selbst mehr Zeit hat für sich?

Welche Fragen auch immer anstehen, verstehen Sie die Ablehnung von Unterstützungsmaßnahmen erst einmal als Ergebnis von Angst und Unwissenheit. Durch eine wertschätzende Informationsgabe und verständnisvolle Begleitung können Sie als Familie solche Situationen gemeinsam angehen.

Man würde der Problematik nicht gerecht, nähme man nun an, jeder Konflikt sei dann lösbar. Was kann man tun, wenn beispielsweise der Hausarzt Bestrebungen in Richtung Pflegesachleistungen nicht gutheißen möchte, sich hintergangen fühlt oder andere Ihnen unbekannte Beweggründe hat, die Sie nicht steuern können? Wenn er warnt, die Behandlung abzugeben, sollten sich die Kinder weiter einmischen, und sich so eine tiefe Kluft zwischen Ihren Eltern und Ihnen aufzutun droht? Welche Optionen bestehen, wenn keines von beiden Elternteilen noch ganz gesund ist und jegliche wertschätzende Kommunikation über mögliche Entlastungsangebote schon kognitiv nicht mehr richtig aufgenommen werden kann? Was, wenn die Eltern eine Heimunterbringung ablehnen und das Haus zu klein ist für eine Vierundzwanzig-Stunden-Pflegekraft? Ja es gibt sie, die schweren, fast ausweglosen Konfliktsituationen, die auch hier nicht pauschal zu lösen sind. Wichtig ist, dass Sie aktiv bleiben und sich ob der kräftezehrenden Diskussionen nicht zurückziehen. Ihre Eltern oder wer auch immer in Ihrer Familie betroffen ist, werden zu einem späteren Zeitpunkt dankbar sein, dass Sie nicht aufgegeben haben.

Ein ganz anderes Spannungsfeld tut sich auf, wenn Menschen an einer Demenz erkranken, während sie noch berufstätig sind. Fragen über eine mögliche Berentung, finanzielle Sorgen oder die eingeschränkte Passgenauigkeit »klassischer« Demenzbetreuungsangebote bringen betroffene Familien immer wieder an ihre Belastungsgrenzen.

Demenz bei noch bestehender Berufstätigkeit

Frau N., eine neunundvierzigjährige Telefonistin, war seit zehn Jahren im Call-Center eines Personaldienstleisters angestellt und vor allem für die Kundenbetreuung sowie den Verkauf von Waren an Geschäftskunden zuständig. Seit einiger Zeit wirkte sie etwas unkonzentriert, war ihren Gesprächspartnern gegenüber wortkarg und vermochte nicht mehr die Menge an erfolgreichen Abschlüssen zu erreichen wie noch vor einem Jahr. Frau N. selbst bemerkte die Veränderungen kaum und sah sich unfair behandelt, als ihr Chef mit ihr die schlechten Ergebnisse besprach und sie abmahnte. Der Arbeitgeber glaubte an fehlende Arbeitsmoral und drohte mit Kündigung, während Frau N. die Schuld bei ihren Kunden und den überlastenden Arbeitsbedingungen suchte. Arbeitskollegen versuchten zu vermitteln und wiesen das Unternehmen darauf hin, dass die Telefonistin nicht unmotiviert, sondern auf seltsame Weise überfordert wirke, so als sei sie nicht gesund. Die Indizien blieben ungehört und so verging die Zeit und die Fehler wurden gravierender. Da auch dem Ehemann der Patientin auffiel, dass sich ihr Zustand immer weiter verschlechterte und sie selbst in der Haushaltsführung unbeholfen wirkte, nur noch bei direkter Anrede sprach und sich immer mehr von ihrem sozialen Umfeld isolierte, suchte das Ehepaar seinen Hausarzt auf. Dieser reagierte richtig und verwies sie an einen Neurologen, bei dem sie aufgrund längerer Wartezeiten einen Termin in drei Monaten vereinbaren konnten. Eine Krankschreibung erfolgte auf Wunsch der Patientin nicht. Noch bevor der Facharzttermin stattfinden konnte, reagierte das Unternehmen auf die anhaltende schlechte Arbeitsleistung und kündigte der Telefonistin. Etwa zeitgleich durchlief Frau N. beim Neurologen einen ausführlichen diagnostischen Prozess und erhielt an seinem Ende die alles verändernde Diagnose: Sie litt an einer Demenzerkrankung.

Die Kündigung des Arbeitgebers war aufgrund des Verdachts auf fehlende Arbeitsmoral erfolgt, die Situation war nun jedoch eine andere. Der Ehemann der Patientin bat das Unternehmen, zu dem auch er langjährige, fast freundschaftliche Beziehungen pflegte, um Rücknahme der Entlassung, wurde jedoch forsch zurückgewiesen. Er versuchte noch, auf die Fürsorgepflicht eines Arbeitgebers zu verweisen, und bat aufgrund der Erkrankung seiner Frau um Kulanz, doch es gab keine Möglichkeit. So blieb Frau N. nichts anderes übrig als Krankengeld im Rahmen einer bestehenden Arbeitslosigkeit zu beziehen.

Erkrankt jemand an einer Demenz und ist noch berufstätig, bedeutet dies für die Familien neben den geschilderten Herausforderungen zusätzliche rechtliche Unsicherheiten und gravierende Einschnitte in die finanzielle Situation. Stellen Sie sich vor, ein Vater von zwei kleinen Kindern, Hauptverdiener und »Ernährer« der Familie, erkrankt an einer Demenz und wird innerhalb eines einzigen Jahres zu einem Pflegefall. Als ob es nicht schon schlimm genug wäre, dass er nicht mehr arbeiten kann und seine Ehefrau kaum mehr Land sieht zwischen all den Unterstützungsanträgen, der Suche nach einem kurzfristigen Kita-Platz für die Kinder und behindertengerechtem Badumbau, verläuft die Erkrankung ungewöhnlich schnell. Schon nach weniger als einem Jahr verliert der Erkrankte seine Fähigkeit zu sprechen, sich am Familienleben zu beteiligen, muss angezogen, gebadet und gefüttert werden. Nicht nur einmal erlebte ich in meiner Arbeit als Psychologin solch schwere Schicksale.

Im Gegensatz zu Frau N. konnte im Fall der jungen Familie zumindest eine Kündigung seitens des Arbeitgebers verhindert werden. Der Patient erhielt nach Diagnosestellung eine Arbeitsunfähigkeitsbescheinigung des behandelnden Arztes und ging in den Krankenstand. Dieser Status sollte in jedem Fall so lange wie möglich erhalten bleiben (höchstens achtundsiebzig Wochen), weil der Erkrankte so Anspruch auf 70 Prozent seines Bruttogehalts hat und während des Krankenstands weiter Beiträge in die gesetzliche Rentenversicherung eingezahlt werden – was später zu einer Erhöhung der monatlichen Rente führt. Eine Berentung vor dem festgesetzten Renteneintrittsalter ist in den meisten Fällen mit finanziellen Einbußen verbunden. Je nach individuellen Versicherungsjahren in der Rentenversicherung liegt die Rente oft deutlich unter einem Drittel des letzten Bruttogehalts.

Nach der Diagnose muss außerdem so schnell wie möglich ein Schwerbehindertenausweis beantragt werden, weil dann ein besonderer Kündigungsschutz besteht. Entlassen werden kann dann nur mit Zustimmung des sogenannten Integrationsamts; erfolgt sie nicht, ist eine Klage vor dem Arbeitsgericht möglich.

Für Patienten unter fünfundsechzig Jahren, die an einer Demenz erkranken, bedeutet das Ausscheiden aus dem Arbeitsmarkt einen schwerwiegenden Einschnitt in ihr Leben. Dabei ist es nicht grundsätzlich so, dass sie von einem Moment auf den anderen überhaupt nichts mehr leisten könnten; eine vollständige Pflegebedürftigkeit innerhalb eines Jahres wie im oben beschriebenen Fall ist nicht die

Regel. Wie also kann man jungen Demenzpatienten weiterhin eine Tagesstruktur erhalten, wo können diese sich »gebraucht« fühlen und einer sinnvollen Tätigkeit nachgehen, die ihren momentanen Fähigkeiten entspricht, und dadurch gleichzeitig ihre pflegenden Angehörigen entlasten, die dann in der Lage wären, selbst berufstätig zu bleiben?

Diese Fragen werden vielleicht noch zu selten gestellt. Junge Demenzpatienten sind in »klassischen« Betreuungsangeboten wie Tagespflegeeinrichtungen häufig schwer zu integrieren, da sie ganz andere Bedürfnisse haben als Senioren. Nur zu Hause zu bleiben ist aber auch nicht immer eine gute Lösung, gerade wenn die Betroffenen kognitiv noch vergleichsweise milde beeinträchtigt sind. Vor etlichen Jahren versuchten wir in unserer Arbeitsgruppe neue Wege zu gehen – und fanden den Kontakt zu Einrichtungen, die sich für die Anliegen und Interessen von Menschen mit Behinderung und deren Familien einsetzen. Es gibt engagierte Trägervereine in Deutschland, die über Jahrzehnte landesweit Strukturen schufen, welche Kindern, Jugendlichen und Erwachsenen mit unterschiedlichsten Handicaps die Teilhabe am Leben ermöglichen – einschließlich optimaler Förderung, Betreuung und Unterstützung. Werk- und Förderstätten bieten Menschen mit Behinderung verschiedenste Arbeits- und Bildungsangebote, die auf die jeweiligen Möglichkeiten der dort Betreuten und Arbeitenden zugeschnitten sind und ohne Leistungsdruck auch den basalen Erhalt von Fähigkeiten beinhalten können. Angebote mit diesem Profil könnten auch für Demenzpatienten im berufsfähigen Alter interessant sein. Sie würden hier zum einen geistig und körperlich optimal angeregt, wären in eine Gruppe integriert und könnten soziale Kontakte pflegen. Zum anderen könnte auf ein Fortschreiten der Erkrankung flexibel eingegangen werden. Die Patienten könnten je nach Ausmaß der kognitiven Beeinträchtigungen bestimmten Tätigkeiten nachgehen oder bei nachlassenden Fähigkeiten in eine neue Gruppe wechseln.

In der Theorie klingen solche Überlegungen einfach, doch konnten wir bisher kaum einen jungen Demenzpatienten in eine Förderstätte vermitteln. Am Ende hängt es auch am Engagement der betreuenden Angehörigen und deren Durchhaltevermögen bei möglichem Gegenwind. Ein besonders eindrückliches Beispiel dafür erlebte ich bei dem bereits erwähnten Patienten, der von seiner Schwester und deren Ehemann betreut und später gepflegt worden war:

Herr D. war Ende vierzig, als er die Demenzdiagnose erhielt. Da er vorher allein gelebt hatte, holte ihn seine Schwester zu sich, als er sich nicht mehr selbst versorgen konnte. Zu dem Zeitpunkt war diese noch voll berufstätig und der Betroffene in Tagespflegeeinrichtungen nicht zu integrieren, da er sehr unruhig war und die anderen Tagesgäste sich gestört fühlten. Eine Tagesstruktur zu schaffen, war unerlässlich. Herr D. war körperlich fit, konnte sich im Grunde auch gut beschäftigen, leitete man ihn an und schaffte für ihn eine reizarme Umgebung. So kam die Familie auf die Idee, eine Förderstätte für Behinderte zu suchen, die den Patienten aufnehmen würde. Durch den Status der Schwerbehinderung wurden sie schließlich auch fündig, mussten jedoch vor einem Fachausschuss vorstellig werden, der über diesen speziellen Fall beriet.

Drei Jahre konnte Herr D. schließlich in dieser Einrichtung die Werktage verbringen, wurde seinen Fähigkeiten nach gefördert, machte Musik, nahm an Theateraufführungen teil und hatte so die Möglichkeit, ein soziales Leben in einer Gemeinschaft zu führen, der er nicht fremd war. Die anderen Menschen mit Handicap akzeptierten ihn und er akzeptierte sie. Niemand fragte nach der Behinderung oder ihrer Ursache. Es war ein selbstverständliches Miteinander, das man sich auch in der »normalen Welt« als Vorbild wünschen könnte.

Verhaltensauffälligkeiten bei Demenzpatienten sind immer eine Herausforderung. Überschreiten die Betroffenen dabei Grenzen, die für andere verletzend sind oder gar juristische Konsequenzen bedeuten könnten, ist guter Rat teuer.

Kein Gespür mehr für Richtig oder Falsch

Eine Demenzerkrankung bedeutet nicht nur kognitive Einbußen, sondern verändert im Verlauf auch das Wesen und die Persönlichkeit eines Menschen. »Wie meine Großmutter ihr Ich verlor« mag fast poetisch klingen, gibt aber wortwörtlich das wieder, was ich empfand. Die Frau, die meine Großmutter vor ihrer Erkrankung war, verloren wir in dem Moment, als sie die Treppe hinabfiel. Übrig blieb ein fast anarchisch anmutendes Bündel aus Emotionen und Impulsivität ohne Gespür für soziale Normen, Konventionen oder Regeln.

Im Rahmen des Sozialisationsprozesses lernen wir bereits ab dem frühen Kindesalter, soziale Normen zu internalisieren. Sie ermöglichen es uns, uns in unserer Gesellschaft zurechtzufinden und uns nach geltenden Regeln zu verhalten. Zu begreifen, was richtig und was falsch ist, ist für ein friedliches Miteinander unerlässlich und nicht zuletzt steckt der Gesetzgeber ab, welche Handlungen außerhalb einer Norm sogar als strafrechtlich relevant gelten.

Bei einer Demenzerkrankung geht diese Sozialisation oftmals verloren, bei der frontotemporalen Demenz sogar besonders früh im Verlauf der Erkrankung, denn die Schädigung im Frontallappen bildet den Kern des neurodegenerativen Prozesses. Normverhalten entsteht nach Studienlage im sogenannten präfrontalen Kortex, der vordersten Teilstruktur des Frontallappens direkt hinter unserer Stirn, in der eine Vielzahl höherer kognitiver Leistungen des Menschen ihren Ursprung haben. Störungen in diesem Bereich können unter anderem zu einer Unfähigkeit, Probleme zu lösen, Antriebs- und Motivationsmangel, fehlender sozialer Einsicht, emotionaler Verflachung oder Interesselosigkeit führen.

Wenn das Gespür für soziale Konventionen verloren geht oder sogar strafrechtlich relevante Vorfälle passieren, wird es oftmals schwierig. Wie umgehen mit einem geliebten Menschen, der sich so sehr verändert, dass er nicht nur als Person kaum wiederzuerkennen ist, sondern auch noch Regeln mit einer Selbstverständlichkeit bricht, dass man ihm fast böse Absicht unterstellen mag? Wut und Scham sind starke Gefühle, die sich wie ein Geschwür anfühlen können. Wohin mit all den Emotionen, die kaum gegen den Verursacher gerichtet werden können, weiß er doch selbst nicht um die Grenzüberschreitung seiner eigenen Handlungen? Den Angehörigen bleibt nur die Notwendigkeit zur Nachsicht. Die Verhaltensauffälligkeiten als Teil der Erkrankung anzunehmen und negative Gefühle auszuhalten. Schwierige Situationen neu zu bewerten und den Patienten liebevoll zu begleiten, auch wenn es noch so schwer sein mag.

Was »Kein Gespür mehr für Richtig oder Falsch« im Kontext von Demenzerkrankungen bedeutet, begegnet mir in meiner Arbeit auf viele unterschiedliche Weisen. Lassen Sie mich ein paar Beispiele skizzieren. Sie unkommentiert stehen zu lassen, fällt mir nicht leicht, aber dennoch erachte ich es in diesem Fall als die beste Lösung. Denn Regelbrüche sind vielleicht das »Paradebeispiel« für dieses Kapitel und machen individuelle Lösungen nötig, die ich trotz meiner Erfahrung als Psychologin hier nicht pauschal anbieten kann. Es sind nun mal »Situationen, auf die man sich nicht vorbereiten kann«.

In meiner Doktorarbeit beschäftigte ich mich unter anderem mit dem Phänomen des »persönlichen Raums«. Dieser meint den Bereich um den menschlichen Körper, in den andere nicht eindringen können, ohne Unbehagen auszulösen.[28] Einige Autoren präferieren den Ausdruck »interpersonelle Distanz«, meinen aber im

Endeffekt dasselbe. Auf gut Deutsch: Je nachdem, wie gut wir jemanden kennen oder wie nah wir jemandem stehen, empfinden wir eine bestimmte körperliche Nähe als angenehm oder unangenehm. Sie kennen das vielleicht, wenn Sie in einer Schlange stehen und eine fremde Person sich so dicht hinter Sie stellt, dass Sie ihren Atem im Nacken spüren. Für viele von uns ist das schwierig, oder? Egal, ob in der überfüllten U-Bahn, bei großen Konzerten oder sonstigen öffentlichen Menschenansammlungen – im Alltag wird man immer wieder mit Verletzungen des persönlichen Raums konfrontiert.

Ich untersuchte im Rahmen meiner Dissertation, wie sich das Gespür für den persönlichen Raum bei einer Demenz verändert. Speziell die frontotemporale Demenz ist hier eindrücklich, weil die Einschätzung adäquater Distanz zu einem Gegenüber eine Frontalhirnleistung ist. Grundlage meiner Studie war die immer wiederkehrende Beobachtung im Klinikalltag, dass einige Patienten mit FTD eine Art Enthemmung im sozialen Kontakt zeigen, die sich beispielsweise darin äußert, dass sie mich sofort »duzen« oder anfassen, selbst wenn sie mich nie vorher gesehen hatten. Dass dies nicht den gängigen sozialen Normen entspricht, scheint ihnen nicht aufzufallen. Die Angehörigen der Betroffenen vergewissern mir regelmäßig, dass solch ein Verhalten vor der Erkrankung kein Thema gewesen sei.

Um den persönlichen Raum meiner Patienten abzuschätzen, bat ich sie, sich während der Untersuchung jeweils so vor mich hinzustellen, wie es für sie am angenehmsten sei. Während gesunde Kontrollpersonen einen Abstand von etwa siebzig Zentimeter präferierten, was einer gängigen »sozialen Distanz« entsprach, positionierte sich ein Teil der FTD-Patienten fast Nasenspitze-an-Nasenspitze zu mir. Manche umarmten mich sogar dabei. Erstaunlicherweise gab es eine andere Patientengruppe, die einen viel größeren Abstand als die Gesunden zu mir wählten und deren persönlicher Raum sich durch die Erkrankung nicht zu verkleinern, sondern zu vergrößern schien.

Im Alltag ist es die Verringerung interpersoneller Distanz, die den Umgang mit den Patienten besonders erschweren kann. Es können äußerst unangenehme Situationen entstehen, wenn Patienten fremden Menschen zu nahekommen. Das Gegenüber weiß in solchen Fällen ja nichts von der Demenzerkrankung, da man den Betroffenen bis zu einem gewissen Zeitpunkt nicht ansieht, dass sie nicht gesund sind. Und so müssen die Angehörigen mit belastenden Gefühlen von Peinlichkeit umgehen lernen, wenn sie mit der kranken, ihnen nahestehenden Person in der Öffentlichkeit unterwegs sind.

Die Verletzung des persönlichen Raums mag in manchen Fällen zu unerwarteten Umarmungen führen, genauso sind aber Verhaltensweisen möglich, die wir unter anderen Umständen als aggressiv werten würden. Einer meiner Patienten, der viel Körperkontakt brauchte und von seinem Sohn stets liebevoll an die Hand genommen wurde, wenn er uns in unserer Ambulanz besuchte, täuschte in einer Situation vor, mich an der Wange streicheln zu wollen, nur um mich im nächsten Moment zu ohrfeigen. Ich war zugegebenermaßen erst einmal völlig überrascht von diesem »Ausbruch«, nahm es aber mit Humor. Der Betroffene ließ sich von seinem Sohn für das Verhalten tadeln, hatte aber keine Einsicht, dass es unpassend war.

Es gibt aber auch Grenzüberschreitungen, die mit einem wohlwollenden Lächeln nicht gelöst sind. Ich habe Familien betreut, in denen beispielsweise die zunehmende Inkontinenz eines Patienten zu großen Problemen geführt hat, weil keine Einsicht mehr bestand, wie man sich in solch einer Situation verhalten kann. Da wollten Betroffene nach dem Einnässen ihre Hose partout nicht ausziehen, um sie zu waschen, sondern bestanden darauf, es einfach trocknen zu lassen. In einem Fall versteckte ein Patient unzählige getragene Einlagen voll mit Urin und Kot hinter Schränken und in Regalen. Wurde er damit konfrontiert, reagierte er mitunter so aggressiv, dass sich seine Ehefrau vor ihm schützen musste.

Frau F., eine neunundsechzigjährige ehemalige Laborantin, zeigte zu Beginn ihrer Demenzerkrankung eine deutliche sexuelle Enthemmung. Sie verbrachte jeden Tag Stunden an ihrem Handy und Rechner und suchte Kontakt zu fremden Männern, verschickte ungefragt entsprechende Nachrichten und Nacktfotos von sich. Ein anderer Patient zeigte eindeutig sexuelles Verhalten selbst im Beisein seiner Kinder. Wieder ein anderer forderte sexuelle Handlungen von seiner Partnerin, ohne eine Zurückweisung zu akzeptieren.

Sexuelle Enthemmung kann sich auf viele unterschiedliche Weisen zeigen und wird von Angehörigen als besonders belastend erlebt. Gerade wenn ein Verhalten Scham auslöst, sind abwehrende, mitunter verletzende Reaktionen einschließlich des Äußerns von Vorwürfen besonders schnell passiert. Dass Menschen mit Demenz nicht in der Lage sind, Vernunftargumente nachzuvollziehen, geht da im ersten Schockmoment oft erst einmal unter. Ich glaube, es ist in Ordnung, nicht jede Situation gleich im Griff zu haben, gerade wenn sich übergriffige sexuelle Handlungen gegen den pflegenden Angehörigen richten. Solche Erlebnisse sind, selbst wenn man sie im Rahmen einer Erkrankung verorten kann, höchst verletzend und diffuse Gefühle aus Erniedrigung, Traurigkeit, Wut, Scham und Verständnis müssen erst einmal verarbeitet und sortiert werden, um wohlwollend und besonnen agieren zu lernen.

Die Verletzung sozialer Konventionen kann auch strafrechtlich relevant werden. Vor etlichen Jahren lernte ich einen Patienten mit beginnender frontaler Alzheimer-Demenz kennen, dessen größte Leidenschaft es war, spazieren und wandern zu gehen. Bei ihm war es weniger ein »Lauftrieb«, den man als krankheitswertig bezeichnen würde, als vielmehr eine große Freude an der Natur und ihren Lebewesen. Der ehemalige Mechaniker erzählte mir stets mit leuchtenden Augen von seinen Begegnungen mit Tieren aller Art und war sichtlich stolz, dass sie ihm gegenüber oftmals sehr zutraulich waren. Egal, ob Rehe, Hunde, Pferde oder Esel – er besuchte sie regelmäßig auf seinen täglichen Streifzügen durch Wälder und Dörfer. Eine einzige Tierart jedoch löste in ihm negative Emotionen aus und brachte ihn sogar dazu, fremdes Eigentum zu beschädigen: Bienen. Der Patient entwickelte im Rahmen seiner Erkrankung einen solch großen, rational nicht begründbaren Hass auf die Insekten, dass er immer wieder in fremde Grundstücke eindrang und Bienenkästen umwarf. Auf die Frage, warum er dies tue, antwortete er nur, dass er »Bienen nicht leiden könne«. Es bestand weder eine Einsicht in die Unsinnigkeit der Tat noch verstand er, dass so etwas falsch ist und Sachbeschädigung strafverfolgt wird. Dies war umso erstaunlicher, als dass sein kognitives Leistungsprofil in meiner neuropsychologischen Untersuchung zu dem Zeitpunkt noch weitgehend unauffällig war. Zu einer großen Belastung für die Ehefrau wurde danach auch das schroffe Verhalten der örtlichen Polizei, die der Erkrankung im Umgang mit dem Patienten auf keinen Fall Rechnung tragen wollte. Es bestand ein erstaunliches Maß an Unwillen, die Nöte der Ehefrau zu verstehen, die verzweifelt versuchte, ihren Mann zu Hause zu halten, um solche Vorfälle zu vermeiden, und auch nicht in der Lage war, ihren Mann immerzu auf seinen stundenlangen Wanderungen zu begleiten, da sie noch berufstätig war. Ihn einzusperren war auch keine Option und anderweitige Betreuung musste erst organisiert werden. Anzeige war natürlich aufgrund des Delikts berechtigterweise erstattet worden. Dass der Patient sein Verhalten nicht hatte steuern können und strafrechtlich eine mindestens verminderte, wenn nicht sogar vollständige Schuldunfähigkeit vorgelegen hatte, wurde später gerichtlich festgestellt.

Verhaltensauffälligkeiten zählen zu den bedeutendsten Ursachen für belastungsbedingte psychische Erkrankungen bei pflegenden Angehörigen. »Caregiver burden« nennt die Wissenschaft den Stress, der von Familien durch die herausfordernde Situation mit den Dementen empfunden wird. Einen öffentlichen Diskurs über die teilweise dramatischen Zustände gibt es kaum. Dass sich hinter verschlossenen Türen Angehörige für ihre erkrankten Familienmitglieder aufreiben, weiß meist nur, wer es selbst erlebt hat.

Wenn alles zu viel wird: Caregiver burden und seine Folgen

Pflegende Angehörige und ihr Status in Öffentlichkeit und Gesellschaft

Im November 2020 zeigte das Bayerische Fernsehen die Konzertreportage »Z'am rocken«, in der ich gemeinsam mit dem Poeten, Komponisten und Autor Konstantin Wecker auftrat. Konstantin gehört seit fünfzig Jahren zu den wichtigsten Vertretern der deutschen Liedkunst, veröffentlichte unzählige erfolgreiche Tonträger, komponierte für Filme, Theater und Musicals und ist Autor von Gedichtbänden und Romanen. Sein Werk ist voller Poesie, kaum jemand vermag so schön und schonungslos ehrlich über die Liebe, das Leben und auch das eigene Scheitern zu schreiben wie er. Daneben ist Wecker immer auch politisch, scheut keine klare Positionierung und kämpft in seiner Verantwortung als Person des öffentlichen Interesses bis heute für eine bessere, gerechtere Welt.

Konstantin Wecker lehrte mich, als Musikerin die Liebe zur deutschen Sprache zu entdecken und fördert mich seitdem in meinem Schaffen als Liedermacherin. Ich veröffentlichte 2019 mein erstes deutschsprachiges Album »Alles das und mehr«, auf dem ich eine Auswahl seiner Lieder neu interpretierte. Nicht »covern« wollte ich Konstantin Wecker, sondern mich selbst finden in seinen Stücken. Seitdem haben wir unzählige Male gemeinsam auf der Bühne gestanden und krönten unsere Zusammenarbeit im Sommer 2020 mit besagtem Konzert vor Fernsehkameras.

Besonders berührend war an jenem Abend, dass Konstantin ein Lied sang, das ich kurz davor für die Angehörigen meiner Demenzpatienten geschrieben hatte. »Schwalben« ist als Hommage an all diejenigen zu verstehen, die »hinter verschlossenen Türen« aufopferungsvoll eine kranke nahestehende Person pflegen:

Schwalben

Heut ist dein Hochzeitstag, du sitzt am Fenster und trinkst Tee
Ein Tag wie jeder and're, doch grade tut's besonders weh
Er weiß nicht, warum du weinst, schaut dich nur seltsam fragend an
Du lächelst scheu, siehst es ihm nach, er ist schließlich dein Mann

Wann war der Punkt, als du erkanntest, dass er nicht mehr derselbe war
Ihr habt euch lang noch selbst belogen, da war's den Ärzten schon lang klar
Dass das, was anfangs harmlos wirkte, schon einen Teil des Abschieds hieß
Du, wenn du ehrlich zu dir selbst bist, kaum mehr Vertrautes in ihm siehst

Im Herbst zieh'n die Schwalben Richtung Süden
Der Wind weht von den Bäumen buntes Laub
Schon wieder ist ein Jahr beinahe vorüber
All deine Träume, zerfallen zu Staub

Heut ist dein Hochzeitstag, du siehst die Bilder an der Wand
Verblasst von der Zeit, so wie euer Leben, und das, was euch verband
Du lebst mit einem Fremden, dessen Seele tief verborgen
in ihm selbst und die Hoffnung, sie stirbt heut und auch morgen

Du führst ihn voller Liebe an der Hand durch jeden Tag
Selbst wenn er dich kaum mehr erkennt, dein Herzschlag ist sein Herzschlag
Eure Freunde sind schon lange überfordert, auf und davon
Nur du hältst noch die Stellung, zu geh'n ist keine Option

Im Herbst zieh'n die Schwalben Richtung Süden
Der Wind weht von den Bäumen buntes Laub
Schon wieder ist ein Jahr beinahe vorüber
All deine Träume, zerfallen zu Staub

Im Herbst zieh'n die Schwalben Richtung Süden
Doch sei dir einer Sache ganz gewiss
Du bist sicherlich niemals ganz alleine
Denn ich kann sehen, wie stark du bist

Nachdem dieses Lied im Bayerischen Fernsehen ausgestrahlt worden war, erreichten mich unzählige Nachrichten per Post und Mail von Menschen, die sich darin wiederfinden konnten. Ich war überwältigt von den Reaktionen und den vielen persönlichen Schicksalen, die mir anvertraut wurden. Viele bedankten sich bei mir, ihnen in diesem Lied ein Gesicht gegeben zu haben, und mir wurde ein ums andere Mal bewusst, wie wenig sich pflegende Angehörige in unserer Gesellschaft gesehen fühlen.

Tatsächlich inspirierten mich die Angehörigen meiner Patienten genau aus diesem Grund zum Schreiben von »Schwalben«. In den meisten Fällen versuchen die Familien erst einmal zu Hause zu pflegen und spiegeln damit die allgemeine Situation in unserem Land wider.

Rund 3,4 Millionen Menschen in Deutschland sind pflegebedürftig, drei Viertel davon werden in den eigenen vier Wänden betreut. 1,76 Millionen Patienten werden ausschließlich von Angehörigen durch den Alltag begleitet, schätzungsweise 4,8 Millionen pflegende Angehörige gibt es insgesamt.[29] 2050 rechnet das Bundesministerium für Gesundheit bereits mit knapp 5,5 Millionen Pflegebedürftigen in Deutschland. Das sind unglaublich hohe Zahlen für das, was den Betroffenen an öffentlichem Interesse und gesellschaftlicher Anerkennung entgegengebracht wird.

Verschiedene gesellschaftsrelevante Themen führen immer wieder zu großen öffentlichen Debatten und Bewegungen. Man denke nur an die internationale »Black Lives Matter«-Bewegung, die sich 2013 in den USA als Reaktion auf die anhaltende Polizeigewalt und strukturelle Benachteiligung von »People of Color« gründete. Mithilfe sozialer Medien erlangten die Proteste ein internationales Ausmaß, nachdem im Mai 2020 in Minneapolis der Afroamerikaner George Floyd durch eine gewaltsame Festnahme getötet worden war. Auch in Deutschland wurden Jung und Alt zur Diskussion (alltags-)rassistischer Tendenzen angeregt, Blogger und Influencer, Journalisten, Prominente verschiedenster kultureller Sparten und Politiker machten sich stark für eine Welt, in der Rassismus keinen Platz hat.

Auch die globale Bewegung »Fridays For Future« belegt auf beeindruckende Weise, welch große Kraft eine soziale Bewegung haben kann. Die damals fünfzehnjährige schwedische Schülerin Greta Thunberg demonstrierte erstmals am 20. August 2018 vor dem schwedischen Reichstagsgebäude in Stockholm, um auf die unzureichenden Klimaschutzmaßnahmen der dortigen Regierung aufmerksam zu machen. Ihre Entschlossenheit und ein Schild mit der Aufschrift »Skolstrejk för klimatet« (deutsch »Schulstreik fürs Klima«) reichten aus, um schon nach kurzer Zeit auch internationale Medien auf das Mädchen und ihr Anliegen aufmerksam zu machen. Jeden Freitag boykottierte sie den Schulunterricht, demonstrierte stattdessen und kündigte unter dem Hashtag #FridaysForFuture an, dies so lange fortzusetzen, bis die Klimapolitik

Schwedens den Grundsätzen des Pariser Klimaabkommens entspreche. Dieses Abkommen wurde Ende 2015 von 195 Staaten und der Europäischen Union geschlossen mit dem Ziel, die globale Erwärmung auf deutlich unter zwei Grad gegenüber vorindustriellen Werten zu reduzieren.

Der Protest rief weltweit Unterstützer auf den Plan, die sich zu Gruppen zusammenschlossen und in den jeweiligen Ländern Aktionen durchführten. Ich erinnere mich gut an den 15. März 2019, als der erste globale Protesttag der Fridays-for-Future-Bewegung stattfand. Damals befand ich mich gerade in Hamburg, um als Botschafterin des Instrumentenherstellers YAMAHA Music Europe kleine Konzerte in der Stadt zu geben. Staunend stand ich am Straßenrand, als Zigtausende Kinder, Jugendliche und Erwachsene in einem nicht enden wollenden Demonstrationszug durch die Straßen liefen. Zum ersten Mal in meinem Leben spürte ich, wie sich unsere Gesellschaft vor unseren Augen verändert. Welche Kraft sich entwickeln kann, wenn alle an einem Strang ziehen und für eine Sache einstehen. Ein beeindruckendes Erlebnis. Und auch wenn ich mich nie aktiv für diese Bewegung engagierte, erhöhte die Präsenz dieses Themas mein Bewusstsein für unsere Umwelt. Ich kaufte mir ein Fahrrad. Überdachte Flugreisen und stieg auf umweltschonendere Reisemöglichkeiten um. Änderte mein Kaufverhalten. Alles im kleinen Rahmen, kaum der Rede wert. Dennoch unglaublich toll, wie die jungen Menschen dieser Bewegung Leute wie mich abgeholt haben, die sich früher mit Klimapolitik nie auseinandergesetzt hatten.

Wie sehr wünschte ich mir nur einen Bruchteil dieses öffentlichen Interesses und gesellschaftlichen Wandels für das Thema Pflege, insbesondere häusliche Pflege durch Angehörige. Es ist mir unbegreiflich, dass wir darüber nicht ausführlicher sprechen, auch in einer breiten Öffentlichkeit. Während wir uns lautstark darüber empören, wenn in den USA rassistische Gewalttaten verübt werden, wovon wir ehrlicherweise persönlich meist nicht betroffen sind, negieren wir das Thema Altern, Demenz und Pflege, als ginge es uns nichts an. Dabei werden wir fast alle einmal damit in Berührung kommen. Ist es nicht interessant, dass Pflegemissstände oder unzumutbare Belastungen pflegender Angehöriger zwar immer wieder mal medial berichtet werden, sich aber daraufhin keine sozialen Bewegungen herausbilden? Dass sich kaum ein Prominenter oder Politiker berufen fühlt, auf die Dringlichkeit des Themas aufmerksam zu machen? Sind wir uns alle so sicher, von unseren Kindern und Enkeln einmal liebevoll zu Hause umsorgt zu werden oder in »Fünf-Sterne«-Pflegeheimen ein täglich wechselndes hochkarätiges Spa- und Kulturprogramm genießen zu können? Sind wir wirklich alle davon überzeugt, dass unsere Partner uns im Falle einer Krankheit entspannt durch den Alltag führen, während sie sich selbst kaum vor den vielen perfekt ineinandergreifenden Unterstützungsmöglichkeiten retten können?

Der fehlende öffentliche Diskurs wird umso erstaunlicher, als sich unsere gesellschaftlichen Strukturen seit Jahren dramatisch verändern. Während vor einhundert Jahren kaum jemand über die eigene Heimatregion hinauskam und meist mehrere Generationen einer Familie zusammenlebten, wuchs im Verlauf des 20. Jahrhunderts zunehmend die Mobilität – und mit ihr eine veränderte Form der Lebensführung. Heute ist es völlig normal, für die eigene Ausbildung oder die berufliche Karriere den Heimatort und die Eltern zu verlassen, um sich woanders etwas aufzubauen. Berufliches »Vorwärtskommen« hängt oft ganz unmittelbar mit der Bereitschaft zusammen, örtlich flexibel zu sein. Zudem ändern sich soziokulturelle Strukturen, individualisierte Haushalts- und Familienstrukturen nehmen zu, Einpersonenhaushalte werden immer häufiger. Hier verschiebt sich die Pflege zwangsläufig zu professionellem Pflegepersonal, weil unter Umständen keine nahestehende Person greifbar ist, um sich zu kümmern. Auch die zunehmenden beruflichen Chancen für Frauen ändern das Pflegegefüge. Während es früher »normal« war, dass sich weibliche Angehörige beispielsweise um die Eltern kümmerten, sind diese heutzutage meist ebenso berufstätig wie Männer. Dennoch: Auch heute sind 68 Prozent aller pflegenden Angehörigen weiblich und kommen während dieser Zeit oftmals nicht umhin, sich aus ihrem Beruf zurückzuziehen. Aber wer, der sich über Jahre eine Karriere aufgebaut hat und eine verantwortungsvolle Position innehat, kann ohne zu zögern sein eigenes Leben aufgeben? Es ist nur verständlich, dass es hier zu Konflikten kommen kann.

Eine Gesellschaft, die immer mehr auf professionelle Pflegestrukturen angewiesen ist, muss Rahmenbedingungen schaffen, um diese auch umsetzen zu können. Gleichzeitig müssen pflegende Angehörige, die das professionalisierte Pflegesystem nachweislich entlasten, genügend Würdigung erfahren, um in ihrer Entscheidung nicht benachteiligt zu werden. Ein Gutachten im Auftrag des Sozialverbands Deutschland zeigte, dass die Pflege von Familienangehörigen viele Frauen in die Altersarmut treibt: Wer den beruflichen Werdegang zugunsten der Familie zurückstelle, werde mit einem geringeren Gehalt und negativen Effekten auf das Alterseinkommen bestraft. Eine existenzsichernde Lohnersatzleistung inklusive Anrechnung auf die Rente besteht aktuell nicht.[30]

Pflegende Angehörige haben in der Öffentlichkeit keine Stimme. Anerkennung, Wertschätzung sowie Aufwertung der unbezahlten Pflegearbeit fehlen. Belastungen werden oft still ertragen und verschwiegen, weil es keinen Raum zu geben scheint, in dem diese einen Platz finden. Umso wichtiger ist es, dass sich pflegende Angehörige zumindest mit anderen »Gleichgesinnten« austauschen, um die Erfahrung zu machen, nicht völlig allein zu sein. Aber reicht dies wirklich aus? Wäre es nicht wünschenswert, dass wir uns alle, egal wo wir im Moment in unserem Leben stehen, eine Welt schaffen, in der wir ohne Angst vor einem Leben mit Demenz altern können und uns von einem gut durchdachten, lebensbejahenden und empathischen Sozial- und Pflegesystem aufgefangen wissen?

Caregiver burden

Das theoretische Konstrukt der Caregiver burden (deutsch »Angehörigenbelastung«), das Grundlage einer Vielzahl von Forschungsarbeiten ist, meint das Ausmaß an Stress, den pflegende Angehörige im Zusammenleben und der Sorge um einen Patienten empfinden. Die Überlastung im Alltag, die in ihrer Entstehung als multifaktoriell verstanden werden muss, kann dabei schwere gesundheitliche Folgen haben und eine häusliche Pflege im Extremfall jäh beenden. Als bedeutsame Stressfaktoren zählen allgemein beispielsweise die spezifischen Symptome einer Demenzerkrankung, die auch massive Verhaltensauffälligkeiten beinhalten können, die vielfältigen Aufgaben der Versorgung, die veränderte Beziehung zwischen Angehörigem und Patienten sowie die Einschränkungen der eigenen Lebensvollzüge. In der Literatur wird zusätzlich auch von der Bedeutung individueller Bewältigungsstrategien gesprochen, welche die eigene Einstellung gegenüber der Pflegerolle oder die Art, mit Problemen umzugehen, beinhalten. Man könnte dies unter dem Begriff »Resilienz« zusammenfassen. Da ich mich als Psychologin in der neurologischen Abteilung eines Universitätsklinikums mit Erkrankungen des zentralen Nervensystems und insbesondere Demenzen beschäftige, muss ich mich in diesem Fall über ein solch »klassisches« psychologisches Phänomen genauso informieren wie Sie. Das Internet sagt mir zum Thema »Resilienz«, dass es die Gabe bezeichne, Krisen zu bewältigen, ohne psychischen Schaden davonzutragen: »seelische Widerstandsfähigkeit«. So weit, so klar. Aber wird man der Situation pflegender Angehöriger gerecht, indem man »Persönlichkeitsmerkmale« mit darüber entscheiden lässt, ob etwas als psychisch belastend gelten kann oder nicht? Ich gebe es offen zu, ich tue mich schwer damit. Vielleicht weil ich mich da auch persönlich angegriffen fühle, war ich doch selbst als Angehörige einer Demenzpatientin überfordert. Vielleicht aber auch, weil ich nach zehn Jahren Arbeit mit Angehörigen von Demenzpatienten das Resümee ziehen muss – aus der Erfahrung heraus, nicht auf wissenschaftlicher Basis –, dass jeder noch so stressresistente Mensch zwangsläufig an seine Belastungsgrenzen stoßen muss, greifen Entlastungsangebote nicht optimal.

Die Pflege einer nahestehenden Person verändert das Leben einer Familie nachhaltig. Eigene Bedürfnisse müssen hintenangestellt, der Alltag umstrukturiert werden. Pflegesachleistungen müssen ausgelotet, organisiert und regelmäßig auf Suffizienz geprüft werden. Dabei ist der Kampf um Hilfsangebote und Therapien oft zermürbend, wenn bürokratische Hürden hoch sind und Ablehnungsbescheid um Ablehnungsbescheid ins Haus kommt.

Das Pensum ist enorm und je schwieriger die Begleitsymptome von Demenzen sind, desto zeitintensiver wird die Betreuung. Symptome wie innere Unruhe, Aggressivität oder zwanghaftes Verhalten sind auch für professionell Pflegende eine Herausforderung und können selbst im stationären Setting zu Problemen führen. Angehörige hingegen sind nicht ausgebildet, um solche Verhaltensauffälligkeiten richtig einzuordnen und abzufangen.

Meiner Erfahrung nach leiden pflegende Angehörige oftmals unter einer zunehmenden Isolation und haben kaum noch Zeit für sich. Mit steigendem Pflegeaufwand brechen Freundschaften und Bekanntschaften weg, nach Hause möchte man oft eh nicht einladen, um die Personen im Umfeld nicht zu konfrontieren. Die Teilnahme am gesellschaftlichen Leben ist mit immer größerem Aufwand verbunden, weil man jeweils erst die Betreuung des erkrankten Familienmitglieds organisieren muss.

Mit der Isolation kommt die Einsamkeit und mit der Einsamkeit die Schwermut. Was bleibt übrig vom eigenen Leben, wenn man die Pflege und Sorge um eine demente nahestehende Person zum Lebensmittelpunkt macht? Während man darum bemüht ist, für den Betroffenen ein Leben mit so viel Routine wie möglich zu leben, ziehen die eigenen Möglichkeiten an einem vorbei. Der Umgang damit ist freilich nicht zu pauschalisieren. Die Literatur zeigt jedoch: Die häufigste psychische Erkrankung unter pflegenden Angehörigen ist die Depression. Erstaunlicherweise kenne ich da kaum jemanden, der professionelle, psychotherapeutische Unterstützung in Anspruch nehmen würde. Eine Niedergeschlagenheit wird von vielen eher als »Deprimiertheit« interpretiert, die als Teil natürlicher Schwankungen des Befindens keine Handlungskonsequenzen nach sich ziehen muss. Meiner Meinung nach haben die Angehörigen einfach weder die Energie noch die Zeit, sich ausreichend mit ihrem eigenen Zustand auseinanderzusetzen. Die Folge ist, dass handfeste Depressionen als solche nicht erkannt werden und unbehandelt bleiben. Sich niedergeschlagen zu fühlen raubt einem die Energie. Man fühlt sich antriebslos, muss sich buchstäblich aufraffen, sein Tagespensum zu erledigen. Pflegerische Tätigkeiten können mit viel weniger Geduld erledigt werden. Man fährt schneller aus der Haut. Ist ständig müde und abgeschlagen. Man würde sich so gern mit anderen Nahestehenden austauschen, Trost bei Freunden oder der eigenen Familie suchen, aber nicht einmal dazu kann man sich ermutigen. Nachts kann man nicht abschalten, Gedanken drängen sich auf, man grübelt zwanghaft und findet keine Ruhe. Am nächsten Morgen startet man gerädert in den neuen Tag. Der Prozess verstärkt sich selbst – man befindet sich in einer Abwärtsspirale aus Traurigkeit und Erschöpfung.

Wie soll man unter diesen Umständen die Belastungen einer häuslichen Pflege durchstehen? Die Erhaltung der Gesundheit pflegender Angehöriger sollte für unser Pflegesystem ebenso wichtig sein wie die Gewährleistung der Pflege an sich. Tatsächlich gibt es aber kaum ausreichende Hilfsangebote, schon gar nicht, wenn der Pflegende bereits gesundheitlich beeinträchtigt ist. Wichtig wären beispielsweise stationäre Rehabilitationsmaßnahmen zur Erholung von den Strapazen des Pflegealltags, die pflegenden Angehörigen als Teil des Beratungsprozesses durch Pflegekassen ohne Aufforderung angeboten werden sollten. Natürlich kosten solche Maßnahmen Geld, aber langfristig wären die Kosten doch viel geringer! Ein gesunder pflegender Angehöriger kann eine häusliche Pflege auch langfristig gewährleisten und diese ist für die Pflegekassen nun mal deutlich billiger als eine stationäre Unterbringung in einem Pflegeheim.

Die regelmäßige Konfrontation mit Caregiver burden im Alltag als Psychologin an einer neurologischen Klinik war für mich ein starkes Argument, dieses Buch zu schreiben. Vielleicht war sie sogar der Ausgangspunkt. Gerade weil das Leben mit einem Demenzkranken so unvorhersehbar ist, müssen Sie als Angehörige zumindest so gut wie möglich informiert sein. Es wird nicht immer erreichbar sein, allen Unwägbarkeiten aus dem Weg zu gehen, aber wer sich als Experte für eine Erkrankung fühlt, kann mit einem viel größeren Selbstverständnis mit Herausforderungen umgehen. »Wissen ist Macht«, lehrte der englische Philosoph Francis Bacon (1561–1626) und daran glaube ich aus tiefstem Herzen. Je mehr wir über die Demenz wissen, desto weniger diffuse Angst kann sie in uns auslösen. Deswegen sind wir vielleicht nicht in jeder Situation vor Überforderung gefeit, aber wir können sie besser und schneller einordnen und an ihr wachsen.

Es gibt eine Reihe von Studien zur Bedeutung der Informationsgabe über die Erkrankung für Angehörige von Patienten mit Demenz. Im Falle der frontotemporalen Demenz wies beispielsweise eine Arbeit von Diehl-Schmid und Kollegen aus dem Jahr 2013 auf die Bedürfnisse von Angehörigen hin. Aus den systematischen

Befragungen von vierundneunzig pflegenden Angehörigen ergab sich im Ergebnis vor allem eine große Notwendigkeit an Information und psychosozialer Unterstützung.[31]

Liebe Leserinnen, liebe Leser, niemand kann vollkommen nachvollziehen, was es bedeutet, wenn jemand in der eigenen Familie oder dem näheren Umfeld an einer Demenz erkrankt, bis man es selbst erlebt hat. Die Ungewissheit bis zur Diagnosestellung. Der schmerzhafte Abschied von gemeinsamen Zukunftsplänen. Die Umgestaltung des eigenen Alltags. Die oftmals zähe Suche nach Entlastungsmöglichkeiten. Die frustrierenden Erfahrungen mit Therapiemaßnahmen, die den Krankheitsverlauf nicht aufhalten können. Das Ringen mit Behörden und der ständige bürokratische Aufwand. Herausfordernde Symptome und Situationen, vor denen keine noch so gute Beratung und professionelle Begleitung schützen kann. Die zunehmende Isolation. Die mit Fortschreiten der Erkrankung des Betroffenen zunehmende psychische und physische Belastung durch Betreuung und Pflege. Irgendwann kommt der Punkt, an dem man nicht mehr kann. Dann folgt, was für viele ihr Leben lang unvorstellbar war: die Überlegung, den geliebten Menschen in fremde Hände zu geben, um ihn in einer Pflegeeinrichtung versorgen zu lassen. So mancher Angehöriger fühlt sich dabei, als habe er versagt.

Man kann sich als Außenstehender auch kaum vorstellen, dass es möglich sein könnte, sich an einem fremden Ort zu Hause zu fühlen; einem Ort, an dem man höchstens ein eigenes Zimmer hat, wenn überhaupt. Wo man in eine Gemeinschaft mit Menschen gezwungen wird, die man nicht kennt. Pflegeheime haben in der öffentlichen Wahrnehmung oft einen schlechten Ruf und doch sind sie ein unglaublich wichtiger und sinnvoller Teil unseres pflegerischen Versorgungssystems. Das eigene Zuhause aufgeben zu müssen, die eigene Autonomie und Selbstbestimmung einer Heimorganisation unterzuordnen, scheint für einen gesunden Menschen meist unvorstellbar. Doch nähern wir uns nun gemeinsam diesem Thema an, ohne Vorbehalte, ohne Befangenheiten. Wertschätzend gegenüber den in Pflegeheimen arbeitenden Pflegekräften, analytisch bei berichteten Missständen und immer auch voller Zuversicht, dass ein würdevolles Leben in einer stationären Einrichtung möglich ist.

Aufnahme in ein Pflegeheim

Die Bedeutung des eigenen Zuhauses

Bevor ich begann, dieses Buch zu schreiben, zog mich die Sehnsucht wie ein unsichtbares Band noch einmal in das Haus meiner Großmutter. Es steht schon lange leer und wirkt durch seinen Verfall immer mehr wie ein Sinnbild meiner Kindheitserinnerungen, die mit den Jahren auseinanderzufallen drohen wie Putz, der von den Wänden bröckelt. Details in meinem Kopf, die ich nicht mehr richtig greifen kann, sind voller Risse und Spalten wie die Pflasterplatten vor der alten Holztür, aus der meine Großmutter stets freundlich gelugt hatte. Wie gern würde ich die schönsten Momente aus Kindertagen festhalten wie einen Schatz, um sie wieder und wieder erleben zu können. Stattdessen hat die Zeit ihre ganz eigenen Regeln und zwingt mich dazu, das Verblassen liebgewonnener Kindheitserinnerungen zu akzeptieren.

Ich stehe also eines Tages auf dem Hof meiner Großmutter und lasse mich auf eine kleine Reise in meine Vergangenheit ein. Ich öffne die Haustür und da sehe ich sie: die Treppe, die das Lebensende meiner Großmutter einleitete und mir die Wurzeln nahm. Tausende Male bin ich sie als Kind rauf- und runtergerannt, habe mit meinem Bruder ihr Geländer mit meterlangen Strickliesel-Kordeln verziert oder sie als Rutsche benutzt. Wie weit weg das alles scheint. Heute liegt eine fast zentimeterdicke Staubschicht auf den Stufen, sodass sogar die Spinnweben verlassen wirken. Das Holz ist grau und morsch, man wagt sie kaum mehr zu betreten. Sie kommt mir auch ein bisschen klein vor – oder bin ich über sie hinausgewachsen? Ich lasse die Treppe rechts hinter mir liegen und blicke von Zimmer zu Zimmer: Küche, Stube, Bad, alles nur noch zu erahnen. Die Möbel sind schon Jahre fort, ein paar Umzugskisten stehen noch auf dem Boden, gefüllt mit Habseligkeiten meiner Großmutter und meines Onkels, die keiner mehr haben will. In einem Zimmer, das einst Küche und Esszimmer gewesen war, hängt noch das alte beige Wandtelefon meiner Großmutter. Dieser Gegenstand löst wirklich augenblicklich unzählige Erinnerungen aus. Wie wir 1995 als Familie ein paar Mal zusammen vor dem Apparat saßen und der Tonaufnahme einer Nachtigall lauschten, die damals vom Naturschutzbund Deutschland (NABU) und dem Landesbund für Vogelschutz in Bayern (LBV) zum »Vogel des Jahres« gewählt worden war (in der Zeitung muss wohl eine Rufnummer gestanden haben, unter der man den ausgezeichneten Singvogel hören konnte, ich erinnere mich aber nicht mehr genau). Oder wie meine Großmutter, wenn ich Schulkameradinnen anrufen wollte, regelmäßig Zeitungsausschnitte neben die Wählscheibe klebte, auf denen Vorwahlen standen, die für eine gewisse Zeit billigeres Telefonieren ermöglichten.

Heute wirkt das Telefon wie aus der Zeit gefallen. Die Räume erdrücken mit ihrer Tristesse. Gespenstisch, wenn Leben einfach ausgelöscht zu sein scheint, als wäre es nie real gewesen. Ich fühle mich ein bisschen wie in einem postapokalyptischen Science-Fiction-Film. Dieses Haus ist so einsam, als wäre hundert Jahre lang kein Mensch mehr hier gewesen.

Und doch, da ist etwas. Etwas regt sich in mir und erfüllt mich mit einer wohligen Wärme, die mir lang nicht mehr begegnet ist. Und zwischen all dem Schutt und all dem Staub erinnern sich mein Herz und mein Geist daran, was dieses Haus mir einst gewesen war: ein Zuhause.

Über fünfzig Jahre hatte meine Großmutter auf ihrem Hof verbracht und ihn mit Leben gefüllt. Er war ihr Heimat, Arbeitsstätte und Spielplatz. Hier wurden ihre Kinder geboren, lernten für die Schule und das Leben, tobten und balgten und waren schneller, als man sich versah, erwachsen. Ein rot lackierter Schlüssel an meinem Schlüsselbund erinnert mich noch heute daran: Auch ich war als Kind im Haus meiner Großmutter ein- und ausgegangen, auch mir war es ein Zuhause gewesen.

Nachdem meine Großmutter gestorben war, fühlte ich mich ein Stück weit entwurzelt. Selbst meine Eltern konnten mir das nicht nehmen, so nah hatte ich meiner Großmutter gestanden. Heute habe ich diese Entwurzelung überwunden, so wie es jeder von uns im Laufe des Erwachsenwerdens tun muss. Die meisten von uns lassen irgendwann ihre Eltern- und Großelternhäuser hinter sich, um sich ein eigenes »Daheim« zu erschaffen. Einen Ort, der (zumindest im übertragenen Sinne) nur ihnen gehört, eine Rückzugsmöglichkeit und eine Festung, eine Oase oder einen Elfenbeinturm – je nachdem, was wir brauchen. Ein Zuhause kann alles sein.

Haben Sie jemals versucht, sich vorzustellen, was es für Sie bedeuten würde, Ihre Heimat, Ihr Haus oder Ihre Wohnung aufzugeben, um mit fremden Menschen in einer Gemeinschaft zu leben? Ein kleines Zimmer zu beziehen, in das Sie kaum mehr als ein paar Bilder und einen Sessel aus dem über ein Leben lang angehäuften Habseligkeiten mitnehmen können? Dabei meine ich nicht den genauso möglichen Fall, dass man sich freiwillig und bewusst für ein neues Leben in einem Pflege- oder Seniorenheim entscheidet. Sondern einen schweren Herzens gefallenen Beschluss Nahestehender, weil man zu Hause nicht mehr versorgt werden kann.

Häusliche Pflege kann ihre Grenzen haben. Beispielsweise kann die Berufstätigkeit der Angehörigen die Situation eskalieren lassen, wenn mit Zunahme der Erkrankungsschwere auch der Zeit- und Kraftaufwand für die in die Betreuung einbezogenen Personen unabänderlich steigen. Mit dem Voranschreiten der Erkrankung steigen auch die Belastungen und Beanspruchungen für die pflegenden Angehörigen, die mit einem hohen Risiko für chronische Erschöpfungszustände und Depression verbunden sind. Haben die Betreuungspersonen dann wenig Raum für sich und kämpfen selbst mit gesundheitlichen Einschränkungen, wird eine Heimunterbringung oft unausweichlich. Herausfordernde Verhaltensweisen und schwierig zu handhabende Symptome der Patienten können den Druck in der häuslichen Pflege zusätzlich erhöhen: Aggressivität, Wahnvorstellungen oder Apathie sind oftmals kaum zu lösende akute Belastungssituationen für wenig oder gar nicht geschulte Angehörige.

Spannungen innerhalb der Familie können ebenfalls unzumutbare Zustände verursachen: Immer wieder begegnet mir in meiner Arbeit als Psychologin das hohe Konfliktpotenzial gut gemeinter Aufteilung von Pflege auf mehrere Schultern. Ich erinnere mich an drei Geschwister, die ihre demenzkranke Mutter zu Hause pflegten. Zwei Schwestern lebten im Umkreis von zehn Kilometern, während der Bruder etwa eine Stunde Fahrzeit einrechnen musste, wenn er seine Mutter versorgen sollte. Verschiedene Umstände führten dazu, dass eine der Schwestern vergleichsweise viel Zeit mit der Pflege der Mutter verbrachte. Solange sich die Versorgung auf die Zubereitung von Mahlzeiten und gelegentliches Nach-ihr-sehen beschränkte, lief der Alltag weitgehend problemlos. Der Bruder kam am Wochenende, die zweite Schwester war auch gelegentlich vor Ort. Mit der Zeit jedoch fühlte sich die am meisten beanspruchte Angehörige zunehmend ausgenutzt. Mit wachsender Pflegebedürftigkeit der Mutter stieg auch der Zeitaufwand für die täglich notwendigen Verrichtungen. Dass sich die andere Schwester dabei mehr und mehr zurückzog, lag dabei weniger an einem Desinteresse ihrer Mutter gegenüber als vielmehr an einem Unvermögen, den Zustand des geliebten Elternteils emotional ausreichend verarbeiten zu können. Menschen sind unterschiedlich. Der eine kommt mit einer solchen Erkrankung besser zurecht als der andere. Kann man jemandem einen Vorwurf machen, weil er oder sie den langsamen Abschied von der geliebten Mutter schlecht aushält? Muss man in solch einem Fall nicht respektieren, dass sich jemand zurückzieht? In jedem Fall muss man versuchen, offen miteinander umzugehen und die Situation in Ruhe zu besprechen. Nöte anzuerkennen und zu respektieren. Keiner sollte sich ausgenutzt fühlen oder in eine Pflege einbezogen werden, wenn sie über die eigene emotionale Belastungsgrenze hinausgeht. Im Fall der drei Geschwister endete die Situation in einer tiefen Kluft innerhalb der Familie, die eine häusliche Pflege der Mutter unmöglich machte. Weder die Begleitung im Alltag noch finanzielle oder gesundheitliche Fragen konnten noch gemeinsam ausdiskutiert werden, es herrschten Misstrauen, Wut und Enttäuschung. Am Ende sprachen die Kinder nicht mehr miteinander, selbst nach dem Tod der Mutter sollte die Familie zerrüttet bleiben. Die Mutter wiederum wurde in ein Pflegeheim geschickt und musste mit den Folgen dessen leben, dass es ihre Kinder nicht vermochten zusammenzuhalten.

Auch die tatsächlich angebotenen Entlastungsstrukturen im ambulanten Bereich sind regional sehr unterschiedlich entwickelt. Gerade in ländlichen Gegenden sind nicht immer ausreichend Unterstützungsangebote vorhanden und begrenzen dadurch die Möglichkeiten für eine häusliche Pflege.

Kaum ein Thema unter von Demenz betroffenen Familien polarisiert mehr als die Frage nach einer möglichen Aufnahme in ein Pflegeheim. Persönliche Meinungen bilden sich aus einem solch gewaltigen Spektrum an unterschiedlichen Erfahrungen, Medienberichten, Hörensagen und Erzählungen aus dem Freundes- und Bekanntenkreis heraus, dass ich manchmal selbst nicht mehr weiß, wie ich professionelle Pflege bewerten soll. Wir wollen uns nun gemeinsam die Frage stellen, ob ein Pflegeheim wirklich als »Endstation« zu betrachten ist oder nicht doch auch ein würdevoller Ort zum Leben sein kann.

»Endstation« Pflegeheim?

Mit Anfang zwanzig erlebte ich die Demenzerkrankung meiner Großmutter als große Überforderung, die nicht zuletzt daher rührte, dass sie in dem Pflegeheim, in dem sie untergebracht werden musste, sehr unglücklich schien. Meine Besuche dort verliefen wie im Eingangskapitel dieses Buches beschrieben oftmals frustrierend, meine Großmutter drängte nach Hause, wirkte ungepflegt, unruhig, verzweifelt. Mit dem Pflegepersonal ergab sich kaum mal ein Gespräch, ich weiß bis heute nicht, wie sie zurechtkam, wenn ich nicht vor Ort war. Nach dem Tod meiner Großmutter hatte ich die stationäre Pflege per se als fürchterlich abgespeichert und immer wieder mal auftauchende mediale Berichterstattungen über verheerende Zustände in Pflegeeinrichtungen schienen mich zu bestätigen. Erst die Arbeit mit Demenzpatienten und ihren Familien differenzierte in den letzten zehn Jahren meine Sichtweise. Ich lernte Angehörige kennen, die mit großer Erleichterung und Dankbarkeit von Einrichtungen sprachen. Besuchte selbst immer wieder Patienten in stationären Pflegeeinrichtungen, wenn diese zu schwer krank waren, um noch in unsere Gedächtnissprechstunde zu kommen. Beobachtete dort mit eigenen Augen die mitunter rührende Fürsorge des Pflegepersonals. Es kann also nicht eine »absolute« Wahrheit zur Bewertung stationärer Pflege geben. Wie in jedem anderen Bereich unseres Lebens ist es auch bei diesem Thema erforderlich, individuelle Faktoren herauszuarbeiten, die ein würdevolles Leben in einer Pflegeeinrichtung erlauben.

Etwa zwölftausend Senioren- und Pflegeheime gibt es in Deutschland derzeit, in denen laut eines Berichts der Bundesregierung vom Oktober 2020 rund 731 000 Menschen versorgt werden.[32] Die Zahl steigt stetig – so waren es im Jahr 2010 noch gut 620 000 Personen, während 2015 bereits 676 500 stationär untergebrachte Senioren und Pflegebedürftige gezählt wurden.

Das öffentliche Interesse an Pflegeeinrichtungen empfinde ich als vergleichsweise gering, was umso erstaunlicher ist, als dass doch immer mehr Menschen im Alter allein oder zumindest in großer räumlicher Distanz zu ihren Kindern leben und somit eine häusliche Pflege aus vielerlei Gründen keine langfristige Lösung sein wird. Wir befassen uns wohl nicht gern mit diesem Thema und hoffen, gesund zu altern und, wenn die Zeit gekommen ist, friedlich zu entschlafen. Auch der Tod spielt in den Köpfen der allermeisten kaum eine Rolle, wir erlebten weder Krieg noch Hungersnöte, profitieren von immer weiter verbesserten Lebensbedingungen und der modernen Medizin. Dabei sollte gerade der letzte Lebensabschnitt, egal ob in Gesundheit oder Krankheit, mit so viel Lebensqualität wie möglich erfüllt sein. Ein Pflegeheim sollte keine »Verwahranstalt« sein, wie so mancher Angehörige seine Erfahrungen schildert, sondern ein Ort der Würde. »Endstation« Pflegeheim klingt mitunter verächtlich, bedeutet aber für mich ganz wertfrei den letzten Lebensabschnitt eines Menschen, dem gerecht zu werden auch ein Zulassen von Gedanken an den Tod bedeutet. Während wir in jungen Jahren immerzu damit beschäftigt sind, unsere Zukunft zu planen, beruflich wie privat auf Sinnsuche gehen, Urlaube buchen und unser Leben ständig nachjustieren, verlieren wir diese so grundlegenden menschlichen Bedürfnisse und Tätigkeiten am Ende unseres Lebens an die Zeit. Sie haben keinen Raum mehr. Wer in einem Pflegeheim lebt, sieht seine Lebenswelt auf ein Zimmer und einen Wohnbereich reduziert, der mit dem eigenen früheren Leben unter Umständen kaum mehr etwas gemein hat. Die

Zeit verdichtet sich. Pläne zu schmieden wird sinnlos, denn es gibt keine Zukunft, die es zu organisieren gilt.

Was also bleibt von der Identität eines Menschen, wenn sein »Ich« durch eine Demenzerkrankung verloren geht und er dann in eine Wohnstätte gegeben wird, die keinen Bezug mehr zur eigenen Biografie ermöglicht? Pflegeheime können ein Ort für einen lebensbejahenden letzten Daseinsabschnitt sein, aber dafür müssen wir unseren demenzkranken Mitmenschen zugestehen, mehr vom Leben behalten zu dürfen als ein Recht auf Grundversorgung. Nur weil der Tod ihnen nähersteht als uns, sind sie es nicht weniger wert, Teil unserer sozialen, gesellschaftlichen und familiären Mitte zu sein.

In meiner Tätigkeit als Psychologin führte ich über die Jahre unzählige Gespräche mit Angehörigen von Demenzpatienten über das Für und Wider einer Heimunterbringung. Während die häusliche Pflegesituation in vielen Fällen für alle Beteiligten schon unzumutbar war, plagten sich die Familienmitglieder dennoch oft mit Schuldgefühlen und Gewissensbissen. Eine Heimaufnahme bedeutet auch die Sorge für sich selbst, die Anerkennung eigener Bedürfnisse und den Mut, Verantwortung abgeben zu können und zu müssen. Dies wird von Angehörigen oftmals als Versagen fehlinterpretiert. Gescheitert zu sein, wo andere vermeintlich mit erhobenem Haupt durchgehen. Das Gerede von Nachbarn und Bekannten aushalten zu müssen, die einen vielleicht verurteilen. Den Wunsch des Erkrankten nach einer häuslichen Pflege verraten zu haben.

Das Übergeben einer nahestehenden Person in professionelle Hände kann nur dann seinen Schrecken verlieren, wenn wir Pflegeheime von ihrem negativen Image befreien. Sie als institutionellen Teil unseres Lebens ansehen, so wie wir es am anderen Ende des Zeitstrahls des Lebens mit Kitas und Schulen tun. Auch dort bessern wir ständig nach, von gesetzlichen Rahmenbedingungen angefangen über gesellschaftliche Debatten bis hin zu dem Wunsch jedes Einzelnen, die bestmögliche Betreuung für sein Kind zu finden. Individuelle Qualitätsunterschiede gibt es hier wie dort. Nur wenn wir alle auf einen bestimmten Standard pochen und unzureichende Institutionen meiden, können wir genügend gesellschaftlichen Druck aufbauen und Nachbesserungen erzwingen.

Dafür müssen Familien, die einen demenzkranken Patienten in professionelle Pflege geben wollen, Zeit aufbringen, um sich verschiedene Pflegeheime anzusehen. Recherchen sind nötig, ein persönlicher Besuch, ein Gespräch mit der Heimleitung. Nur wer sich einen fundierten Überblick verschafft hat, kann einschätzen, ob sich der Erkrankte dort wohlfühlen würde. Eine Garantie gibt es wahrlich nicht, auch die beste Vorbereitung schützt nicht vor negativen Erfahrungen. Auch nach der Entscheidung für ein Pflegeheim bleiben Unsicherheiten, die ein Überdenken der Situation nötig machen können.

Man ist nicht davor gefeit, subjektive Momentaufnahmen auch mal zu sehr zu verallgemeinern. Ich fand das Pflegeheim meiner Großmutter nicht gut. Nun, Jahre später, kenne ich Familien, die in derselben Einrichtung sehr zufrieden sind. Haben sich die Zustände dort geändert? Hatte ich die Situation dort einfach falsch wahrgenommen? Ich bin davon überzeugt, dass neben den institutionellen Rahmenbedingungen vor allem die Pflegekräfte darüber entscheiden, ob man einen Unterbringungsort als gut oder schlecht empfindet. Empathisches Personal, das trotz der engen Zeitvorgaben und dem immensen Druck einen liebevollen Umgang mit den Heimbewohnern pflegt, bildet den Grundstock dessen, was wir als würdevolles Dasein bezeichnen. Wir geben unsere Liebsten in fremde Hände und es ist sehr wichtig, diese Fremde so schnell wie möglich in Vertrautheit und Vertrauen umzuwandeln. Ich bin davon überzeugt, dass man sich in einer neuen Lebenswelt wohlfühlen kann, wenn vertraute Personen den Alltag erleichtern. Dabei hindert eine Demenzerkrankung vielleicht ein Kennen- und Schätzenlernen, das als bewusster Akt auch so verbalisiert werden kann, aber spüren lässt sich eine Vertrautheit auch ohne Zugriff auf das eigene episodische Gedächtnis. Eine liebevolle Berührung, ein Lächeln, ein zuverlässiger Besuch zu einer bestimmten Tageszeit – all das kann Wohlbefinden schaffen.

Seit dem 1. Januar 2020 gibt es den Ausbildungsberuf der Altenpflege nicht mehr. Eine umfassende Reform der Pflegeberufe mündete in eine nun generalisierte Pflegeausbildung, in der von der Akut-, der Kinderkrankenpflege über die stationäre oder ambulante Langzeitpflege bis hin zur psychiatrischen Versorgung alles in einer Ausbildung zusammengefasst ist. Mit diesen Änderungen will die Politik zukunftsgerichtet den Pflegenotstand bekämpfen, der sich aufgrund eines zunehmenden Fachkräftemangels schon lange zuspitzt. Schichtdienste, körperliche und psychische Belastung, vergleichsweise niedrige Bezahlung und wenig Wertschätzung führten allein im Jahr 2018 zu über 40 000 unbesetzten Stellen in der Pflege.[33] Das Institut für Arbeitsmarkt- und Berufsforschung (IAB) ermittelte, dass nach zehn Jahren nur noch 37 Prozent der Altenpfleger in ihrem Beruf tätig sind, und die Mehrheit der Pflegekräfte arbeitet irgendwann Teilzeit. Die Anforderungen in diesem Beruf sind unvorstellbar groß: Zum einen decken die Pflegenden klassisch pflegerisch-medizinische Tätigkeiten ab, unterstützen die Patienten beispielsweise bei der Körperpflege, beim An- und Ausziehen, wechseln Verbände, geben Mahlzeiten aus und helfen, wenn nötig, beim Essen an sich oder kümmern sich um die Einnahme von Medikamenten. Des Weiteren erfüllen sie soziale Aufgaben, indem sie als Begleiter und Motivatoren dazu beitragen, den Senioren einen strukturierten Tagesablauf und sinnvolle Beschäftigungen zu ermöglichen. Zum anderen müssen sie Verwaltungsaufgaben abdecken, Pflegeberichte schreiben, Organisatorisches regeln. Sie müssen ein profundes Wissen über die oftmals komplexen Multimorbiditäten älterer Menschen haben, also über das Zusammenspiel unterschiedlicher Erkrankungen bei einzelnen Personen, müssen Verhaltensauffälligkeiten und psychiatrische Symptome abfangen und aushalten können, müssen den Groll von Angehörigen über sich ergehen lassen, wenn diese mit etwas unzufrieden sind. Sie sind die wichtigsten Bezugspersonen derjenigen Pflegeheimbewohner, die nie oder nur selten besucht werden. Sie müssen eine Familie ersetzen und sollen liebevoll im Umgang mit den Patienten sein, gleichzeitig aber eine ganze Einrichtung am Laufen halten. Ich bin mir nicht sicher, ob es viele Berufe in Deutschland mit ähnlichem Anforderungsprofil gibt. Die Herausforderungen der Kombination aus professioneller Versorgung und emotionaler Nähe lassen sich nur schwer erahnen, wenn man sie nie selbst erlebt hat. Das ist vielleicht auch einer von vielen Gründen, warum Pflegekräfte nicht besser bezahlt werden.

Kann ein solch komplexes Aufgabenprofil in einer Ausbildung erlernt werden, die innerhalb von drei Jahren gleich mehrere Berufe umfasst? In den ersten beiden Lehrjahren der neuen Pflegeausbildung werden allen Auszubildenden die gleichen Inhalte vermittelt, im dritten Jahr können sie sich, wenn gewünscht, auf Altenpflege oder Gesundheits- und Kinderkrankenpflege spezialisieren. Kritik an diesem neuen Modell kommt aus unterschiedlichen Richtungen: So drohe der Verlust an Fachwissen, weil für die früher in Einzelausbildungen gelehrten Berufsbilder individuell weniger Zeit bleibe. Das Kompetenzniveau einzelner Ausbildungen dürfe nicht abgesenkt werden, nur um die Zielgruppe möglicher Bewerber zu erweitern. Der Deutsche Pflegerat beklagt, dass die Verordnung den eigenständigen Altenpflegeabschluss auf einem Kompetenzniveau ansiedele, das nicht mehr dem eines Heilberufes entspreche. Positiv hingegen äußerten sich kirchliche Sozialverbände, welche die Verordnung als »wesentlichen Beitrag zu einer zukunftsfähigen und qualitativ hochwertigen Pflegeausbildung« werteten. Die Auszubildenden könnten sowohl fachbezogen als auch fachübergreifend Wissen erwerben.

Wie auch immer die Ausbildung aussieht, wer auch immer diesen Beruf ergreift – er oder sie muss genug Einfühlungsvermögen besitzen, verwirrten, dementen Patienten in jeder Situation liebevoll und wertschätzend zu begegnen. Das ist eine riesige Herausforderung und nicht jeder ist für so etwas gemacht.

Im Rahmen meiner Recherchen für dieses Buch wurde mir schnell klar, dass meine Meinung über Pflegeheime aufgrund der Erfahrungen mit meiner Großmutter nicht repräsentativ ist. Auch meine Arbeit in der Klinik hilft mir nicht immer weiter, denn spezialisiert auf frontotemporale Demenzen und konfrontiert mit oft sehr jungen Betroffenen erfahre ich hier die Grenzen unseres Pflegesystems regelmäßig: Patienten mit starken Verhaltensauffälligkeiten, die aufgrund ihres Alters nicht zum Durchschnitts-Heimbewohner passen, finden oftmals keinen Platz in einer stationären Einrichtung. Um ein Gespür dafür zu bekommen, wie die Lage in unserem Land in Bezug auf die stationäre Pflege wirklich ist, begann ich im Internet zu recherchieren, las Medienberichte über Pflegeskandale, schaute trägerfinanzierte Imagekampagnen verschiedenster Institutionen sowie unabhängige Reportagen, stöberte in Angehörigenforen und sprach mit meiner Familie, meinen Freunden und Kollegen.

Wirklich umfassend informiert fühlte ich mich allerdings auch dann nicht. Ich hatte zwar Pflegeheime als Angehörige und als Teil des medizinischen Versorgungssystems kennengelernt, war sowohl von positiver wie negativer Berichterstattung in unterschiedlichsten Medien »gebrieft«. Was mir aber immer noch fehlte, war zum einen die Perspektive der Pflegekräfte, zum anderen die Meinung einer »allgemeineren« Bevölkerung, die nicht in unserem speziellen Versorgungsnetz rund um das Universitätsklinikum eingegliedert ist. Also nutzte ich eines Tages die Kontakte zu meiner Hörerschaft als Musikerin und bat sie um Mithilfe: Ich rief meine Fans auf meinem Facebook- und Instagram-Kanal dazu auf, mit mir ihre Gedanken zum Thema Demenz und speziell ihre Erfahrungen mit stationären Pflegeeinrichtungen zu teilen. Ich hatte keine Ahnung, ob ich überhaupt eine Resonanz erzeugen würde, weil ich natürlich die Lebensumstände der Menschen, die meine Musik lieben, in der Regel nicht kenne. Ich richtete für meine Umfrage eine eigene E-Mail-Adresse ein und wartete gespannt auf Reaktionen.

Tatsächlich wurde ich förmlich überflutet von Erfahrungsberichten sowohl von Angehörigen von Demenzpatienten als auch von Pflegefachkräften. Bewundernswert offen schilderten mir unzählige Menschen von ihren privaten und beruflichen Erfahrungen, ermöglichten mir so völlig neue Sichtweisen und erweiterten meinen Horizont. Das entgegengebrachte Vertrauen bestärkte mich in meiner Arbeit wirklich sehr.

Ich versuchte, all diese Informationen zu ordnen, zu sortieren und zusammenzufassen. Zehn Jahre Berufserfahrung als Psychologin und die Erzählungen aus dem Umfeld meines musikalischen Schaffens ergeben ein vielfältiges Bild der Pflegesituation in Deutschland, die so prekär nicht ist. Nein, mir wurden neben erschütternden negativen Erfahrungen auch viele herzerwärmende, positive Erlebnisse zugetragen. Schlüssel zu einem würdevollen Lebensabend für mich persönlich ist und bleibt am Ende, zusammengefasst in einem einzigen Wort: Nächstenliebe.

Ich versuche, die Situation zu beschreiben, die sich mir ganz persönlich darstellt: Der Personalschlüssel eines Pflegeheims zeigt grundsätzlich das Verhältnis der Anzahl an Bewohnern zu der Anzahl der Mitarbeiter, wird auf Landesebene geregelt und berechnet sich aus den Pflegegraden der Bewohner. Grob kommt auf acht Menschen mit Pflegegrad 1 eine Pflegekraft, bei Pflegegrad 5 betreut eine Pflegekraft nur zwei Patienten. Abhängig vom Bundesland werden in die Personalausstattung aber auch die Pflegedienstleitung und der Soziale Dienst anteilig miteinbezogen, Gleiches kann für externe Dienstleistungen gelten, beispielsweise wenn eine Apotheke in die Medikation eingebunden ist. Dann können die Kosten für solche Leistungen auf den Personalschlüssel umgerechnet werden. Eine zuverlässige Personalplanung kann mitunter schwierig sein, weil Pflegeheime keine stabilen Gefüge sind – Bewohner versterben und neue rücken nach. Viele Einrichtungen bleiben immer ein wenig unter dem ausgehandelten Personalschlüssel, um zu vermeiden, dass Mitarbeiter gekündigt werden müssten, wenn beispielsweise nach dem Versterben eines Patienten mit Pflegegrad 5 ein neuer Bewohner mit Pflegegrad 1 einzieht, der formal weniger Personalressourcen beanspruchen darf.

Die Pflegekräfte, mit denen ich sprechen konnte, fühlen sich häufig überlastet. Zu wenig Personal für zu viele Bewohner, vor allem Fachkräfte fehlen und jeder steht unter enormem Druck, allem gerecht zu werden – den hier Lebenden, den Angehörigen, der Heimleitung, den Kollegen. Ein Kollege von mir, der als Angehöriger einen Demenzkranken begleitet hatte, schildert die Situation folgendermaßen: »Das Pflegepersonal steht vor immensen Herausforderungen. Diese Menschen müssen die Besonderheiten der Bewohner, die nicht immer liebevoll, sondern auch aggressiv sein können, nicht nur aushalten, sondern sie auf ihrem Weg begleiten, sie in ihren Absonderlichkeiten ernst nehmen, sie respektvoll behandeln, Angriffe nicht persönlich nehmen, sowie eine hohe pflegerische und medizinische Kompetenz mitbringen. Sie werden nicht selten Projektionsfläche der Schuldgefühle von Angehörigen, die die Betroffenen manchmal nur sporadisch besuchen und dennoch von den Betroffenen mehr geschätzt und geliebt werden als diejenigen, die sie im Alltag betreuen und umsorgen. Das muss mit professioneller Distanz erst mal ausgehalten werden.«

Nach meinem Aufruf im Internet erreichten mich beeindruckende Statements von Pflegekräften, die nicht nur kritische Worte hinsichtlich der Rahmenbedingungen ihres Berufs fanden, sondern genauso auch eine Lanze für ihren Berufsstand brachen. Die sich mit ganz viel Herzblut um die ihnen Anvertrauten kümmern und voller Respekt von den Bewohnern sprechen. Ich hatte beim Lesen das Gefühl, viel lernen zu können. Meine Hochachtung vor den Altenpflegerinnen und Altenpflegern wuchs mit jeder Zeile, die sie mir schrieben, denn sie sind aus den richtigen Gründen in diesen Beruf gegangen. Jemand schrieb, wie wichtig es sei, Menschen mit Demenz nicht nach ihren Defiziten zu beurteilen, sondern als völlig normal zu sehen und zu behandeln. Er würde jeden Tag erfahren, wie sich dadurch der Zugang zu den Betroffenen verbessere und sie Vertrauen aufbauen würden. Eine andere Aussage lautete, dass man es als seine Aufgabe sehen müsse, die Menschen da abzuholen und zu begleiten, wo immer sie sich gerade befinden; Nöte wahrzunehmen, sie ernst zu nehmen und auch Trost zu spenden. »Genau so, wie du bist, bist du richtig!«, schrieb mir ein Pfleger seinen Grundsatz in seinem Umgang mit Heimbewohnern.

Wir müssen den Pflegerinnen und Pflegern viel mehr gesellschaftliche Beachtung schenken. Sie verdienen unseren größten Respekt, unsere Anerkennung und Dankbarkeit. Laut einer Umfrage der »Forsa Gesellschaft für Sozialforschung und statistische Analysen mbH« im Sommer 2019, in deren Rahmen zweitausendsechs repräsentativ ausgewählte Bundesbürger ab vierzehn Jahren zum Ansehen von Berufen befragt wurden, befanden sich Altenpfleger auf dem vierten Platz. Nur Feuerwehrleute, Ärzte und Krankenpfleger sind demnach beliebter. Erstaunlich, dass ein Beruf, der so hohes gesellschaftliches Ansehen genießt, unter Bedingungen leidet, die eine Zufriedenheit der in diesem Bereich Arbeitenden so gut wie unmöglich macht.

Die Pflegerinnen und Pfleger unseres Landes sind es, die uns im Alter versorgen, wenn wir nicht mehr allein zurechtkommen. Wir benötigen hochmotivierte, empathische Fachkräfte wie diejenigen, die sich die Zeit genommen haben, mir zu schreiben. Die die Fahnen für ihren Beruf hochhalten und trotz der herausfordernden Umstände jeden Tag aufs Neue versuchen, ihren Bewohnern ein schönes Leben zu ermöglichen. Eine Pflegerin schrieb: »Unsere älteren Mitmenschen haben es verdient, sehr gut gepflegt zu werden. Genügend Zeit für die Pflege zu bekommen. Genau diese Menschen waren es nämlich, die uns allen unser Leben überhaupt erst ermöglichten.« Treffender kann man es nicht formulieren. Der von mir sehr geschätzte ehemalige Leiter des Begabtenförderungswerks Hanns-Seidel-Stiftung e.V., Prof. Hans-Peter Niedermeier, schrieb mir über seine Erfahrungen: »Krankenschwestern und Pflegepersonal sind die Engel ohne Flügel der heutigen, modernen Gesellschaft.«

In Pflegeheimen gibt es aber auch Missstände und wir dürfen nicht die Augen davor verschließen. Wir müssen darüber sprechen und Möglichkeiten finden, die Zustände zu verbessern. Auf politischer Ebene genauso wie auf Heimebene. Es liegt mir fern, mit dem Finger auf Institutionen zu zeigen oder Pflegekräfte anzuklagen. Kritik muss immer sachlich sein, niemals möchte ich pauschalisieren; nur Beispiele nennen, auf die Sie achten können, wenn Sie ein Familienmitglied in professionelle Hände geben müssen. Es tut mir in der Seele weh, wenn ich höre, dass sich eine Pflegeheimbewohnerin nicht zu fragen traute, ob man ihr zur Toilette helfen könne, weil die zuständigen Pflegekräfte unwirsch mit ihr umgingen. Dass die Dame dann kaum mehr etwas trank, um nicht so oft um Hilfe bitten zu müssen. Es bricht mir das Herz, wenn ich höre, dass Bewohner, die vor ihrem Einzug in ein Heim am Rollator gut laufen konnten, immer schwächer werden und ihre Gehfähigkeit verlieren, weil sie im Heim kaum mehr aktiviert oder mobilisiert werden. Es kann nicht sein, dass jemand ins Krankenhaus muss und kein Angehöriger verständigt wird oder auf Nachfrage keiner im Heim sagen kann, in welche Klinik er überhaupt gebracht wurde. Es ist menschenunwürdig, hilflose Personen über eine Stunde in ihrem Urin liegen zu lassen. Es ist ein Skandal, dass Menschen mit Medikamenten sediert werden und apathisch ihr Dasein fristen müssen, nur um in das System zu passen. Es ist für mich unvorstellbar, dass Menschen, die gefüttert werden müssen, vielleicht Schluckprobleme haben und nur langsam Nahrung aufnehmen können, nicht mehr als vier oder fünf Löffel eingegeben bekommen, weil dann offiziell die Zeit für diesen Teil der pflegerischen Arbeit vorbei ist. Dass Bewohner dehydriert sind, weil niemand die Zeit hat, sie ans Trinken zu erinnern. Es ist ein Skandal, dass sich Angehörige, die solche Zustände anprangern, Sätze wie »Wenn es Ihnen hier nicht gefällt, dann dürfen Sie gern ein anderes Pflegeheim suchen« von der Stationsleitung anhören müssen.

Es gibt unzählige solcher Beispiele, die immer als Einzelfälle zu werten sind, aber dennoch die Schwächen eines Systems verdeutlichen, das »auf Kante genäht« ist und selbst die engagiertesten Pflegekräfte nicht davor schützt, Fehler zu machen. Viele der beschriebenen Situationen werden – wenn Angehörige sich beschweren – den Pflegerinnen und Pflegern angelastet. Sie, die eh schon malochen bis zur Schmerzgrenze, müssen dann noch den Kopf hinhalten für Missstände, die eindeutig im System beginnen.

Auf der anderen Seite gibt es wiederum Positives zu berichten, von Menschen, die durch den Umzug in ein Heim neu aufblühen und die Routine, die Gemeinschaft und die neue Umgebung genießen. Ich weiß noch, wie ich die geschlossene Abteilung eines Pflegeheims bei Ulm besuchte, um einen meiner Patienten dort zu sehen und ihn mit einer Pflegerin tanzend im Gemeinschaftsraum antraf. Der Mann strahlte und lachte und die anderen Bewohner, die sich ebenfalls im Raum aufhielten, beobachteten das Tanzpaar ebenso schmunzelnd. Jedem von uns würde es doch so gehen, dass er sich in einem neuen Zuhause viel wohler fühlt, wenn er in ein soziales Gefüge eingebunden ist, innerhalb der Gemeinschaft mit anpacken kann, beispielsweise beim Kochen oder Waschen helfen darf, wenn er will. Ein Zuhause ist ein Ort, den man aktiv mitgestaltet.

Auch Pflegehelfer, zusätzliche Betreuungskräfte und Alltagsbegleiter als ehrenamtliche Helfer sind ein wichtiger Teil des pflegerischen Versorgungskonzepts in stationären Einrichtungen. Alle Menschen, die dort arbeiten und es verstehen, mit an Demenz Erkrankten wertschätzend umzugehen und sie ganz intuitiv als vollwertige Mitglieder einer Gemeinschaft anzuerkennen, tragen einen wertvollen Teil zum Gelingen eines würdevollen Lebens im Heim bei. Menschen mit kognitiven Einschränkungen erreicht man beispielsweise oft viel eher, wenn man mit ihnen in ihrer Muttersprache beziehungsweise ihrem Heimatdialekt plaudert. Dies erfuhr ich selbst im Umgang mit meiner Großmutter, die ich stets in ihrem starken nordschwäbischen Dialekt ansprach und sofort einen Zugang zu ihr verspürte. Welch Glücksfall für eine Einrichtung, wenn selbst der Haustechniker mit den Bewohnerinnen und Bewohnern umzugehen weiß! Der Vater einer lieben Freundin und großartigen Musikerin aus dem Münsterland erzählte mir, wie er schon allein dadurch ein Vertrauensverhältnis zu den dort lebenden Menschen stärken könne, indem er mit ihnen Plattdeutsch spreche. Selbst Personen, die sich schon in einem fortgeschritteneren Demenzstadium befänden, würden da plötzlich wieder adäquat reagieren und an Gesprächen teilnehmen. Wenn der Haustechniker dann noch sein Akkordeon dabeihabe und Seemannslieder anstimme, fielen alle Mauern: Selbst schwer an Demenz Erkrankte sängen gemeinsam mit den anderen Bewohnern, schwelgten in Erinnerungen und erlebten ein Gemeinschaftsgefühl, das auch mich manchmal mit Sehnsucht erfüllt.

Zusammengefasst ist die Situation in den Pflegeheimen unseres Landes pauschal schwer zu beurteilen und von vielen unterschiedlichen Faktoren abhängig. Wenn eine Heimunterbringung nötig wird, versuchen Sie, sich die Zeit zu nehmen, mögliche Einrichtungen genau unter die Lupe zu nehmen, bevor Sie sich für eine entscheiden. Das Bundesministerium für Familie, Senioren,

Frauen und Jugend bietet mit seinem Internetportal *Wegweiser Demenz* ein umfassendes Informations- und Unterstützungsangebot zum Thema für Betroffene und Angehörige (www.wegweiser-demenz.de). Sehr ehrlich wird hier die Arbeit der meisten professionellen Pflegeeinrichtungen als Kompromiss bezeichnet: Auf der einen Seite stehe das, was wünschenswert erscheint. Auf der anderen Seite stünden die Kosten. Eine demenzfreundliche Versorgung sei am besten umsetzbar, wenn die Bewohner in kleinen Gruppen mit festen Pflegekräften leben, was wahrlich nicht immer möglich ist. Für die Wahl eines Pflegeheims bietet der Wegweiser Demenz hilfreiche Anhaltspunkte, auf die Sie als Angehörige achten können.[34]

- Ist die Atmosphäre stressfrei, wohnlich und familiär? Oder fühlen Sie sich an ein Krankenhaus, ein Hotel oder eine Kindertagesstätte erinnert?
- Erleichtern Piktogramme, Wegweiser und eine entsprechende Farbgestaltung die Orientierung?
- Gibt es gemütliche Nischen, in denen sich die Menschen aufhalten können?
- Werden die Bewohner würdevoll und fürsorglich behandelt? Verräterisch sind Begriffe wie »unsere Patienten«, »Insassen« oder »Pflegefälle«.
- Kümmert sich das Personal oder reagiert es auf Klingeln? Können Sie kleine Gesten der Freundlichkeit beobachten?
- Wie wirken die Bewohnerinnen und Bewohner?
- Wie vielen Bewohnerinnen und Bewohnern begegnen Sie? Sind sie an ihrer Umgebung interessiert oder wirken sie apathisch?
- Ist die Kleidung der Bewohnerinnen und Bewohner sauber? Sie muss allerdings nicht unbedingt zusammenpassen – gute Heime überlassen ihren Bewohnerinnen und Bewohnern individuelle Entscheidungen.

- Wie viel Freiheit haben geistig verwirrte Bewohnerinnen und Bewohner?
- Welche Angebote speziell für Menschen mit Alzheimer oder einer anderen Form der Demenz gibt es? Wie wird auf ihre Vorlieben und ihre Biografie eingegangen?
- Wie ist die medizinische und pflegerische Unterstützung geregelt?
- Können Angehörige rund um die Uhr zu Besuch kommen?
- Sind die Pflegekräfte festen Gruppen zugeordnet? Wie lange arbeiten die Pflegekräfte schon in dieser Einrichtung?
- Sieht sich die Einrichtung gezwungen, Leiharbeiter zu engagieren?
- Gibt es für die Bewohnerinnen und Bewohner Einzel- und Gruppenangebote, in denen sie sich ihren Möglichkeiten entsprechend beschäftigen können?
- Wie gut und individuell werden Sie beraten? Erschrecken Sie nicht über die Frage, ob Sie sich für Ihr demenzrankes Familienmitglied ein Doppelzimmer vorstellen können. Manche Menschen haben Angst vor dem Alleinsein und fühlen sich im Doppelzimmer wohler.
- Wie reagiert die Heimleitung auf Ihre Frage, wie viele Druckgeschwüre im Heim entstanden sind? Offene Stellen am Rücken oder Po weisen auf unzureichende Bewegung oder zu langes Liegen in einer Position hin.
- Wie lange leben die Bewohnerinnen und Bewohner durchschnittlich im Heim?
- Gibt es eine Sterbebegleitung oder sterben die meisten Bewohnerinnen und Bewohner im Krankenhaus?

Der Einbezug all dieser Punkte erfordert eine intensive Auseinandersetzung mit einem Heim, die im Vorfeld nicht immer möglich sein wird. Vielleicht leben Sie aber auch in einer Region, in der die

Auswahl an möglichen Einrichtungen eh begrenzt ist oder Ihnen die Wahl genommen wird, weil nicht überall freie Plätze vorhanden sind. In jedem Fall ist es sinnvoll, nach einem erfolgten Einzug weiterhin genau zu beobachten, wie es der Ihnen nahestehenden Person geht und welchen Eindruck Sie vom dortigen Alltag haben. Ein Wechsel in ein anderes Heim, sollten die momentanen Bedingungen nicht zufriedenstellend sein, bedeutet wieder eine enorme Herausforderung, muss jedoch unbedingt in Betracht gezogen werden, sollte der Bewohner nicht gut versorgt sein.

Wenn eine Heimunterbringung nicht gelingt

Das durchschnittliche Alter von Demenzpatienten in den stationären Pflegeeinrichtungen Deutschlands liegt schon bei Einzug bei über achtzig Jahren. Diese »Zielgruppe«, um es mal salopp auszudrücken, hat ganz andere Bedürfnisse als jüngere Menschen, gemeinschaftliches Beisammensein mit Spielenachmittagen, Bastelkursen, Seniorengymnastik und ähnlichen Aktivitäten machen Senioren auch deshalb Freude, weil sie sich als Teil einer Gemeinschaft fühlen, in der Menschen mit ähnlichen Nöten, Interessen und aus ähnlichem sozialem Milieu zusammen sind. Das schafft Identität und Vertrauen. Mindert Einsamkeit, wenn Angehörige selten da sein können.

Aber was ist mit jüngeren oder verhaltensauffälligen Betroffenen, die sich schlecht in eine solche Gemeinschaft einfügen können, weil sie nicht dazu passen? Weil sie körperlich agiler und aktiver sind, einen größeren Bewegungsdrang haben, sich für andere Themen und Musikrichtungen interessieren als Menschen, die zwanzig, dreißig Jahre älter sind. Die vielleicht uneinsichtig bei Fehlverhalten sind, soziale Konventionen übertreten, psychomotorisch unruhig und im Gruppensetting achtlos sind? Die beim gemeinschaftlichen Mittagessen nicht ruhig sitzen bleiben, sich von den Tellern anderer Leute bedienen, nachts umhergeistern, nicht auf emotionale Stimuli zu reagieren scheinen, sich anderen Heimbewohnern nicht zuwenden können? Für Pflegeheime stellen solche Bewohner eine große Herausforderung dar, weil sie viel der kostbaren Zeit der Pflegekräfte beanspruchen. Zeit, die vielleicht nicht vorhanden ist und das fragile Pflege- und Betreuungskonstrukt einer Einrichtung überstrapazieren kann. Dass in so einem Fall auch eine häusliche Pflege schwierig ist, liegt auf der Hand: Viele Betroffene benötigen eine Rund-um-die-Uhr-Betreuung, die nicht immer gewährleistet werden kann, selbst professionelle ambulante Dienste kommen an ihre Grenzen, weil sie mit seltenen Demenzformen und jungen Patienten selten in Berührung kommen und sowohl Wissen als auch Erfahrung fehlen.

Die Aufnahme von jungen und/oder stark verhaltensauffälligen an Demenz Erkrankten in klassischen Pflegeeinrichtungen gelingt häufig nicht. Viele Familien, mit denen ich in den letzten zehn Jahren gearbeitet habe, berichteten mir von unzähligen Bewerbungen und genauso vielen Absagen. Die Gründe sind dabei immer dieselben: Die Betroffenen bänden zu viel Personal und könnten nicht ausreichend beaufsichtigt werden. Und selbst wenn dann doch mal ein Unterbringungsversuch gestartet wurde, wurden Verträge nach kurzer Zeit aufgelöst oder nicht verlängert. Dabei empfinde ich eine Absage durchaus als nachvollziehbar, wenn die Strukturen fehlen, eine Person mit herausfordernden Symptomen ausreichend zu betreuen. Dann ist es nur richtig, dies der Familie frühzeitig mitzuteilen. Die Problematik liegt für mich in der Art und Weise, wie damit umgegangen wird. Die Angehörigen werden vor vollendete Tatsachen gestellt und alternative Lösungen liegen außerhalb der Zuständigkeiten der jeweiligen Einrichtungen. Anstatt mit den Familien zu sprechen und gemeinsam Alternativen zu suchen, werden die Betroffenen einfach weggeschickt. Welche Erleichterung wäre es, wenn Heime untereinander so vernetzt wären, dass Familien im Zuge einer Ablehnung sofort eine Weitervermittlung angeboten werden könnte! Stattdessen müssen sie wieder auf sich allein gestellt auf die Suche gehen und weitere frustrierende Absagen in Kauf nehmen.

Spezialisierte Heime für junge Demenzpatienten sind rar gesät, selbst die Erweiterung der pflegerischen Versorgung bestehender Einrichtungen erscheint den meisten Trägern aufgrund der vergleichsweise geringen Fallzahlen unrentabel. Auch in psychiatrischen Einrichtungen wird mit jungen Demenzpatienten aufgrund der fehlenden Expertise des Personals oftmals falsch umgegangen – immer wieder musste ich erfahren, dass Betroffene bei Verhaltensauffälligkeiten sanktioniert wurden, anstatt dass man auf sie einging. Einsperren oder Fixieren eines Bewohners, vermeintlich zu dessen eigener Sicherheit oder dem Schutz anderer Personen, sind leider keine Ausnahme.

Ich empfinde immer wieder eine große Hilflosigkeit, wenn mir Familien über ihre Erfahrungen mit den Grenzen des Pflegesystems berichten. Fassungslos stehe ich, selbst Teil des Versorgungssystems, daneben und versuche mein Mitgefühl auszudrücken, höre zu und halte aus. Aber ist das genug? Ist es genug, negative Erfahrungen als tragisch anzuerkennen und einfach weiterzumachen? Ich glaube nicht. Selbst wenn Missstände in Pflegeheimen nur Einzelfälle sein sollten, muss jedem Fall mit Bestimmtheit nachgegangen werden. Jedes Beispiel, in dem jemand unzureichend versorgt oder lieblos und nachlässig betreut wurde, muss aufgearbeitet werden. Jeder Mensch, und sei er noch so krank, hat, geschützt durch die Verfassung unseres Landes, ein Recht auf ein würdevolles Leben.

»Die Würde des Menschen ist unantastbar. Sie zu achten und zu schützen ist Verpflichtung aller staatlichen Gewalt.«
Artikel 1.1 des Grundgesetzes

Ich möchte Ihnen gern von einer Frau erzählen, deren Schicksal die Grenzen des Pflegesystems, aber auch die Menschlichkeit und liebevolle Hilfsbereitschaft der darin arbeitenden Personen, besonders eindrücklich verdeutlicht. Es handelt sich definitiv um einen Einzelfallbericht. Dennoch ist es mir wichtig, ihn niedergeschrieben zu haben – als Teil der Aufarbeitung verbesserungswürdiger Versorgungsstrukturen.

Frau I., liebende Ehefrau und Mutter von zwei heranwachsenden Kindern, erkrankte in ihren Vierzigern an einer frontotemporalen Demenz. Während ihr Ehemann versuchte, die Familie finanziell und emotional zusammenzuhalten, daneben voll berufstätig war, Therapien, Betreuung sowie behördliche Angelegenheiten organisieren und den schleichenden Verlust seiner Partnerin verkraften musste, schritt die Erkrankung rapide fort, bis eine häusliche Pflege zu einer unmöglichen Aufgabe wurde. Das junge Alter der Patientin, ihr enormer Bewegungsdrang sowie Sprach- und Schluckprobleme machten die Suche nach einer geeigneten Wohnstätte zu einer kräftezehrenden, schmerzlichen Erfahrung. Frau I. war einfach jemand, der eine gewisse Beaufsichtigung brauchte, sie lief viel und konnte auch beispielsweise beim Essen nicht allein gelassen werden. Mahlzeiten mussten immer klein geschnitten und Bissen für Bissen gefüttert werden. Sich selbst überlassen hätte sie alles auf einmal in den Mund gestopft, ein »Symptom«, das nicht selten bei frontotemporalen Demenzen ist. Aggressiv war sie nie. Ich empfand sie immer als sehr umgängliche, sympathische Person, die nur recht ängstlich wirkte. Ließ man sich Zeit und begegnete ihr wertschätzend, baute sie schnell Vertrauen auf. Mit Sicherheit war sie kein Mensch, der ein Pflegeheim grundsätzlich überfordern würde. Dennoch musste Herr I. erst einmal unzählige Absagen hinnehmen, die meisten davon ohne jegliche offizielle Begründung und Stellungnahme.

Nach langer Suche wurde zumindest eine Kurzzeitpflege möglich, der Ehemann spricht bis heute mit großer Dankbarkeit von dieser Zeit. Die Pflegerinnen und Pfleger kümmerten sich dort liebevoll, seine Frau war gut versorgt und betreut. Drängte sie anfänglich noch nach Hause, lebte sie sich mithilfe ihrer Familie dann doch gut ein. Ein Glücksfall für alle, doch leider gab es nach der Kurzzeitpflege keine Möglichkeit, den Vertrag zu verlängern. So kam sie dann dauerhaft in eine andere Einrichtung. Und hier waren die Zustände leider nicht vergleichbar.

Frau I. wurde beispielsweise weder regelmäßig gewaschen noch sauber angezogen, die Medikamentengabe klappte oft nicht, es wurde sich nicht um regelmäßige Toilettengänge bemüht. Ihr Ehemann merkte dies schnell und versuchte, mit der Heimleitung zu sprechen, doch seine Sorgen prallten ab. Bei den Mahlzeiten war eine einzelne Pflegehelferin für eine viel zu große Anzahl an hilflosen Bewohnern zuständig, so dass Herr I. irgendwann selbst beim Füttern mithalf, um der Frau beizustehen, die sich sehr liebevoll zu kümmern versuchte, jedoch völlig überlastet war. Als Frau I. eines Tages unbemerkt das Heim verließ, wurde das »Ausbüchsen« der Polizei gemeldet, ansonsten sah man sich nicht zuständig. Man fand sie erst einen Tag später in einem anderen Gebäude, in das sie sich verirrt und versehentlich eingesperrt hatte. Sie hatte nicht rufen, sich nicht befreien können, hatte Todesangst ausgestanden und war verletzt. Zurück im Heim wurde sie einfach ins Bett gelegt und nicht einmal ein Arzt gerufen. Ihr Ehemann musste die völlig verängstigte, weinende Frau selbst ins Krankenhaus bringen.

Herr I. konnte einen Heimwechsel erwirken, seine Frau litt einfach zu sehr unter den Zuständen in der Einrichtung. Sie wurde wieder dorthin verlegt, wo sie sich in Kurzzeitpflege befunden hatte. Sofort sei es ihr besser gegangen, das Mitgefühl und die Menschlichkeit der dort arbeitenden Pflegekräfte habe es seiner Frau endlich möglich gemacht, sich wieder wohler zu fühlen.

Dennoch starb Frau I. nur ein paar Tage nach dem Heimwechsel. Aufgrund einer an diesem Tag krankheitsbedingten Unterbesetzung des Pflegepersonals musste die Patientin während des Frühstücks allein gelassen werden und stopfte sich daraufhin alles auf einmal in den Mund. Sie erstickte. Frau I. wurde nur neunundvierzig Jahre alt.

Dieses Beispiel macht die Misere unserer stationären Pflegeeinrichtungen sehr deutlich und Familien, denen solches Leid widerfahren ist, brauchen viel Zeit und Kraft, um nach alldem wieder ins Leben zurückzufinden. Heute blickt Herr I. dennoch immer noch mit viel Dankbarkeit an die Zeit in jenem Heim zurück und erkennt damals wie heute, dass die Pflegekräfte keine Schuld trugen. Diejenigen, die sich liebevoll um seine Frau gekümmert hatten, ließen ihn und seine Kinder die schwere Erkrankung seiner Frau besser ertragen. Sie in guten Händen zu wissen, war die Grundvoraussetzung, um selbst weitermachen zu können. Dennoch wiegt das Erlebte schwer und das Vertrauen dieser Familie in das deutsche Pflegesystem ist erschüttert. Frau I. starb, weil nicht genügend Personal vorhanden war, um sie beim Essen zu überwachen oder sie zu füttern, das lässt sich nicht leugnen. Die gesetzlichen Rahmenbedingungen der stationären Pflege schützen die in diesem System Lebenden nicht ausreichend. Ich hoffe und wünsche mir sehr, dass personelle Engpässe in stationären Pflegeeinrichtungen die absolute Ausnahme sind.

Ein Beispiel für eine alternative Wohnform im Alter: Projekt »Demenz-WG«

Zu Hause von Angehörigen gepflegt werden oder in ein Pflegeheim ziehen – das waren für mich immer die einzigen beiden Möglichkeiten für ein Leben mit Krankheit im Alter. Dabei gibt es durchaus alternative Wohnmöglichkeiten, in denen man als Angehöriger die Betroffenen gut versorgt wissen und sich gleichzeitig aktiv einbringen und mitentscheiden kann: die »Demenz-WG«. Die Idee ist, Menschen mit Demenz ein Leben in einer familienähnlichen Atmosphäre zu ermöglichen und eine Wohngemeinschaft zu bilden, deren Alltag die Angehörigen mitgestalten.

In der Regel leben sechs bis zwölf Menschen mit Demenzerkrankung zusammen in einer großen Wohnung und werden von einem professionellen, ambulanten Pflegedienst betreut, der sich rund um die Uhr um die Grund- und Krankenpflege sowie die Betreuung und Beschäftigung kümmert. Die WG-Bewohner werden dabei in die Gestaltung des Alltags miteinbezogen, helfen je nach ihren Fähigkeiten und Vorlieben beispielsweise beim Kochen oder Wäschewaschen. Die Verrichtung alltäglicher Tätigkeiten hilft dabei, soziale Kompetenzen oftmals länger zu erhalten, als dies in einem regulären Pflegeheim möglich wäre. Die Angehörigen oder die rechtlichen Betreuer gestalten das WG-Leben ebenfalls aktiv mit und treffen sich regelmäßig als Angehörigengremium, um pflegerische und organisatorische Angelegenheiten zu besprechen, die Interessen der WG-Mitglieder gegenüber dem Pflegedienst und Vermieter wahrzunehmen und Beschlüsse zu fassen.

Eine Wohngemeinschaft ist mit Sicherheit nicht für jeden etwas, es gibt durchaus Menschen, die einem gemeinschaftlich gestalteten Alltag nichts abgewinnen können. Auch ist nicht jeder Angehörige bereit oder in der Lage, sich intensiv einzubringen und sich regelmäßig zu engagieren. Wer sich aber solch eine Wohnform vorstellen kann, hat die Möglichkeit, sich an tollen, bereits bestehenden Projekten zu orientieren.

Ein Beispiel aus Bayern, wo Wohngemeinschaften als zukunftsweisende Bereicherung und als Antwort auf den lange geforderten Strukturwandel in der Pflege ausdrücklich gefördert werden, ist die Demenz-Wohngemeinschaft »Josef« in Weilheim. Zehn Menschen leben hier zusammen, betreut von einer Sozialstation und unterstützt von den Angehörigen, die den Tagesablauf organisieren, entscheiden, wo eingekauft und wie der Garten gestaltet wird, wer sich um Reparaturen kümmert und so weiter. Wie eine große Familie verbringen hier die Bewohner und Angehörigen ihre Zeit miteinander, gestalten Feste, kochen, backen Kuchen, arbeiten im Garten oder basteln. Zentrale Idee ist, den an Demenz Erkrankten so viel Selbstbestimmung und Beteiligung wie möglich zu lassen und niemanden in starre Abläufe zu zwängen, wie dies in klassischen Pflegeheimen passieren kann. Hier ist es beispielsweise völlig in Ordnung, wenn man morgens nicht aus dem Bett kommt; niemand wird geweckt, weil das Frühstück eingenommen werden muss. Wer erst um elf Uhr frühstücken will, kann das tun.

Gekocht wird zusammen mit Hauswirtschaftlern, die alles frisch zubereiten und für viel Begeisterung in der WG sorgen. Zwei Pflege- oder Pflegehilfskräfte sind immer vor Ort und leben das WG-Leben einfach mit. Auch nachts ist jemand da, um nach den Bewohnern zu sehen.

Ein tolles Projekt, das älteren Mitmenschen auch in Krankheit ein Leben in der Mitte einer Gemeinschaft ermöglicht und durch die stetige Aktivierung ganz sicher günstig auf Krankheitsverläufe einwirken kann. Und wer mal keine Lust hat, beim Kochen zu helfen oder Spiele zu spielen, kann es sich einfach in der Fernsehecke gemütlich machen. Wunderbar!

Egal, für welchen Weg Sie sich entscheiden oder welcher Weg möglich ist – häusliche Pflege oder Unterbringung in einer stationären Einrichtung: Am Ende einer Demenzerkrankung müssen wir den Abschied des geliebten Kranken hinnehmen, den wir schon zu Lebzeiten zu betrauern haben. Eine Demenzerkrankung bedeutet einen schleichenden Verlust, der lange Zeit vor dem Versterben des Patienten beginnt und alle Beteiligten vor große emotionale Herausforderungen stellt.

Abschied nehmen müssen

Viele Menschen schauen mich ungläubig und mit großen Augen an, wenn ich ihnen sage, dass meine Demenzpatienten an oder mit ihrer Krankheit sterben werden. Tatsächlich ist vielen nicht bewusst, dass eine Demenz die Lebenszeit verkürzt, was vielleicht auch daran liegen mag, dass ein Großteil der Patienten erst in hohem Alter erkrankt.

In einem späten Stadium der Krankheit und bei Vorliegen einer schweren Demenz sind die Patienten meist allumfassend pflegebedürftig. Das Gedächtnis ist so beeinträchtigt, dass häufig nur mehr Fragmente übrigbleiben. Die Patienten sprechen so gut wie gar nicht mehr, nur unverständlich oder nur nach direkter Aufforderung. Sie haben kein Gespür mehr dafür, welcher Tag oder welches Datum ist, finden sich oftmals auch in vertrauter Umgebung nicht mehr gut zurecht. Können Situationen nicht mehr beurteilen oder einschätzen, wirken teilnahmslos und apathisch, vielleicht aber auch gereizt und mitunter aggressiv oder ängstlich und depressiv. Können zum Leben in der Gemeinschaft nichts mehr beitragen, Alltagskompetenzen sind gänzlich verloren. Benötigen viel Hilfe bei der Körperpflege, sind häufig inkontinent, können also Urin und Stuhlgang nicht mehr kontrollieren. Manche sind bettlägerig, Schluckstörungen und eine zunehmende Versteifung von Muskeln und Gelenken können die pflegerischen Anforderungen auf ein Maximum erhöhen.

Kurz vor ihrem Tod leiden viele Patienten unter einer allgemeinen Schwäche, Müdigkeit und Appetitmangel. Es kann sehr schmerzlich für die Angehörigen sein, wenn die Betroffenen die Nahrungsaufnahme verweigern oder selbst Flüssigkeiten nicht mehr zu sich nehmen können oder wollen. Die Einschätzung der Situation als Teil des Sterbeprozesses kann mitunter schwierig sein; viele Angehörige glauben, dass ihre Liebsten an Hunger oder Durst leiden. Luftnot und Schmerzen verkomplizieren diese Phase zusätzlich, gerade wenn keine professionelle Unterstützung und Hilfestellung vorhanden ist. Zu den häufigsten Todesursachen zählt allgemein die Lungenentzündung. Menschen mit schweren Demenzerkrankungen sind grundsätzlich anfälliger für Infektionskrankheiten, und Schluckstörungen erhöhen das Risiko, dass Speichel, Flüssigkeiten oder Nahrung in die Luftröhre und somit auch in die Lunge gelangen, die sich dann entzündet. Weitere Todesursachen sind Harnwegsinfekte oder Organversagen.

Sie müssen als Angehörige durch die Zeit einer schweren Demenz und des vielleicht nahenden Todes nicht allein gehen. Die sogenannte Palliativ- und Hospizversorgung ist dazu da, in der verbleibenden Zeit sowohl den Demenzkranken als auch ihren Angehörigen mithilfe medizinischer, pflegerischer und psychosozialer Maßnahmen mehr Lebensqualität zu ermöglichen. Leiden soll vorgebeugt beziehungsweise gelindert werden.

Palliative Versorgung

Laut einer Studie zur Ermittlung von Todesumständen von Patienten mit Demenz aus dem Jahr 2013 ist der häufigste Sterbeort dieser Menschen das eigene Zuhause (42,4 Prozent), gefolgt von stationären Pflegeeinrichtungen (26,9 Prozent) und dem Krankenhaus (26,2 Prozent). Nach Angaben der Angehörigen wollten die allermeisten Demenzpatienten zu Hause sterben. Egal, was sich der

Patient wünscht oder was akute Umstände erlauben – eine Palliativ- und Hospizversorgung ist immer hilfreich und bezieht als interdisziplinäres Team die behandelnden Ärzte, das Pflegepersonal, Mitarbeiter der Sozialdienste, Therapeuten und weitere ein. Spezielle Palliativ- und Hospizangebote ergänzen die Versorgung, wenn nötig. Diese umfassen beispielsweise eine sogenannte Spezialisierte ambulante Palliativversorgung (SAPV) durch ein multiprofessionelles Team, das hochspezialisierte pflegerische und medizinische Leistungen erbringen kann; die Versorgung muss vom Hausarzt verordnet und rechtzeitig organisiert werden. Ambulante Hospizdienste arbeiten mit Ehrenamtlichen für Beratung und Begleitung und unterstützen schwerstkranke und sterbende Menschen und ihre Familien zu Hause, in Pflegeeinrichtungen oder Hospizen. Seelsorgerische Angebote zielen auf das Erkennen von Bedürfnissen der sterbenden Menschen und ihren Angehörigen ab und leiten sie, wenn nötig, an Pflege oder Ärzteschaft weiter. Meist sind Seelsorger Geistliche der jeweiligen Konfession oder Religion, wenden sich aber nicht nur an die eigenen Mitglieder, sondern sind für alle Menschen offen. Hospizhäuser als stationäre Einrichtungen mit eigener Infrastruktur ermöglichen es schwerstkranken und sterbenden Menschen, in einem geschützten Rahmen begleitet zu werden, wobei der Schwerpunkt der Arbeit auf der Symptomkontrolle sowie der Überwachung der Schmerztherapie liegt, ferner der palliativpflegerischen, psychosozialen und spirituellen Betreuung. An Krankenhäuser angebundene Palliativstationen ermöglichen die Aufnahme, wenn Symptome wie Schmerzen, Übelkeit oder Erbrechen eine Krankenhausbehandlung nötig machen. Hier können auch qualifizierte Ehrenamtliche mit einbezogen werden, die zu Hause, im Heim oder im Krankenhaus einen Teil der Sterbebegleitung übernehmen.

Ziel der Palliativ- und Hospizversorgung ist es, ein Maximum an Wohlbefinden zu erreichen und belastende Symptome zu minimieren. Der Anspruch darauf ist in Deutschland sogar gesetzlich verankert, Sie haben also ein Recht darauf. Dabei ist eine palliative Versorgung nicht nur als Sterbebegleitung zu verstehen, sie beginnt schon deutlich früher, spätestens mit Beginn des schweren Demenzstadiums, wenn Therapien zum bestmöglichen Erhalt von Fähigkeiten ihre Wirkung verlieren oder die Symptomatik so weit fortgeschritten ist, dass kaum mehr Therapieziele formuliert werden können. Wie lange es dauert, bis ein Patient dann tatsächlich verstirbt, ist individuell sehr unterschiedlich. Viele Menschen überleben im schweren Stadium der Demenz noch viele Monate, manche sogar Jahre.

Eine palliative Versorgung und Begleitung sind umso wichtiger, als dass schwierige Entscheidungen auf die Angehörigen zukommen können. Welche medizinischen Maßnahmen sind noch indiziert, sollen lebensverlängernde Therapien begonnen werden und wenn ja, welche? Liegt eine Patientenverfügung vor und wann greift sie wirklich? Muss ein Patient ins Krankenhaus, wenn er beispielsweise eine Lungenentzündung entwickelt? Für Menschen mit fortgeschrittener Demenz kann es ausgesprochen belastend sein, aus der vertrauten Umgebung gerissen zu werden. Auch kann das Krankenhauspersonal Patienten mit schwerer Demenz oft nicht gerecht werden; wenn die Betroffenen dann aufgeregt und unruhig werden, müssen sie möglicherweise am Bett fixiert oder mit Beruhigungsmitteln behandelt werden, was jeglicher palliativer Idee eines größtmöglichen Wohlbefindens am Lebensende widerspricht. Es ist eine schwere Aufgabe, abzuwägen zwischen nötiger medizinischer Hilfe bei einer akuten körperlichen Erkrankung und palliativer Begleitung zum Wohle des Patienten. Im besten Fall ist das Vorgehen mit dem Patienten besprochen worden, als dieser seinen Willen noch äußern konnte.

Naht das Lebensende und liegen nur noch Wochen oder Tage vor dem Patienten, ist es wichtig, Beschwerden mithilfe medikamentöser, pflegerischer und psychosozialer Maßnahmen so gut wie möglich zu lindern. Atemnot, Verstopfung, Schmerzen, akute Verwirrtheit, Angst und Unruhezustände sind häufig. Es kann für die Angehörigen sehr belastend sein, den Patienten leiden zu sehen, während dieser sich nicht mehr äußern kann, um zu beschreiben, ob und wo er beispielsweise Schmerzen hat. Es ist wichtig, Ärzte und Pflegekräfte miteinzubeziehen, um Schmerzursachen zu identifizieren und diese bestmöglich zu behandeln.

Irgendwann beginnt die Sterbephase. Viele Angehörige wollen ihre Liebsten dabei begleiten, ihnen ein Gefühl von Sicherheit und Geborgenheit vermitteln. Jeder muss und darf für sich selbst entscheiden, ob er sich in der Lage fühlt, diesen Weg gemeinsam mit dem lieben Nahestehenden zu gehen. Mich hat die Erfahrung der Sterbebegleitung sehr gestärkt und getröstet.

Das Sterben begleiten

Ich war nie ein religiöser Mensch gewesen. Trotz Kindheit in einem kleinen bayerischen Dorf, in dem man sonntags in die Kirche ging (hätte gehen sollen) und des Besuchs eines von Ordensschwestern geleiteten musischen Gymnasiums war ich stets distanziert zu allem Mystischen, was mit dem Glauben zusammenhing. Dies änderte sich allerdings, als ich meine sterbende Großmutter und etwa ein Jahr später ihren sterbenden Sohn, meinen Onkel, auf ihrem letzten Weg begleitete.

Meine Großmutter starb nur sechs Monate nach ihrem folgenschweren Sturz und der daraus resultierenden schweren Demenz an den Folgen einer medizinischen Komplikation. Sie wurde zwar noch operiert, jedoch holten die Ärzte sie nach dem Eingriff nicht mehr aus dem Tiefschlaf. Es war zu spät – der Sterbeprozess war unwiderruflich eingeleitet. Wir als ihre Familie, eigentlich noch nicht einmal an die Situation mit ihrer Demenz akklimatisiert, standen nun vor der schweren Aufgabe, uns verabschieden zu müssen. Mein Vater, mein Bruder und ich verbrachten zwei Tage an ihrem Bett auf der Intensivstation des Krankenhauses, bis sie ihren letzten Atemzug tat.

Diese zwei Tage stand die Welt für mich still. Wie eigenartig weit weg alles scheint, wenn man sich zum ersten Mal in seinem Leben dem Tod gegenübersieht. Achtundsiebzig Jahre Leben würden nun zu Ende gehen, achtundsiebzig Jahre voller Arbeit, Liebe und auch Schmerz. Meine Großmutter hatte nie ein großes Werk geschaffen, sie war für diese Welt nicht bedeutsam; sie würde nichts hinterlassen als uns. Würde das genug sein? Oder würde ihre Existenz verschwinden wie der Nachhall meiner Stimme in den steinernen Gängen dieses Krankenhauses, so als hätte es sie nie gegeben? Wie viel ist unser Leben wert, wenn wir nicht mehr sind? Ich fand die Vorstellung, dass meine Großmutter nun bald nicht mehr sein würde als eine Erinnerung, unerträglich. Der Tod war für mich bis zu diesem Augenblick nicht Teil des Lebens. Er war unbegreiflich und grausam und ich stand ihm keinen einzigen Gedanken zu. Erst als meine Großmutter ihren letzten Weg beschritt, wurde mir klar, dass auch der Tod zu uns gehört und wir ihm den Schrecken nehmen müssen, um zu begreifen, was er tatsächlich ist.

Ich wollte unbedingt dabei sein, als sie starb. Ich empfand es als meine Pflicht als Angehörige, sie in dem Moment nicht allein zu lassen und für sie da zu sein. Ich wich nicht von ihrer Seite. Irgendwann meinte eine Pflegerin, ich solle mich doch mal ausruhen und ein paar Stunden nach Hause fahren, es wäre noch nicht soweit. Doch dann, in der Zeit, als ich ihr Zimmer verlassen hatte, um zu Hause schnell zu duschen und Klamotten zu wechseln, starb sie. Ich empfand im ersten Moment tiefe Schuld, ihre Hand nicht gehalten zu haben, als sie ihren letzten Atemzug tat. Ich hatte das Gefühl, sie im Stich gelassen zu haben.

Heute weiß ich, dass nicht jeder Mensch im Kreis seiner Liebsten sterben möchte. So mancher entscheidet sich, dabei für sich zu sein. Palliativdienste raten sogar dazu, den Sterbenden immer wieder mal Momente des Alleinseins zu ermöglichen, damit sie die »Entscheidungsgewalt« haben, wie ihr Abschied aussehen soll. Ich bin mir sicher, meine Großmutter hat sich ebenfalls »bewusst« dafür entschieden, in dem Moment zu gehen, als ich nicht bei ihr war. Es passt so gut zu ihr. Sie wollte mich wie immer schützen.

Anders war es bei ihrem Sohn, meinem Onkel, den ich ein Jahr nach dem Tod meiner Großmutter ebenfalls beim Sterben begleitete. Bei ihm spürte ich ganz intensiv, dass er nicht allein sterben wollte. Nach dem Tod seiner Mutter verschlechterte sich sein Gesundheitszustand, nachdem er schon viele Jahre an einer schweren chronischen Erkrankung gelitten hatte, rapide, bis er eines Tages stationär in eine Klinik aufgenommen werden musste. Ich hatte schon länger bemerkt, dass es ihm nicht gut ging, er wochenlang kaum mehr gegessen hatte und sehr apathisch wirkte. Die Ärzte im Krankenhaus waren in ihren Prognosen zurückhaltend. Mein Onkel litt an zunehmendem Organversagen, sein Körper war geschwächt. Ein Handgelenksbruch, den er etwa ein halbes Jahr zuvor bei einem Sturz erlitten hatte, war noch nicht ansatzweise geheilt; die Knochen wuchsen einfach nicht mehr zusammen. Die Ärzte versprachen mir, sich zu melden, wenn sich sein Zustand verändern würde, und so fuhr ich wieder zurück nach Regensburg, wo ich zu der Zeit immer noch studierte. In dem Moment dachte ich wirklich, dass ich meinen Onkel noch mal mit nach Hause nehmen würde. Es war mir nicht klar, wie schlecht es wirklich um ihn stand. Es sagte mir auch keiner. Und so bekam ich an einem Donnerstagnachmittag während einer Vorlesung den Anruf aus dem städtischen Krankenhaus, dass mein Onkel im Sterben liege. Ich rannte zu meinem Auto und fuhr so schnell es die Strecke erlaubte nach Hause. Ich wusste, ich würde mindestens zwei Stunden brauchen, bis ich im Krankenhaus ankommen würde, aber ich musste einfach dort sein, bevor es zu spät war. Unter keinen Umständen durfte mein Onkel allein sterben müssen.

Lautlos betrat ich sein Krankenzimmer. Irgendwer hatte die Vorhänge zugezogen, um den Raum abzudunkeln. Wer tut so etwas? Wäre es nicht angenehmer, wenn mein Onkel noch mal die Sonne durchs Fenster scheinen sehen könnte? Es herrschte eine gespenstische Stille und ich war wie vom Donner gerührt, als ich sah, dass mein Onkel allein in seinem Zimmer war. Ich hatte wirklich geglaubt, man würde eine Pflegerin oder einen Pfleger, von mir aus auch einen Seelsorger schicken, damit er nicht allein sein müsste, solange die Angehörigen noch nicht da waren.

Ich setzte mich zu ihm und nahm seine Hand. Ich sah die Angst in seinen Augen, ich sah seine Angst vor dem Tod und es brach mir das Herz. Ich weiß nicht, wie lange ich so dasaß, wie lange ich um und mit ihm weinte. Ich spürte, dass er auf mich gewartet hatte, und dass es nun an der Zeit war, sich zu verabschieden. Irgendwann wurden die Pausen zwischen seinen Atemzügen länger. Ich drückte seine kalte, blasse Hand ganz fest, sah ihm in die Augen und sagte ihm, dass es okay sei. Dass er loslassen könne und seine Mutter schon auf ihn warte. Er sah mich ein letztes Mal an, tat einen letzten Atemzug – und starb.

Ich begann dieses Unterkapitel mit den Worten »Ich war nie ein religiöser Mensch gewesen«. Mit ihnen beginne ich nun ganz bewusst auch die nächsten Zeilen. Ich war nie ein religiöser Mensch gewesen, dennoch spürte ich im Moment seines Todes fast körperlich, wie die Seele meines Onkels aus dessen Körper wich. Unwillkürlich öffnete ich das Fenster, damit sie den Raum verlassen könne, um frei zu sein. Das mag esoterisch klingen, war für mich aber ein ganz wichtiges Symbol, um Abschied nehmen zu können. Egal, ob man an die Existenz der Seele glaubt oder nicht – das Erleben eines Sterbeprozesses lässt niemanden kalt. Und obwohl ich so voller Trauer war, hat mich dieser Moment die Welt und unser Leben in einem völlig neuen, wunderschönen Licht sehen lassen. Ich glaube inzwischen fest daran: Die Seele ist kein Konstrukt, sie ist real. Ich habe sie gesehen.

Diese Erfahrung hat mich gelehrt, wie wichtig Sterbebegleitung ist. Niemand sollte im Angesicht des Todes auf sich allein gestellt sein, wenn er dies nicht möchte. Wie ich es bei meiner Großmutter erlebt habe, gibt es natürlich Menschen, die ganz bewusst allein sterben wollen. Manchmal hat man den Eindruck, als sei es ein letzter Akt der Fürsorge des Sterbenden für seine Angehörigen, ihnen zu ersparen, seinen Tod mitzuerleben. Aber wer einmal in die Augen eines Sterbenden geblickt hat, der voller Angst auf das wartete, was da kommen würde, würde niemals einfach die Vorhänge zuziehen und gehen.

Die Trauer beginnt schon lange vor dem Tod

Ich stand nach dem Tod meiner Angehörigen wie neben mir. Meine Gefühle waren teilweise so gegensätzlich und quälend, dass jeder Versuch, damit umzugehen, erst einmal fehlschlug. So trauerte ich zum einen wegen des Verlusts meiner geliebten Großmutter, die mir so nahestand; ich fühlte mich entwurzelt. Zum anderen war ich erleichtert, dass sie nun nicht mehr leiden musste. Sie war oft so verzweifelt gewesen, weil ihr die Welt durch ihre Demenz furchtbar fremd geworden war. Sie hatte im Pflegeheim so großes Heimweh und war ihren Gefühlen, die sie nicht einmal mehr deuten konnte, hilflos ausgeliefert. Zugleich löste die Erleichterung, die ich empfand, auch massive Schuldgefühle in mir aus. Ich hasste mich für diese Gedanken. Meine empfundene Schuld wurde noch verstärkt, wenn ich darüber nachdachte, welche Fehler ich in der Betreuung meiner Großmutter vielleicht gemacht hatte. Wie oft ich nicht bei ihr gewesen war, weil ich mein Leben inklusive Studium weiterführen musste und wollte. War ich immer behutsam genug mit ihr umgegangen? Hatte sie sich geliebt gefühlt oder hatte sie den Eindruck, von allen verlassen worden zu sein? Ich wusste nicht, wohin mit diesen Fragen, für die es weder Ventil noch Linderung gab.

Sie waren ehrlich gesagt nicht erst nach dem Tod meiner Großmutter in mir aufgekeimt. Sie waren schon lange meine Wegbegleiter, eigentlich schon seit der Diagnose. Die Demenz ist ein Abschied auf Raten und der Trauerprozess beginnt mit dem zunehmenden Verlust des geliebten Menschen, mitunter lange vor seinem Tod. Antizipatorische, also »vorwegnehmende« Trauer nennt man das Phänomen, wenn einem bewusst wird, dass ein Verlust bevorsteht, dieser aber noch nicht stattgefunden hat. Die damit verbundenen Gefühle sind im Gegensatz zu anderen Arten der Trauer meist viel ambivalenter und instabiler, weil der Betrauerte noch da ist. Als Angehöriger schwankt man zwischen Nähe und Distanz und kann sich mitunter völlig überwältigt fühlen von all den gegensätzlichen Empfindungen.

Erkrankt ein Mensch an einer Demenz, verliert er im Zuge der zunehmenden Hirnschädigung mehr und mehr seine Identität. Immer mehr der Welt entrückt, müssen die ihm nahestehenden Personen damit umgehen lernen, den Patienten loszulassen, während er immer noch Teil des eigenen Lebens ist. Menschen verlieren ganz allmählich ihre Partner. Kinder ihre Eltern. Freunde ihre Gefährten. Beziehungsstrukturen müssen aufgegeben, neue Rollen akzeptiert werden. Einsamkeit macht sich breit. Das alles kann mit einer tief empfundenen Trauer einhergehen, mit Symptomen wie Wut, Verleugnung, körperlichem und emotionalem Schmerz, Hilflosigkeit und Depression. Für Außenstehende kann das mitunter schwer nachzuvollziehen sein. Die Trauernden können sich fühlen, als würden ihnen die Gefühle nicht zugestanden werden, die mangelnde soziale Akzeptanz kann zu einer zunehmenden Isolation führen.

Angehörige sind »Quasi-Hinterbliebene«. Der Mensch, den sie kannten, verschwindet vor ihren Augen immer weiter. Die vorweggenommene Trauer ist dabei jedoch kein Maß dafür, wie groß die Trauer nach dem tatsächlichen Ableben des Erkrankten noch sein wird. Der schließlich wirklich eintretende Tod des nahestehenden Menschen muss deswegen nicht leichter zu akzeptieren sein. Meine Gefühle waren nach dem Tod meiner Großmutter genauso intensiv wie vorher. Nur fremd waren sie mir nicht mehr, ich war nicht mehr überwältigt von ihnen, da sie mich schon seit Beginn der Erkrankung begleitet hatten. Neu war mir ein zehrendes Gefühl der Leere nach diesen intensiven Monaten der ständigen Sorge, der Betreuung und Trauer. Ich war erschöpft und ausgelaugt, fühlte mich dem alltäglichen Leben weit entfernt, das dem so unfairen Schicksal meiner Großmutter nicht gerecht werden konnte. Erst als ich lernte, die Situation zu akzeptieren, kam die Kraft zurück.

Ich lernte, dass Krankheit ein Teil unseres Lebens ist ebenso wie der Tod. Wir haben keinen Einfluss auf seine Umstände, wir können nur Hoffnung daraus schöpfen, dass Leid endlich ist und wir durch unsere Liebe und Zuwendung den Betroffenen durch die schwere Zeit zu begleiten vermögen. Ich konnte meiner Großmutter ihr Schicksal nicht nehmen, aber ich konnte für sie da sein. Selbst wenn sie es am Ende nicht mehr bewusst wahrnehmen konnte, so bin ich mir sicher, dass sie mein Mitgefühl, meine Anteilnahme und Zuneigung immer hat spüren können.

Das Leben danach

Mehr als ein Jahrzehnt ist vergangen, seit meine Großmutter ihr Ich verlor. Und wie hat sich dadurch mein Lebensweg verändert! Ohne diese Erfahrung hätte ich als Psychologin wohl einen anderen Weg eingeschlagen und mich niemals so intensiv mit dem Thema Demenz auseinandergesetzt. Trotz des großen Schmerzes, den diese schwere Erkrankung in meiner Familie verursacht hat, war diese Zeit auch sehr wertvoll für mich. Sie hat mich nachhaltig geprägt, weil sie mich hat achtsam werden lassen gegenüber unseren älteren, kranken Mitmenschen und mich sensibilisiert hat für die Bedürfnisse und Nöte betroffener Familien. Ich verlor meine Großmutter, doch ich fand auch mich selbst. Jeden Tag bin ich dankbar, in meiner Arbeit mit an Demenz Erkrankten und ihren Familien eine Berufung gefunden zu haben.

Und so wünsche ich Ihnen, dass auch Sie gestärkt aus Ihren Erfahrungen herausgehen können. Dass Sie – egal, an welchem Punkt des Weges Sie dieses Buch gelesen haben – offen bleiben können für die kleinen Momente des Glücks in Ihrem Alltag mit dem oder der Erkrankten. Demenzen sind eine große Herausforderung für alle, die mit ihnen in Berührung kommen: für die Wissenschaftler, die an ihnen forschen, für die Fachkräfte unseres medizinischen, therapeutischen und pflegerischen Versorgungssystems, für die Familien und Freunde der Betroffenen und natürlich für die Patienten selbst. Wir alle lernen immer wieder dazu, stoßen auch mal an unsere Grenzen, erleben Momente der Zuversicht ebenso wie der Verzweiflung. Ich wünsche mir, dass wir immer besser in der Lage sein können, Demenzerkrankungen in unsere Lebenswirklichkeit zu integrieren, ohne zu verzagen. Weil ein würdevolles Leben in Krankheit in der Mitte unserer Gesellschaft möglich ist. Den Grundstock hierfür legen wir alle selbst: durch einen wertschätzenden, liebevollen Umgang miteinander.

Anhang

Danksagung

Wie meine Großmutter ihr Ich verlor entstand aus meiner Erfahrung als Angehörige einer Demenzpatientin, aber auch aus den unzähligen Begegnungen mit Betroffenen und ihren Familien in meiner Arbeit als Neuropsychologin in der neurologischen Abteilung des Universitätsklinikums Ulm. Daher möchte ich mich zuallererst bei all meinen Patientinnen und Patienten und den ihnen Nahestehenden bedanken. Ich durfte so viel von Ihnen allen lernen!

Danke an Gerhard Plachta vom Kösel-Verlag und Thomas Schmitz von der Agentur Schmitz Merz für ihr Vertrauen in mich und die Wertschätzung, die sie mir von Anfang an während des Schreibprozesses entgegengebracht haben. Danke an meine Kollegen Prof. Dr. Markus Otto, Prof. Dr. Ingo Uttner, Jolina Lombardi und Nicola Lämmle für die wertvollen inhaltlichen Anmerkungen. Herzlichen Dank auch an Bettina Schwarzer, Andreas Fuchs und Helmut und Susanne Straub für die hilfreichen Korrekturen. Danke an Christine Metzger vom ProjektDEMENZ Ulm (Evangelischer Diakonie Verband Ulm/Alb-Donau) für das hilfreiche Gespräch zum Thema Demenzberatung und Pflege. Danke an Stefan Loeffler für die wunderbare organisatorische Begleitung dieses Buchprojekts. Danke an Konstantin Wecker für sein großes Interesse an meinem Herzensthema Demenz, die wertschätzenden und ermutigenden Worte zu meinem Buchvorhaben sowie jegliche Unterstützung – als Autorin und Musikerin. Das wunderbare Vorwort werde ich immer in Ehren halten. Danke an meine liebe Familie, vor allem an meinen Mann, der mir den Rücken stärkt und mitgetragen hat, dass ich während des Schreibens monatelang nur am Schreibtisch gesessen habe.

Danke an alle Fans meiner Musik, alle Kollegen und Freunde, die mir in unzähligen Briefen ihre persönlichen Erfahrungen zum Thema Demenz geschildert haben. Euer Vertrauen und eure Offenheit haben mich sehr beeindruckt.

Und zu guter Letzt danke, dass Sie, liebe Leserinnen und Leser, dieses Buch in Ihren Händen halten. Ich wünsche Ihnen alles erdenklich Gute!

Glossar – Die wichtigsten Begriffe im Überblick

Acetylcholin: Ein wichtiger Botenstoff (Neurotransmitter) im menschlichen Organismus. Neurotransmitter übertragen, verstärken oder auch modulieren Reize beziehungsweise Erregungen von einer Nervenzelle zu einer anderen. Erreicht ein Reiz eine sogenannte Synapse, also das Ende einer Nervenzelle, wird kurzzeitig Acetylcholin ausgeschüttet, um die nächste Zelle ebenso zu erregen. Möglichst rasch nach der Signalübertragung muss der ausgeschüttete Botenstoff wieder abgebaut werden, um eine dauerhafte Aktivierung der nachfolgenden Zelle zu vermeiden.

Acetylcholinesterasehemmer: Ein Hemmstoff, der den Abbau von ausgeschüttetem Acetylcholin verhindert und somit dessen Konzentration zwischen zwei Zellen erhöht.

ALS+FTD: Gemeinsames Auftreten der Motoneuronerkrankung Amyotrophe Lateralsklerose (ALS) und einer frontotemporalen Demenz (FTD). Die ALS geht mit einer zunehmenden Schädigung derjenigen Nervenzellen in Gehirn und Rückenmark einher, die für unseren Bewegungsapparat zuständig sind, und führt zu zunehmendem Muskelschwund, steigender Muskelschwäche und Muskelzuckungen. Gleichzeitig tritt bei ALS+FTD eine Demenz auf, die vornehmlich Verhaltensauffälligkeiten und/oder Sprachstörungen beinhaltet: die FTD.

Alzheimer-Erkrankung (AD): Zahlenmäßig häufigste fortschreitende Demenzform, die im Volksmund oftmals fälschlicherweise mit dem Begriff »Demenz« gleichgesetzt wird. Sie geht früh mit Gedächtnisstörungen, visuell-räumlichen Defiziten und Benennstörungen einher und führt wie alle fortschreitenden Demenzformen im Verlauf zu einer zunehmenden Hilflosigkeit im Alltag. Die Erkrankung ist Stand heute nicht heilbar. Mittlerweile unterscheidet man die Alzheimer-Erkrankung (engl. *Alzheimer disease*), bei der der

Patient noch nicht dement ist, die Erkrankung jedoch schon in einem frühen Stadium nachgewiesen wurde, und die Alzheimer-Demenz (engl. *Alzheimer dementia*), bei der der Patient eben auch schon demenzielle Symptome hat.

Amygdala: Gehirnregion, die als Teil des sogenannten limbischen Systems eine wichtige Rolle bei der emotionalen Bewertung und Wiedererkennung von Situationen sowie der Analyse möglicher Gefahren spielt. Vor allem die Entstehung von Angstgefühlen ist hier verankert.

Amyotrophe Lateralsklerose (ALS): Eine fortschreitende Erkrankung derjenigen Nervenzellen in Gehirn und Rückenmark, die für unseren Bewegungsapparat zuständig sind. Sie führt zu zunehmendem Muskelschwund, steigender Muskelschwäche und Muskelzuckungen. Auch kognitive Funktionen können betroffen sein. Die Erkrankung ist Stand heute nicht heilbar.

Anterograde Amnesie: Das Unvermögen, sich ab dem Zeitpunkt einer Hirnschädigung neue Informationen zu merken. Erinnerungen aus der Zeit davor können nach wie vor abgerufen werden.

Apolipoprotein E (ApoE): Ein natürlich im Körper vorkommendes Eiweiß, das eine wichtige Rolle im Fettstoffwechsel unseres Organismus spielt. Das zugrundeliegende ApoE-Gen tritt in der Bevölkerung in unterschiedlichen Varianten auf. Die Variante »ApoE4« wird als genetischer Risikofaktor für eine Alzheimer-Erkrankung bewertet.

Beta-Amyloid-Plaques: Beta-Amyloid ist ein natürlich im Körper vorkommendes Eiweiß. Bei der Alzheimer-Erkrankung verklumpt es außerhalb der Nervenzellen und kann nicht mehr abgebaut werden. Diese Ablagerungen führen im Krankheitsverlauf zusammen mit anderen toxischen Mechanismen zum Absterben von Nervenzellen und Nervenzellverbindungen.

Bildgebungsbefund: Untersuchungsergebnis von diagnostischen Verfahren wie der Computertomografie (CT) oder der Magnetresonanztomografie (MRT), die eine visuelle Darstellung des Gehirns ermöglichen. Mit ihrer Hilfe können Fachärzte Veränderungen im Gehirn wie den Schwund von Hirnmasse, Schlaganfälle oder Blutungen einsehen und diagnostisch einordnen.

Bovine spongiforme Enzephalopathie (BSE): Tödliche Hirnerkrankung von Rindern, die durch pathologisch veränderte sogenannte Prion-Proteine ausgelöst wird. Übertrug sich vor allem in Großbritannien durch die Verwendung von infektiösem Tiermehl im Kraftfutter für Rinder. Die höchsten Infektionszahlen weltweit wurden 1992 erreicht, im November 2000 wurde der erste Fall in Deutschland bestätigt. Heute gibt es, ebenso wie schon in den letzten Jahren, keine neuen BSE-Fälle mehr in der Bundesrepublik.

c9orf72-Gen: Bestimmte Krankheiten können durch eine Anomalie in der Erbanlage verursacht werden und werden als »genetisch bedingt« bezeichnet. Solche sogenannten Genmutationen werden weitervererbt, sodass sich Erkrankungen in Familien häufen können. Eine mögliche genetische Ursache für die Amyotrophe Lateralsklerose (ALS) sowie die frontotemporale Demenz (FTD) ist eine Mutation des Gens mit der Bezeichnung c9orf72. Etwa 5 bis 10 Prozent der ALS-Fälle haben einen genetischen Ursprung. Von diesen genetischen Fällen sind etwa 50 Prozent aller Fälle auf dieses Gen zurückzuführen.

Caregiver burden: Das Ausmaß an Stress, den pflegende Angehörige empfinden.

Computertomografie (CT): Technisches Untersuchungsverfahren auf Basis von Röntgenstrahlen zur Visualisierung von Organen und anderen Strukturen im Körperinneren. Wird bei Demenzverdacht angewendet, um Schnittbilder des Gehirns darstellen und mögliche Schädigungen entdecken zu können. Heutzutage bevorzugt man bei der Demenzabklärung aber die MRT-Untersuchung.

Creutzfeldt-Jakob-Erkrankung: Rasch fortschreitende Demenz, verursacht durch pathologisch veränderte Prion-Proteine, ähnlich der BSE-Erkrankung bei Rindern.
Demenz: Ein Krankheitsbild, das als Folge einer meist chronischen oder fortschreitenden Störung des Gehirns mit unterschiedlichen Einschränkungen vieler höherer geistiger Funktionen einhergeht. Dazu zählen Gedächtnis, Denken, Orientierung, Auffassung, Rechnen, Lernfähigkeit, Sprache und Urteilsvermögen. Das Bewusstsein ist nicht getrübt. Die kognitiven Beeinträchtigungen werden gewöhnlich von Veränderungen der emotionalen Kontrolle, des Sozialverhaltens oder der Motivation begleitet, gelegentlich treten diese auch eher auf. Demenzen kommen bei Alzheimer-Krankheit, bei zerebrovaskulären Störungen und bei anderen Zustandsbildern vor, die primär oder sekundär das Gehirn betreffen (ICD-10).
Demenz mit Lewy-Körpern: Fortschreitende Demenz mit kognitiven Defiziten, die weniger das Gedächtnis als vielmehr beispielsweise Aufmerksamkeitsleistungen und exekutive Funktionen betreffen. Besonders eindrücklich: ausgeprägte Schwankungen der kognitiven Leistungsfähigkeit im Tagesverlauf, visuelle Halluzinationen sowie Parkinson-Symptome.
EEG: Elektroenzephalografie. Hirnaktivität erzeugt schwache elektrische Ströme, die man messen kann. Das EEG ist ein technisches Untersuchungsverfahren zur Messung dieser elektrischen Aktivität mittels auf dem Kopf angebrachter Elektroden. Auffälligkeiten können ein Hinweis für Schädigungen im Gehirn sein.
Exekutive Funktionen: Alle höheren kognitiven Leistungen, die flexibles, intentionales Verhalten ermöglichen. Dazu zählen Handlungsplanung, Problemlösefähigkeiten, Denkflüssigkeit, Aufmerksamkeitskontrolle oder Arbeitsgedächtnisfunktionen.
Frailty: Bezeichnung eines geriatrischen Syndroms, das die Gebrechlichkeit einer Person widerspiegelt. Begünstigende Faktoren

sind Gewichtsverlust, subjektiv empfundene Müdigkeit, körperliche Schwäche, langsame Gehgeschwindigkeit und geringe körperliche Aktivität.

Frontale Variante der Alzheimer-Demenz: Alzheimer-Demenz mit zusätzlich auftretenden Verhaltensauffälligkeiten, Persönlichkeitsänderungen und exekutiven Funktionsstörungen.

Frontallappen: Sitz unserer Persönlichkeit, Sitz der Verhaltenssteuerung, Regelung komplexer intellektueller Prozesse wie Sprache, Denken, Konzentration, Problemlösen, Vorausplanen. Daneben Steuerung erlernter motorischer Fähigkeiten.

Frontotemporale Demenz (FTD): Fortschreitende Demenzerkrankung, die vor allem den Frontal- und Temporallappen des Gehirns betrifft und mit Verhaltens- und/oder Sprachstörungen einhergeht. Die Erkrankung beginnt meist schon vor dem fünfundsechzigsten Lebensjahr.

Frontotemporale Lobärdegeneration: Ein Spektrum an neurodegenerativen Erkrankungen, zu denen die frontotemporale Demenz zählt, aber auch bestimmte »atypische« Parkinson-Erkrankungen oder die Amyotrophe Lateralsklerose + frontotemporale Demenz (ALS+FTD).

Glutamat: Ein wichtiger Botenstoff (Neurotransmitter) im menschlichen Organismus. Neurotransmitter übertragen, verstärken oder auch modulieren Reize beziehungsweise Erregungen von einer Nervenzelle zu einer anderen. Erreicht ein Reiz eine sogenannte Synapse, also das Ende einer Nervenzelle, wird kurzzeitig Glutamat ausgeschüttet, um die nächste Zelle ebenso zu erregen. Möglichst rasch nach der Signalübertragung muss der ausgeschüttete Botenstoff wieder abgebaut werden, um eine dauerhafte Aktivierung der nachfolgenden Zelle zu vermeiden.

Hippocampus: Gehirnregion, die als Teil des sogenannten limbischen Systems eine wichtige Rolle bei Gedächtnisprozessen spielt. Schaltstelle zwischen Kurz- und Langzeitgedächtnis.

Hirnatrophie: Abnahme der Hirnmasse, sogenannter Hirnschwund, Ausgelöst durch das Absterben von Nervenzellen.
Hirnorganisches Psychosyndrom: Sammelbegriff für Persönlichkeits- und Verhaltensstörungen aufgrund von Krankheit, Schädigung oder Funktionsstörung des Gehirns.
Interpersonelle Distanz / persönlicher Raum: Der Abstand zu anderen Personen, der nötig ist, um sich nicht unwohl zu fühlen. Ursprünglich ein Begriff aus der Sozialpsychologie.
Kognition: Gesamtheit der geistigen Aktivität, dazu zählen Wahrnehmung, Aufmerksamkeit, Gedächtnis, Denken, Problemlösen, Lernen, Sprache.
Korsakow-Syndrom: Ausgeprägte Merkfähigkeitsstörung, meist verursacht durch jahrelangen übermäßigen Alkoholkonsum. Kann jedoch auch die Folge von Infektionen im Gehirn oder schweren Kopfverletzungen sein.
Limbisches System: Gehirnregion, die für die Steuerung von Emotionen zentral ist, aber auch Gedächtnis und Antrieb beeinflusst. Hier erfolgt auch die Regulation des Affekt- und Triebverhaltens gegenüber der Umwelt.
Liquorpunktion (Lumbalpunktion): Routine-Bestandteil einer ausführlichen Demenzdiagnostik, ist aber auch für andere Erkrankungen des zentralen Nervensystems ein wichtiges diagnostisches oder therapeutisches Verfahren. Aus dem Rückenmarkskanal wird Liquor, also Nervenwasser, entnommen, das zwischen Gehirn und Rückenmarkskanal zirkuliert.
Magnetresonanztomografie: Bildgebendes Verfahren auf Basis von Magnetfeldern zur Untersuchung von Strukturen im Körperinneren. Wird bei Demenzverdacht angewendet, um Schnittbilder des Gehirns darzustellen und mögliche Schädigungen zu entdecken.
Neurodegenerative Hirnerkrankung: Eine Erkrankung, die durch einen langsam fortschreitenden Untergang von Nervengewebe gekennzeichnet ist.

Neuronale Plastizität: Die lebenslange Fähigkeit des Gehirns, seine Struktur und Organisation den jeweiligen situativen (Lernumgebung) und biologischen Bedingungen (zum Beispiel nach Hirnschädigung) anzupassen.
Neurotransmitter: Botenstoffe im Gehirn zur Signalübertragung zwischen Nervenzellen.
Nicht-flüssige Variante einer PPA: Fortschreitende Sprachstörung, die vor allem mit Beeinträchtigungen der Sprachproduktion einhergeht. Unterform der frontotemporalen Demenz aus dem Spektrum der frontotemporalen Lobärdegenerationen.
Parkinson-Erkrankung (Morbus Parkinson): Fortschreitende Erkrankung derjenigen Nervenzellen im Mittelhirn des Hirnstamms, die den Botenstoff Dopamin produzieren und für den Bewegungsapparat unerlässlich sind. Durch den Verlust von Dopamin kommt es zu einer Verlangsamung der Bewegungen, einer Steifigkeit der Muskulatur, Zittern sowie Störungen des Gleichgewichts. Weitere mögliche Symptome sind Depression, Schlafstörungen, Störungen des Geruchssinn und Demenz.
Positronen-Emissions-Tomografie (PET): Bildgebendes Verfahren der Nuklearmedizin auf Basis von radioaktiv markierten Substanzen, die sich – nach Injektion – im Organismus anreichern und dann sichtbar gemacht werden können. Wird bei Demenzverdacht angewendet, um Schnittbilder des Gehirns darstellen und mögliche Schädigungen entdecken zu können.
Präfrontaler Kortex: Der Bereich des Gehirns direkt hinter unserer Stirn. Sitz unserer Persönlichkeit, Sitz der Verhaltenssteuerung. Schädigungen in dieser Region führen beispielsweise zu Missachtung sozialer Normen, emotionaler Verflachung, Inflexibilität im Denken.
Primär progrediente Aphasie: Fortschreitende Demenzerkrankung, die sich als Sprachstörung präsentiert. Unterform der frontotemporalen Demenz aus dem Spektrum der frontotemporalen Lobärdegenerationen.

Prion-Protein: Prion ist ein natürlich im Körper vorkommendes Eiweiß. Durch eine veränderte »Faltung« des Proteins wirkt es toxisch und löst eine rasch fortschreitende Demenz aus (BSE bei Rindern, Creutzfeldt-Jakob-Krankheit bei Menschen).
Semantische Variante einer PPA: Fortschreitende Sprachstörung, die insbesondere mit Verlust des Bedeutungswissens einhergeht. Unterform der frontotemporalen Demenz aus dem Spektrum der frontotemporalen Lobärdegenerationen.
Tau-Fibrillen: Tau ist ein natürlich im Körper vorkommendes Eiweiß. Bei der Alzheimer-Erkrankung verklumpt es innerhalb der Nervenzellen zu sogenannten Fibrillen und kann nicht mehr abgebaut werden. Diese Ablagerungen führen im Verlauf zusammen mit anderen toxischen Mechanismen zum Absterben von Nervenzellen und Nervenzellverbindungen.
Vaskuläre Demenz: Unter diesem Krankheitsbegriff werden alle demenziellen Syndrome zusammengefasst, die auf Erkrankungen der Hirngefäße basieren.
Wernicke-Enzephalopathie: Eine durch Vitamin-B1-Mangel verursachte Gehirnerkrankung, die mit Gedächtnisverlust, Psychosen, Gang- und Standunsicherheit sowie Augenbewegungsstörungen einhergeht.
Wernicke-Korsakow Syndrom: Kombination aus Wernicke-Enzephalopathie und Korsakow-Syndrom.

Hilfreiche Adressen für Angehörige von Demenzpatienten

Alzheimer & YOU
www.alzheimerandyou.de
Alzheimer & YOU ist eine Informationsseite für Jugendliche rund um das Thema Alzheimer.

Alzheimer Forschung Initiative e.V.
www.alzheimer-forschung.de
Der Verein Alzheimer Forschung Initiative (AFI) und die Stiftung Alzheimer Initiative (SAI) fördern unabhängige Alzheimer-Forschung und klären über die Alzheimer-Krankheit auf.

Deutsche Alzheimer Gesellschaft e.V.
Selbsthilfe Demenz
www.deutsche-alzheimer.de
Die Deutsche Alzheimer Gesellschaft und ihre Mitgliedsgesellschaften sind Selbsthilfeorganisationen, die sich für ein besseres Leben mit Demenz engagieren und Betroffene sowie ihre Familien umfassend beraten und unterstützen. Zum Service zählen das Alzheimer-Telefon, unzählige hilfreiche Informationsblätter und Broschüren, E-Mail-Beratung und Veranstaltungen.

Heimverzeichnis
www.heimverzeichnis.de
Das Heimverzeichnis ist eine gemeinnützige Gesellschaft, die den »Grünen Haken«, das bundesweit einzige Qualitätszeichen für Lebensqualität im Alter in Pflegeeinrichtungen und Seniorenheimen, vergibt. Mithilfe von rund sechzig geschulten ehrenamtlichen Gutachtern untersucht das Heimverzeichnis, im Gegensatz zu anderen Qualitätsprüfungen, die Pflegeeinrichtungen aus Verbrauchersicht.

Konfetti im Kopf e.V.
www.konfetti-im-Kopf.de
Bundesweite Aktivierungskampagne, welche die motivierende Kraft von Kunst, Kultur und Begegnung nutzt, um die breite Öf-

fentlichkeit für das Thema Demenz zu sensibilisieren. Es sollen Brücken gebaut werden zu einem besseren Verständnis für ein Leben mit Demenz.

Konsortium zur Erforschung der frontotemporalen Lobärdegeneration
www.ftld.de
Netzwerk der Kompetenzzentren für frontotemporale Demenz mit Standorten in Deutschland und Italien.

www.pflege.de
Eine überregionale Anlaufstelle für Betroffene und pflegende Angehörige zur Unterstützung bei der Organisation des Lebens im Alter.

www.pflegen-und-leben.de
Gemeinnütziges Internetportal für pflegende Angehörige, aber auch für Freunde und Nachbarn, die erkrankte oder hilfsbedürftige Menschen im häuslichen Umfeld versorgen. Ein Beraterinnen-Team bietet dabei persönliche, individuelle Unterstützung und psychologische Begleitung bei seelischer Belastung durch den Pflegealltag.

Was hat Oma? Ein Lernspiel für Kinder
www.was-hat-oma.de
»Was hat Oma?« ist eine interaktive Lernumgebung, die das Krankheitsbild Demenz kindgerecht und auf spielerische Art und Weise erklärt. Das Spiel gibt praktische Tipps für den Umgang mit an Demenz erkrankten Großeltern und stärkt auf diese Weise das Miteinander der Generationen.

Wegweiser Demenz
www.wegweiser-demenz.de
Serviceportal des Bundesministeriums für Familie, Senioren, Frauen und Jugend mit Informationen rund um das Thema Demenz.

Anmerkungen

1. Herculano-Houzel, Suzana: The human brain in numbers. A linearly scaled-up primate brain, in: *Frontiers in Human Neuroscience*, 2009;3(NOV):1-11.
2. Svennerholm, Lars, et al.: Changes in weight and compositions of major membrane components of human brain during the span of adult human life of Swedes. *Acta Neuropathologica*,1997;94(4):345-352.
3. Murphy, Declan G. M., et al.: Sex differences in human brain morphometry and metabolism: An in vivo quantitative magnetic resonance imaging and positron emission tomography study on the effect of aging. *Archives of General Psychiatry*, 1996;53(7):585-594.
4. Scahill, Rachel I., et al.: A longitudinal study of brain volume changes in normal aging using serial registered magnetic resonance imaging. *Archives of Neurology*, 2003;60(7):989-994.
5. Teffer, Kate, et al.: Human prefrontal cortex. Evolution, development, and pathology. *Progress in Brain Research*, 2012;195:191-218.
6. Toepper, Max: Dissociating normal aging from Alzheimer's disease: A view from cognitive neuroscience. *Journal of Alzheimer's Disease*, 2017;57(2):331-352.
7. https://www.alzheimer-forschung.de/fileadmin/user_upload/0_Presse/pm_2018-06-05_AFI_PM_Umfrage_2.pdf (letzter Aufruf 05.02.2021).
8. Ravaglia, Giovanni, et al.: Homocysteine and folate as risk factors for dementia and Alzheimer disease. *American Journal of Clinical Nutrition*, 2005;82(3):636-643.
9. Osimani, Alicia, et al.: Neuropsychology of vitamin B12 deficiency in elderly dementia patients and control subjects. *Journal of Geriatric Psychiatry and Neurology*. 2005;18(1):33-38.
10. Rabensteiner, Jasmin, et al.: The impact of folate and vitamin B12 status on cognitive function and brain atrophy in healthy elderly and demented Austrians, a retrospective cohort study. *Aging (Albany NY)*. 2020;12(15):1-14.
11. Rascovsky, Katya, et al.: Sensitivity of revised diagnostic criteria for the behavioural variant of frontotemporal dementia. *Brain*. 2011;134(9):2456-2477.
12. Gorno-Tempini, Maria Luisa, et al.: Classification of primary progressive aphasia and its variants. *Neurology*. 2011;76(11):1006-1014.
13. Kalaria, Raj N.: Neuropathological diagnosis of vascular cognitive impairment and vascular dementia with implications for Alzheimer's disease. *Acta Neuropathologica*, 2016;131(5):659-685.
14. Xu, Weili L.: Midlife overweight and obesity increase late-life dementia risk: A population-based twin study. *Neurology*. 2011;76(18):1568-1574.
15. Vidoni, Eric D., et al.: Cardiorespiratory fitness is associated with atrophy in Alzheimer's and aging over 2 years. *Neurobiology of Aging*. 2012;33(8):1624-1632.

16. Lautenschlager, Nicola T., et al.: Effect of physical activity on cognitive function in older adults at risk for Alzheimer disease: A randomized trial. *JAMA - Journal of the American Medical Association.* 2008;300(9):1027-1037.
17. Morris, Jill K., et al.: Aerobic exercise for Alzheimer's disease: A randomized controlled pilot trial. *PLoS One.* 2017;12(2):1-14.
18. Hindin, Shoshana B., et al.: Extended practice and aerobic exercise interventions benefit untrained cognitive outcomes in older adults: A meta-analysis. *Journal of the American Geriatrics Society* 2012;60(1):136-141.
19. http://www.bewegung-bei-demenz.de (letzter Aufruf 01.02.2021).
20. https://www.dosb.de/sonderseiten/news/news-detail/news/sport-bewegt-menschen-mit-demenz-1 (letzter Aufruf 05.03.2021).
21. Wilz, Gabriele, et al.: *Fortschritte der Psychotherapie Band 73: Pflegende Angehörige*, Göttingen: Hogrefe Verlag 2019.
22. Jessen, Frank (Hrsg.): *Handbuch Alzheimerkrankheit.* Grundlagen – Diagnostik – Therapie – Versorgung – Prävention, Berlin: Walter de Gruyter 2018.
23. https://www.deutschland.de/de/topic/leben/stadt-und-land-fakten-zu-urbanisierung-und-landflucht (letzter Aufruf 05.03.2021).
24. Moylan, Kyle C., et al.: Falls in Older Adults: Risk Assessment, Management and Prevention. *American Journal of Medicine*,2007;120(6):493.e1-493.e6.
25. Fried, Linda P., et al.: Frailty in older adults: Evidence for a phenotype. *Journals of Gerontology – Series A: Biological Sciences and Medical Sciences*, 2001;56(3):2019.
26. https://www.dmrz.de/wissen/ratgeber/pflegegeld (letzter Aufruf 05.03.2021).
27. https://www.verbraucherzentrale.de/wissen/gesundheit-pflege/pflege-im-heim/kosten-im-pflegeheim-wofuer-sie-zahlen-muessen-und-wofuer-die-pflegekasse-13906 (letzter Aufruf 05.03.2021).
28. Hayduk, Leslie A.: Personal space: Where we now stand. *Psychological Bulletin.* 1983;94(2):293-335.
29. https://www.bmfsfj.de/bmfsfj/aktuelles/alle-meldungen/akuthilfe-fuer-pflegende-angehoerige-beschlossen-155552 (letzter Aufruf 05.03.2021).
30. https://www.sovd.de/fileadmin/downloads/pdf/sonstiges/SoVD_Gutachten_Altersarmut_Frauen2019.pdf (letzter Aufruf 05.03.2021).
31. Diehl-Schmid, Janine, et al.: Caregiver burden and needs in frontotemporal dementia. *Journal of Geriatric Psychiatry and Neurology.* 2013;26(4):221-229.
32. https://www.aerzteblatt.de/nachrichten/117722/Mehr-als-730-000-Menschen-leben-in-Deutschland-in-Pflegeeinrichtungen (letzter Aufruf 05.03.2021).
33. https://www.zeit.de/politik/deutschland/2019-01/pflegeausbildung-verbesserung-pflege-plaene-faq?utm_referrer=https%3A%2F%2Fwww.google.com (letzter Aufruf 05.03.2021).
34. https://www.wegweiser-demenz.de/gut-informiert/beratung-unterstuetzung-und-wohnen/andere-wohnformen.html (letzter Aufruf 04.03.2021).

Weiterführende Literatur

Boss, Pauline: *Da und doch so fern. Vom liebevollen Umgang mit Demenzkranken*, Zürich: Rüffer & Rub 2014

Geiger, Arno: *Der alte König in seinem Exil*, München: Carl Hanser 2011

Jessen, Frank (Hrsg.): *Handbuch Alzheimer-Krankheit. Grundlagen – Diagnostik – Therapie – Versorgung – Prävention*, Berlin/Boston: Walter de Gruyter 2018

Kurz, Alexander et al.: *Demenz. Das Wichtigste. Ein kompakter Ratgeber*, Berlin: Deutsche Alzheimer Gesellschaft e.V., 8. Aufl. 2019

Lange, Elisabeth: *Demenz. Gelassen betreuen und pflegen*, München: Gräfe und Unzer 2017

Matter, Christa & Freter, Hans-Jürgen: *Leben mit Demenzerkrankten. Hilfen für schwierige Verhaltensweisen und Situationen im Alltag*, Berlin: Deutsche Alzheimer Gesellschaft e.V., 11. Aufl. 2019

Proske, Markus: *Der Demenz Knigge. Ein praktisches Nachschlagewerk für den Umgang mit Demenzerkrankten*, Frankfurt am Main: corporate minds, 2. Aufl. 2019

Schönhof, Bärbel & Ruppin, Sandra: *Ratgeber in rechtlichen und finanziellen Fragen für Angehörige von Menschen mit Demenz, ehrenamtliche und professionelle Helfer*, Berlin: Deutsche Alzheimer Gesellschaft e.V., 10. Aufl. 2019

Zoutewelle-Morris, Sarah: *Wenn es Schokolade regnet. 99 kreative Ideen für die Arbeit mit Menschen mit Demenz*, Göttingen: Hogrefe 2013